中等职业教育护理类专业第二轮教材

（供护理、助产专业用）

社区护理

（第2版）

主　编　巩周荣　刘　蔚

副主编　康锦雯　吕　艳　桑丽军

编　者　（以姓氏笔画为序）

王临萍（甘南州卫生学校）

巩周荣（天水市卫生学校）

吕　艳（哈尔滨市卫生学校）

刘　琳（黑龙江中医药大学附属第二医院）

刘　蔚（广西中医学校）

杨淑静（黑龙江省林业卫生学校）

桑丽军（吕梁市卫生学校）

康锦雯（天水市卫生学校）

糟吟梅（天水市卫生学校）

中国健康传媒集团

中国医药科技出版社

内容提要

本教材为“中等职业教育护理类专业第二轮教材”之一，系根据本课程的教学要求和专业培养目标编写而成，紧跟医药行业发展步伐和社会用人需求，旨在培养行业规范意识强烈、基础知识扎实、专业技术过硬的新时代医药卫生职业人才。内容涵盖社区护理概论、程序、流行病学方法与评价指标，社区环境、家庭、重点人群、临终关怀，社区健康教育、健康促进、突发公共卫生事件与社区紧急救护，社区常见慢性病及传染病等，能够充分满足社区护理的基本需求。本教材为书网融合教材，即纸质教材有机融合电子教材、教学配套资源（PPT、微课、视频等）、题库系统、数字化教学服务，使教学资源更加多样化、立体化。

本教材可供全国医药中等职业院校护理、助产专业教学使用，也可作为社区岗位护士培训用书。

图书在版编目（CIP）数据

社区护理/巩周荣，刘蔚主编．—2 版．—北京：中国医药科技出版社，2021.9

中等职业教育护理类专业第二轮教材

ISBN 978－7－5214－2625－0

Ⅰ.①社…　Ⅱ.①巩…　②刘…　Ⅲ.①社区－护理学－中等专业学校－教材

Ⅳ.①R473.2

中国版本图书馆 CIP 数据核字（2021）第 173535 号

美术编辑　陈君杞

版式设计　友全图文

出版　**中国健康传媒集团**｜中国医药科技出版社

地址　北京市海淀区文慧园北路甲 22 号

邮编　100082

电话　发行：010－62227427　邮购：010－62236938

网址　www.cmstp.com

规格　787mm×1092mm $^{1}/_{16}$

印张　19 $^{1}/_{2}$

字数　413 千字

初版　2013 年 7 月第 1 版

版次　2021 年 9 月第 2 版

印次　2023 年 1 月第 2 次印刷

印刷　北京紫瑞利印刷有限公司

经销　全国各地新华书店

书号　ISBN 978－7－5214－2625－0

定价　52.00 元

出版说明

2012年，中国医药科技出版社根据教育部《中等职业教育改革创新行动计划（2010—2012年）》精神，组织编写出版了“全国医药中等职业教育护理类专业“十二五”规划教材”，受到广大医药卫生类中等职业院校师生的欢迎。为了进一步提升教材质量，紧跟学科发展，根据教育部颁布的《国家职业教育改革实施方案》（国发〔2019〕4号）、《中等职业学校专业教学标准（试行）》（教职成函〔2014〕48号）精神，中国医药科技出版社有限公司经过广泛征求各有关院校及专家的意见，于2020年3月正式启动组织第二轮教材的编写工作。在教育部、国家药品监督管理局的领导和指导下，在本套教材建设指导委员会专家的指导和顶层设计下，中国医药科技出版社有限公司组织全国相关院校教学经验丰富的专家、教师精心编撰了第二轮教材，该套教材即将付梓出版。

本套教材全部配套“医药大学堂”在线学习平台。主要供全国医药卫生中等职业院校护理类专业教学是使用，也可供医药卫生行业从业人员继续教育和培训使用。

本套教材定位清晰，特点鲜明，主要体现如下几个方面。

1.立德树人，课程思政

教材内容将价值塑造、知识传授和能力培养三者融为一体，在教材专业内容中渗透我国护理事业人才必备的职业素养要求，潜移默化，让学生能够在学习知识的同时养成优秀的职业素养。优选“实例分析/岗位情景模拟”“你知道吗”内容，体现课程思政。

2.立足教改，适应发展

为了适应职业教育教学改革需要，教材注重以真实护理项目、典型工作任务为载体组织教学单元。遵循职业教育规律和技术技能型人才成长规律，体现中职护理类专业人才培养的特点，着力提高学生的临床操作能力。以学生的全面素质培养和行业对人才的要求为教学目标，按职业教育“需求驱动”型课程建构的过程，进行任务分析。强调教材的针对性、实用性、条理性和先进性，既注重对学生基本技能的培养，又适当拓展知识面，实现职业教育与终身学习的对接，为学生后续发展奠定必要的基础。

3.强化技能，对接岗位

教材体现中等职业教育的属性，使学生掌握一定的技能以适应岗位的需要，具有一定的理论知识基础和可持续发展的能力。理论知识把握有度，既要给学生学习和掌握技能奠定必要的、足够的理论基础，也不要过分强调理论知识的系统性和完整性；

注重技能结合理论知识，建设理论-实践一体化教材。

4. 优化模块，易教易学

设计生动、活泼的教学模块，在保持教材主体框架的基础上，通过模块设计增加教材的信息量和可读性、趣味性。例如通过引入实际案例以及岗位情景模拟，使教材内容更贴近岗位，让学生了解实际岗位的知识与技能要求，做到学以致用；“请你想一想”模块，便于师生教学的互动；“你知道吗”模块适当介绍新技术、新设备以及科技发展新趋势、行业职业资格考试与现代职业发展相关知识，为学生后续发展奠定必要的基础。

5. 产教融合，优化团队

现代职业教育倡导职业性、实践性和开放性，职业教育必须校企合作、工学结合、学作融合。专业技能课教材，鼓励吸纳1~2位具有丰富实践经验的岗位人员参与编写，确保工作岗位上先进技术和实际应用融入教材的内容，更加体现职业教育的职业性、实践性和开放性。

6. 多媒融合，数字资源

本套教材全部配套“医药大学堂”在线学习平台。理论教材在纸质教材建设过程中，建设与纸质教材配套的数字化教学资源，增加网络增值服务内容（如课程PPT、习题库、微课、动画等），使教材内容更加生动化、形象化。此外，平台尚有数据分析、教学诊断等功能，可为教学研究与管理提供技术和数据支撑。

编写出版本套高质量教材，得到了全国各相关院校领导与编者的大力支持，在此一并表示衷心感谢。出版发行本套教材，希望得到广大师生的欢迎，并在教学中积极使用本套教材和提出宝贵意见，以便修订完善，共同打造精品教材，为促进我国中等职业教育护理类专业教学改革和人才培养做出积极贡献。

中等职业教育护理类专业第二轮教材

建设指导委员会名单

数字化教材编委会

主　编　巩周荣　刘　蔚

副主编　康锦雯　吕　艳　桑丽军

编　者　（以姓氏笔画为序）

王临萍（甘南州卫生学校）

巩周荣（天水市卫生学校）

吕　艳（哈尔滨市卫生学校）

刘　琳（黑龙江中医药大学附属第二医院）

刘　蔚（广西中医学校）

杨淑静（黑龙江省林业卫生学校）

桑丽军（吕梁市卫生学校）

康锦雯（天水市卫生学校）

糟吟梅（天水市卫生学校）

前言

本教材是“中等职业教育护理类专业第二轮教材”之一，按照本套教材编写指导思想和原则的要求，以中等职业教育护理类专业的培养目标、就业方向为导向，以培养学生的职业能力为重点，结合本课程教学大纲，由全国六所职业学校和一家医院从事一线教学的教师和医师悉心编写而成。

社区护理是21世纪护理发展的重要方向之一，是护理工作的重要组成部分。社区护理是中等职业教育护理类专业的必修课程。本教材以社区护理岗位需求为导向，结合《国家基本公共卫生服务规范》最新要求，凸显社区护理特色，为护理类专业学生提供社区护理基本知识和常用社区护理技能，为社区居民提供广泛、综合、连续、可及的健康护理服务奠定基础。

本教材共包括十一章理论知识和六个实训指导，系统阐述了社区卫生服务和社区护理的基础理论、基本知识、基本技能。具体内容如下：第一章，概括介绍社区、社区卫生服务、社区护理和社区护士；第二至九章，以社区、家庭、个体健康护理为主线，以护理程序、健康教育、家庭访视、居家护理、流行病学调查研究为工作方法，重点阐述社区环境对健康的影响，社区、家庭的健康护理，以儿童、妇女、老年人、精神障碍病人、临终病人、慢性病病人、传染病病人为对象的护理服务和健康管理；第十至十一章，介绍社区康复护理、突发性公共卫生事件及社区紧急救护的预防及应对。实训一、二，指导学生将护理程序应用在社区护理中，制订社区健康教育计划；实训三、四，对问题家庭、新生儿与产妇家庭进行访视；实训五、六，指导学生走进社区对慢性病病人进行管理和护理，并掌握偏瘫病人常用的几种康复训练方法。本教材在介绍理论知识的同时，每章均设置“学习目标”“案例分析”“知识链接”“知识拓展”等模块，增强了教材的可读性，激发了学生的学习兴趣和求知欲望；每章末设有“本章小结”“目标检测”等模块，能强化学习内容，反馈学习效果，有助于学生自主检测掌握知识情况。本教材为书网融合教材，即纸质教材有机融合电子教材、教学配套资源（PPT、微课、视频、图片等）、题库系统、数字化教学服务（在线教学、在线作业、在线考试），使教学资源更加多样化、立体化。体现“学中做、做中学、做中教”的教学模式。

本教材由巩周荣和刘蔚担任主编。具体编写分工如下：杨淑静编写第一章；刘蔚编写第二章；巩周荣编写第三章、第四章（第二节）、第七章（第三、四节）、第九章、第十章（第三节）；糟吟梅编写第四章（第一、三节）；吕艳编写第五章；王临萍编写第六章；康锦雯编写第七章（第一、二节）、第八章；刘琳编写第十章（第一、二节）；桑丽军编写第十一章。

本教材供初中毕业起点三年制护理专业使用，亦可作为社区护士培训用书。

在编写本教材过程中，得到各参编单位领导的关心、支持与帮助，还参考了其他相关教材，在此，一并表示崇高的敬意与衷心的感谢！

由于我国社区护理尚处于发展阶段，加之受编者水平所限，教材难免存在不妥和疏漏之处，恳请使用教材的老师、学生和社区护理工作者提出宝贵意见，以便修订时完善。

编　者
2021 年 6 月

目录

1. 掌握社区的概念、构成要素、分类和功能；社区护理的概念和特点；社区护士的角色。
2. 熟悉社区卫生服务的概念、内容和特点；社区护士的职责和能力要求。

1. 掌握社区护理评估的内容、社区资料的分析；社区护理诊断的概念、分类、陈述及护理诊断书写的注意事项；护理诊断的优先顺序，制订护理措施、护理计划表。
2. 熟悉社区护理程序的概念、社区护理诊断的确定、护理目标的制订；社区护理的实施；社区护理的评价；社区护理的内容及其标准；居民健康档案的基本内容、管理和使用。

1. 掌握环境污染的概念及环境因素对健康影响的内容。
2. 熟悉社区存在的环境问题以及生活环境、生产环境、社会环境与健康的关系。

1. 掌握社区健康教育和健康促进的概念；健康的概念及疾病的三级预防策略；社区常见的健康促进活动。
2. 熟悉影响健康的常见因素；社区健康教育的理论知识；健康促进的内容及特征。

1. 掌握流行病学的概念、内容及特征；疾病发生的要素；常用的流行病学研究方法；疾病流行强度；流行病学预防策略与措施。
2. 熟悉社区居民健康状况评价指标；社区卫生服务评价指标。

1. 掌握家庭访视的概念、类型及访视对象；家庭护理的内容及程序；居家护理的概念及服务对象。
2. 熟悉家庭、家庭病床、家庭护理的概念和特点；家庭访视程序；居家护理的目的。

1. 掌握各年龄段儿童的保健与护理措施；各时期妇女的保健与护理措施；老年人常见的健康问题。
2. 熟悉儿童预防接种程序；社区儿童、妇女保健的基本内容；老年人的生理、心理的保健与护理措施；社区精神障碍病人的护理与管理。

1. 掌握临终病人常见的症状护理。
2. 熟悉临终病人及其家属的心理护理；临终关怀的目的。

1. 掌握慢性病的概念和特点。

2. 熟悉慢性病发生的高危因素，心脑血管疾病、糖尿病等常见慢性病的社区管理与护理。

1. 掌握社区康复护理程序及社区常见疾病病人的康复护理。
2. 熟悉社区康复护理的基本概念、内容、方法及常用康复护理技术与方法。

1. 掌握突发公共卫生事件的概念、特点、分级；社区紧急救护的原则、工作流程；心肺复苏操作方法。

2. 熟悉社区突发公共卫生事件的报告方式、时限，应急管理工作原则、现场医疗救援；社区常见急症、意外伤害的急救护理措施。

第一章 社区护理概论

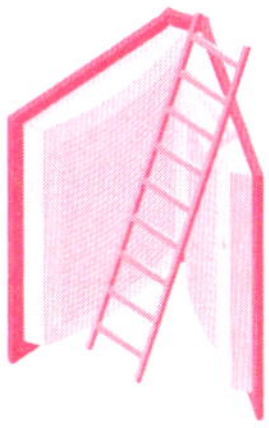

【学习目标】

知识目标

1. **掌握** 社区的概念、构成要素、分类和功能；社区护理的概念和特点；社区护士的角色。

2. **熟悉** 社区卫生服务的概念、内容和特点；社区护士的职责和能力要求。

3. **了解** 社区护理的发展。

能力目标

1. 能正确地认识社区护理。

2. 具有严格的逻辑思维能力。

案例分析

小李在某卫生学校学习，学习期间在医院进行了实习，毕业后考取了护士执业资格证。近期，某社区卫生服务中心招聘护士，但小李不明确社区卫生服务中心的工作内容，不知是否应该进行竞聘。

问题

1. 医院护士和社区护士有何区别？社区卫生服务的工作内容有哪些？

2. 社区护士需要扮演的角色及应具备的能力有哪些？

PPT

第一节 社区与社区卫生服务

在我国经济水平稳步增长、城市化进程不断加快、人口严重老龄化、看病难看病贵的大背景下，原有的卫生服务已不能满足人们日益增长的健康需求，医疗卫生服务体系也面临着新的挑战。因此，重新构建卫生服务体系，尤其是开展面向基层的社区卫生服务已成为当前的发展趋势。

一、社区的概念、构成要素、分类和功能

（一）社区的概念

“社区”（community）一词源于拉丁文，意思是共同的、具有某种性质的团体。关于社区的定义有多种解释，1881 年，德国学者托尼斯提出“社区是以家庭为基础、是血缘共同体”，认为社区是关系密切、守望相助、富有人情味的社会团体；另一位美国学者戈派格认为“社区是以地域为基础的实体，由正式和非正式的组织、机构或群体等社会系统组成，彼此依赖，行使社会功能，以满足社区内各类人群的需要”。1978 年，在初级卫生保健国际会议上将社区定义为“以某种形式的社会组织或团体结合在一起的一群人”。

1933 年，我国著名的社会学家费孝通先生将社区定义为“社区是若干社会群体或社会组织聚集在某一地域里所形成的一个生活上相互关联的大集体”。2000 年 11 月，中共中央办公厅、国务院办公厅转发的《民政部关于在全国推进城市社区建设的意见》，对社区定义为“社区是居住在一定地域范围内人们社会生活的共同体”。在我国，城市社区一般指街道居委会；农村社区一般指乡镇、村等。目前，对于社区尚无统一的定义。

知识链接

世界卫生组织（WHO）关于社区的定义为“社区是一个有代表性的区域，人口数量为 10 万～30 万，面积在 5000～50000 平方公里之间”。我国城市社区人口一般在 3 万～5 万，农村社区人口在 2 万～3 万。

（二）社区的构成要素

社区是构成社会的基本单位，是宏观社会的一个缩影，也是我们生活中不可缺少的具有综合基础的群众机构。学者们尽管给出不同的社区定义，但社区的构成必须具备以下要素。

1. 人口 是构成社区的主体，包括社区人口的数量、质量、构成和分布，反映整个社区内部的人口关系和整体面貌。

2. 地域 是社区存在和发展的前提，是构成社区的重要条件，具有一定的地域空间是社区存在的基本自然环境条件，它为一个相对独立的地域社会提供了活动的空间和生存资源。地域性的特点决定着社区的性质和未来的发展。

3. 同质性 传统的社区成员一般具有相似的文化背景、行为背景和价值观念，比较容易产生相同的社会意识、行为规范、生活方式和文化氛围。但是，随着社会的发展和对生活居住环境追求的变化，这种同质性逐渐减弱。

4. 社区服务设施 主要包括生活、生产、教育、医疗机构、交通通讯、文化娱乐场所、商业网点等设施。社区服务设施是社区人群生存的基本条件，也是联系社区人

群的纽带。

5. 管理机构和制度　社区的基层管理机构为居委会和派出所，两者联合管理户籍、治安、计划生育、环境卫生、生活福利等，以规范社区人群的行为，协调人际关系，帮助解决问题。

（三）社区的分类

1. 按社区居民的特点分类

（1）地域性社区　以地域来划分的社区，如城市中的街道、农村中的乡镇村。地域性社区能够以社区的需求为导向，组织和动员社区群体进行预防干预，能够得到地域内权威人士的支持，有利于社区健康的评估和教育，并充分利用现有的资源来开展促进健康的活动。

（2）具有共同兴趣或目标的社区　分散在不同地域的居民由于具有共同的目标或兴趣而联系在一起，称为共同兴趣社区。为了某些共同目标或兴趣，社区居民在一定时间会聚集一起，共同分享其功能或利益，如老年活动室、棋牌室等。

（3）具有共同问题的社区　社区居民具有共同的、需要解决的健康问题，可聚在一起交流、沟通，分享解决健康问题的各种经验。如自发组织的糖尿病病人协会或慢性病病人协会等。

2. 按经济结构分类　如经济社区、工业社区和农业社区等。

3. 按功能分类　如大学城、文化社区和生活社区等。

4. 其他分类　按生活方式、信仰、成员划分，如宗教社区、种族社区和职业社区等。

（四）社区的功能

社区具有满足居民需求和管理的功能。社区功能的充分发挥有助于挖掘社区资源和开展社区卫生服务。其功能可概括为以下四个方面。

1. 生产、消费、分配　社区居民消费物资，社区也可以从事生产和分配某些物资，满足居民生活劳动等方面的需要。

2. 社会化　社区居民通过相互影响、不断的社会化过程形成社区的风土人情、价值观和行为习惯等，而这些特有的文化又影响社区的居民。

3. 社会控制　社区的规章制度和社区居民的行为规范能有效地维持协调社区秩序并保护社区居民，如社区物业管理系统。

4. 社会参与　社区设立各种组织、团体，举办活动，为居民提供彼此沟通、交流、信息传播的机会，并且可以相互援助、共同参与社区活动，如图书馆、老人活动站等。

二、社区卫生服务的概念、内容和特点

（一）社区卫生服务的概念

社区卫生服务（community health service，CHS）是社区建设的重要组成部分，是

在政府领导、社会参与、上级卫生机构的指导下，以基层卫生机构为主体，全科医师为骨干，合理使用社区资源和适宜技术，以人的健康为中心、家庭为单位、社区为范围、需求为导向，以老年人、儿童、妇女、慢性病病人、残疾人为重点，以解决社区主要卫生问题、满足基本卫生服务需求为目的，融预防、医疗、保健、康复、健康教育和计划生育技术指导等为一体的，有效、经济、方便、综合、连续的基层卫生服务。社区卫生服务从属于医疗卫生服务体系，而医疗卫生服务体系直接影响社区卫生服务和社区护理的服务模式。

社区卫生服务是政府的一项公共服务职能，具有公益性质，不以营利为目的。发展社区卫生服务，符合人口老龄化趋势和疾病谱的变化，有利于卫生资源的合理配置和有效利用，降低医疗卫生服务成本，推进职工医疗保险制度改革，并向居民提供更便捷的服务。

（二）社区卫生服务的内容

社区卫生服务以解决社区主要卫生问题，满足居民基本卫生保健需求为目的，主要开展预防、医疗、保健、康复、健康教育、计划生育技术指导，及常见病、多发病、诊断明确的慢性病的治疗和康复等综合性卫生保健服务。

1. 预防 在社区卫生调查和诊断的基础上，针对社区非传染疾病，实施干预措施；负责辖区内计划免疫接种，传染病的预防和控制；提供卫生监督与管理、突发事件的预防；发动社区居民定期开展除害灭虫，维护社区环境卫生等。

2. 医疗 在社区卫生服务中占有重要地位。由全科医生向社区居民及家庭提供以门诊与出诊为主要形式的基层服务，针对常见病、多发病及诊断明确的慢性病病人的诊疗及护理，做好院前急救工作，开展常规化验项目，为需要的病人安排会诊和转诊，提供医疗咨询，开设家庭病床及临床关怀服务等。

3. 保健 负责妇女儿童保健、生殖健康保健及优生优育工作；指导老年人群进行急诊自救和保健；心理与健康咨询；社区卫生管理；肿瘤和慢性病的防治等。

4. 康复 是指病人或残疾人经过临床治疗后为促进其身心的进一步康复，由社区继续提供的医疗保健服务。社区卫生服务充分利用资源开展康复治疗，指导康复对象及其家属进行训练；对残疾人家庭环境设施及工作、学习场所提供康复医学技术咨询服务；对社区慢性病病人进行医院、社区和家庭康复工作。

5. 健康教育 建立社区网络平台，开设健康教育课程和讲座，编制健康教育宣传材料，播放健康教育录像，提高居民对健康知识的掌握和生活习惯、卫生习惯的养成。

6. 计划生育技术指导 进行计划生育的宣传教育和技术指导，开展早孕检查。

（三）社区卫生服务的特点

1. 服务对象的广泛性 社区卫生服务的对象为社区全体居民，包括健康的人和有健康问题的人，重点服务对象是老年人、儿童、妇女、慢性病病人、残疾人和精神病病人。

2. 服务内容的综合性　社区卫生服务的内容不仅是疾病的医疗，而且是集预防、医疗、保健、康复、健康教育、计划生育技术服务“六位一体”的全方位服务。

3. 贯穿生命全程的连续性　社区卫生服务覆盖生命的各个周期以及疾病发生、发展的全过程，始于生命的开始直至生命结束。

4. 满足社区居民卫生服务需求的可及性　大力发展社区卫生服务有利于卫生资源的合理分配，有利于预防和控制慢性疾病和传染病，可以满足人民群众日益增长的卫生服务需求，提高其健康水平。

三、我国社区卫生服务的发展

（一）萌芽阶段

我国城市社区卫生服务的萌芽可以追溯到1981年，中、美两国专家在上海进行的卫生服务调查，同时我国也有部分基层医院开始由坐堂行医发展为家庭病床。有的医院还开办医疗点、流动医疗服务，方便当地群众就医。但当时这种形式还没有得到政府的大力宣传和提倡。我国农村社区卫生服务由“乡村医生”提供医疗保健服务，由农业生产合作社设置医疗保健站。这种新的服务理念改善了农村缺医少药的问题，对保障农民的健康有着极其重要的意义。

（二）起步阶段

1988年，我国开展了全科医学，社区卫生服务也随之有了实质性的进展。1996年，我国首次提出积极发展城市社区卫生服务，北京、天津、上海等地率先响应政府号召，先后开展了以转变基层医疗机构的结构和功能为核心的改革试点工作。1997年1月，《中共中央、国务院关于卫生改革与发展的决定》作出“改革城市卫生服务体系，积极发展社区卫生服务，逐步形成功能合理、方便群众的卫生服务网络”的重要决策，不少城市积极试点探索，并已取得初步经验，显示出社区卫生服务具有旺盛的生命力和广阔的发展前景，但是从全国来看，这项工作尚处于起步阶段。

（三）成熟阶段

1999年7月，国务院印发了《关于开展城市社区卫生服务工作的若干意见》，提出了我国城市社区卫生服务的任务、意义、基本原则等方面的具体要求；同时指出“发展社区卫生服务，要以邓小平理论为指导，坚持党的基本路线和基本方针，坚持新时期卫生工作方针，深化卫生改革，满足人民卫生服务需求，与经济社会发展相同步，构筑面向21世纪的、适应社会主义初级阶段国情和社会主义市场经济体制的现代化城市卫生服务体系。到2000年，基本完成社区卫生服务的试点和扩大试点工作，部分城市基本建成社区卫生服务体系的框架；到2005年，各地基本建成社区卫生服务体系的框架，部分城市建成较为完善的社区卫生服务体系；到2010年，在全国范围内，建成较为完善的社区卫生服务体系，成为卫生服务体系的重要组成部分，使城市居民能够享受到与经济社会发展水平相适应的卫生服务，提高人民健康水平”

的总体目标。2000 年 2 月，国务院下发了《关于城镇医药卫生体制改革的指导意见》，明确提出了“建立健全以社区卫生服务和大中型医疗卫生机构分工合理、相互协作的二级卫生服务体系”，这使得社区卫生服务成为卫生服务体系的基础性环节。之后卫生部又下发了《城市社区卫生服务基本工作内容》《城市社区卫生服务机构设置原则》《城市社区卫生服务中心（站）设置指导标准》《2005 年城市社区卫生服务发展目标》等相关文件。2006 年 2 月，《国务院关于发展城市社区卫生服务的指导意见》再次强调了发展城市社区卫生服务，由此我国的社区卫生服务工作进入实质性的、快速发展的阶段。2009 年 4 月，新医改出台，提出了“加强基层医疗卫生机构建设，完善农村三级医疗卫生服务网络。健全基层医疗卫生服务体系，促进基本公共卫生服务逐步均等化”等目标，加快了社区卫生服务前进的步伐，使社区卫生服务的发展更上一个台阶。

（四）我国社区卫生服务现状

城市社区医疗卫生服务是城市卫生服务的微观组成部分，与农村合作医疗服务共同构成了国家的基本医疗卫生服务体系。截至 2019 年，我国拥有基层医疗卫生机构 954390 个，与上年相比增加 10751 个，同比增长 1.1%。基层医疗卫生机构中，社区卫生服务中心（站）35013 个，乡镇卫生院 36112 个，诊所和医务室 240993 个，村卫生室 616094 个。基层医疗卫生机构人员数量为 416.1 万人，同比增长 4.9%；社区卫生服务中心人员数量为 61 万人，同比增长 4.6%；乡镇卫生院人员数量为 144.5 万人，同比增长 3.9%。

知识拓展

健康城市、健康社区、健康中国

WHO 认为，健康城市是指不断创建和改善自然与社会环境，并不断地扩大社区资源，使人们在享受生活和充分发挥潜能方面能够相互支持的城市。

健康社区建设是以 WHO 提出的健康促进理念为原则，以强调社区发展的方式，完成健康促进的行动，进而实现健康城市的目标。健康社区的管理者把社区成员的健康作为社区管理的追求目标之一，并采用政策、环境、服务和资源方面的综合措施，不断促进社区成员健康。

健康中国是以全面维护和增进人民健康，提高健康水平，实现社会经济与人民健康协调发展为目标，以公共政策为落脚点，以重大专项、重大工程为切入点的国家战略。着力推进六大任务：①提供覆盖全民的基本公共卫生服务；②健全优质、高效、整合型的医疗卫生服务体系；③健全医疗和药品供应保障体系；④建设健康的社会环境；⑤发展健康产业；⑥培育自主自律的健康行为。

但当前在社区卫生服务发展过程中，仍存在不少困难和问题。我国的基层医疗卫生机构配置存在地域分布不均衡、全科执业（助理）医师短缺、经过全科住院医师规范化培训的全科医生数量极少、注册护士匮乏、村卫生室诊疗负担重等问题。近年来政府提出“互联网 +”、鼓励社会力量办医等政策，提倡可以通过发掘和利用社会力量，共同推进全科医学发展。在政府大力支持的基础上，充分发挥社会力量，从人才培养、资金支持、技术支持等多方面推动基层医疗卫生机构的发展，为居民提供更好的医疗卫生服务。

第二节　社区护理概述

PPT

一、社区护理的概念

“社区护理”（community health nursing）一词源于英文，又称为社区卫生护理或社区保健护理。随着社区护理的发展，世界各国对社区护理概念的解释各不相同，作为社区护理的起源地，英国学者将其定义为“社区护理是以一定的责任区和人群为服务对象，其任务是判定生理、心理、社会及环境等因素对健康与疾病的相互影响，协调社区工作人员、群众、社会团体等，根据社区的需要开展特殊性及一般性的防治服务，并结合临床护理开展健康教育以及救治或自救的各项社会工作”。

美国护理协会将其定义为“社区护理是将公共卫生学和护理学的理论与技术相结合，以促进和维护人群健康的一门综合学科。社区护理以健康为中心，以社区人群为对象，以促进和维护社区人群健康为目标”。

加拿大公共卫生协会将其定义为“社区护理是由有组织的社会力量将工作的重点放在一般家庭、学校或特定人群，既包括健康人群、生病的人群和残疾人群，又研究预防或延滞疫病的发展，减少不可避免的因素对疾病的影响”。

我国将社区护理定义为“社区护理是综合应用护理学和公共卫生学的理论和技术，借助有组织的社会力量，以社区为基础，以人群为对象，以服务为中心，“六位一体”对个人、家庭及社区提供连续的、动态的、综合的服务。社区护理属于全科性质，不局限于某一年龄组或某一种疾病，而是针对整个社区人群实施连续的、动态的健康服务。社区护理的基本概念包含三个方面的内容，即促进和保护健康、预防疾病及残障、最大限度保证及促进人群的健康。社区护理是社区卫生服务的重要组成部分，社区护士是社区护理的执行者和主体。社区护理的工作范围较广，其工作内容主要包括社区预防保健服务；社区人群的健康教育；预防和控制社区慢性病、传染病和感染性疾病；院前急救和急、重症病人的转诊服务；社区康复服务；社区环境及家居安全的管理；社区临终关怀与护理”。

二、社区护理的特点

虽然各国对社区护理定义的界定各不相同，但是存在一些共同的特点。

1. 预防保健为主 社区护理的主要目标是通过一级预防途径，如卫生防疫、传染病管制、意外事故防范、健康教育等，来促进和维持健康、减少疾病在社区人群中的发生率。因此，对社区护士来说，预防性服务和治疗性服务在社区护理工作中同等重要，能进一步提高社区人群的生理、心理、精神整体的健康水平。

2. 强调群体健康 社区护理的对象是整个社区的人群，既包括健康人群、亚健康人群、重点人群、高危人群、患病人群，又包括个人、家庭和社区。因此，社区护士的工作繁重，需要了解不同阶段和不同人群的健康状况，解决人群中存在的健康问题，并给予健康教育与指导。

3. 工作范围的分散性及服务的长期性 社区护理的服务对象居住分散，使社区护士的工作范围更广。社区中的慢性病病人、老年人、残疾人、高危人群等特定的服务对象对社区护理的需求具有长期性。还有一些特殊的家庭，不仅要对病人进行护理服务，还要对其家属进行健康教育与护理服务。

4. 综合服务 影响人群健康的因素是多个方面的，要求社区护士的服务不仅要包括预防疾病、促进健康、维护健康等基本内容，还要从整体的观点出发进行综合服务。

5. 可及性护理服务 社区护理属于初级卫生保健范畴，所提供的服务应是所有社区人群在需要时能得到相应的服务，这就要求社区护理服务具有就近性、主动性和方便性，以满足社区人群的健康需求。

6. 较高的自主性与独立性 社区护士在进行社区护理的过程中工作场所分散，需要经常上门服务，往往会出现许多不可预知的情况，这就需要社区护士有一定的认识问题、分析与解决问题的能力；社区护理工作范围广，常采取“一对一”的服务形式，对社区护士的专业技术和职业道德水平要求也较高，因此，社区护士要比医院护士具备更高的自主性和独立性。

7. 多学科协作性 社区护士所面临的护理对象多、工作杂、范围广，所以社区护理主要为团队合作，要求社区护士要与社区卫生服务站的医生、工作人员合作，还要与社区行政、机关、教育、福利等多部门合作与协调，才能更好地完成工作。

三、社区护理的发展

（一）国外社区护理的发展

社区护理起源于西方国家，根据其发展历程可大致划分为四个阶段，即早期发展阶段、地段护理阶段、公共卫生护理阶段和社区护理阶段。

1. 早期发展阶段 社区护理的兴起与宗教及慈善事业有着密切的关系。公元399年，基督教会的菲碧奥拉修女创造了第一所慈善医院用于收容病人；1669年，圣文森·保罗访视护士的开始；《新约·罗马书》中记载的第一个访视护士是圣菲比；还有一位社区护理的先驱者是玛丽·卡迪娜女士，她专门写了一本书——《展现综合性和权威性的社区护理》，在书中提到当时从事护理工作的主要是修女或女性基督教徒，为病人和贫困人群提供服务。

在19世纪中期之前，卫生资源匮乏、医疗水平局限、护理知识空白，使多数病人只能在家中休养，由家庭主妇看护、照顾，这些人中绝大多数既没有文化，也没有受过任何看护训练，她们只能给予病人一些基本的生活照顾，但正是这种简单、基础的家庭护理为早期社区护理的诞生奠定了基础。

2. 地段护理阶段　地段护理源于英国。1859年，英国利物浦市的威廉·勒斯因妻子患慢性病在家接受护理人员的照顾，而认识到居家照顾可减轻病人痛苦、解决家庭困扰，他确信人们需要类似的帮助。于是威廉·勒斯在南丁格尔的帮助下创立了第一个地段访视的护理机构，开始培养专职护士从事贫困病人访视照顾工作，因此被誉为“地段访视护理之父”，从此开创了地段护理服务。

从19世纪中期到19世纪末期，英、美等国为了使居家贫困人群能够享受到基本的护理服务而改善健康状况，陆续开设了地段护理服务。此阶段的护理主要侧重于对居家贫困人群的护理及其家属的指导。虽然有保健护士的参与，但从事地段护理的人员仍然多数为志愿者，少数为护士。

3. 公共卫生护理阶段　公共卫生护理源于美国。1912年，丽莲·伍德在南丁格尔所用的“卫生服务”前面加上“公共”二字，成立全国公共卫生护理学会，被视为现代公共卫生护理的开创人。服务对象由贫困病人扩大至地段居民；服务内容由单纯的医疗护理扩展至预防保健服务。现代护理创始人南丁格尔在护理实践中也逐渐认识到环境和心理因素对健康的影响，认为护理不应只在医院进行，而是要通过社区组织开展预防工作，她提出了公共卫生护理的思想。在从事公共卫生护理人员中，绝大多数为公共卫生护士，少数为志愿者。

4. 社区护理阶段　进入20世纪70年代后，世界各国越来越多的护士以社区为单位，以健康促进、疾病防治为目标，提供医疗护理和公共卫生护理服务。1970年，美国的露丝·依思曼首次使用“社区护理”一词，公共卫生护理的组织发展成为社区护理或社区保健护理。美国护理学会将这种医疗、护理和公共卫生为一体的服务称为社区护理，将从事社区护理的人员称为社区护士。1978年，WHO对这一概念给予了肯定并加以补充，要求社区护理成为“可接近的、可接受的、可负担得起的”卫生服务，并提出“人人享有卫生保健”的目标。从此，社区护理以不同的方式在世界各国迅速地发展起来，社区护士的队伍也在逐步壮大。

（二）国内社区护理的发展

早在1925年，北京协和医学院与京师警察厅在北京东城区建立了“第一卫生事务所”，为社区居民提供基本的医疗卫生服务并开展公共卫生护理教育。1929年，北京协和医院又在河北省定县建立“农村卫生实验示范区”，为农民提供防病治病的服务。这两项创举为我国的公共卫生服务起到了开拓和示范作用。1932年，政府又设立了中央卫生实验处训练公共卫生护士。1949年后设立了防疫站、妇幼保健所、结核病防治所等，在全国范围内建立了三级卫生保健网。为了适应社区护理需求，卫生部于1993年11月对中等卫生学校护理专业课程的设置进行了调整，增设人文科学及预防保健等内容，部分大专院校也在高等护理教育课程中增设了社会护理学、预防医学、健康教育及社区护理等相关课程。1994 年，我国 8 所医学院校的护理系与泰国清迈大学护理系合作，在美国中华医学基金会的资助下，在西安医科大学开办护理硕士班，设有社区及家庭护理课程。1996 年 5 月，中华护理学会在北京举办首届“全国社区护理学术会议”，在座谈会上林菊英先生倡导要发展家庭护理、老人护理及社区护理，要求护士把家庭和社区中照顾妇婴、老人和慢性病病人的工作开展起来。1997 年，首都医科大学设立社区护理专科并招生，同年，上海等地成立社区护理服务机构，以老人护理、母婴护理为主。1997 年 7 月，国务院十部委下发了《关于发展城市社区卫生服务的若干意见》，明确指出了发展社区卫生服务的重要性。1998 年，国际护士会提出的护士节主题“携手共促社区保健”，与我国护士的发展方向和开展项目极为一致。2002 年，卫生部发布《社区护理管理指导意见》，指出一些大、中城市初步建立了社区卫生服务网络，小病在社区、大病去医院的就医格局正在形成。2006 年 3 月，国务院又下发了《关于发展城市社区卫生服务的指导意见》，确定到 2010 年全国地级以上城市和有条件的县级市要建立比较完善的城市社区卫生服务体系。2018 年，按照国家卫生健康委员会《关于开展“优质服务基层行”活动的通知》的要求，制订了社区卫生服务中心能力标准，用于社区卫生服务中心自我评价与改进，并作为对社区卫生服务中心实地评价的依据。

目前，全国医学院校普遍在护理专业开展了社区护理教学，对全科医生和社区护士进行岗位培训，培养能够为社区卫生服务的专业人才。

第三节　社区护士

PPT

一、社区护士的角色

社区护士是指在社区卫生服务机构及其他有关医疗机构从事社区护理工作的护理专业人员。社区护士必须具备以下基本条件：①具有国家护士执业资格并经注册；②通过地（市）以上卫生行政部门规定的社区护士岗位培训；③独立从事家庭访视护理工作的社区护士，应具有在医疗机构从事临床护理工作 5 年以上的工作经历。

社区护士是一种不同于临床护士的新型护理专业技术人员，是在一个相对开放、宽松的工作环境之中进行服务和管理，其工作对象、范畴、性质、责任远大于传统意义上的医院护士。社区护理的工作范围和社区护士的职责决定了社区护士在社区卫生服务中将扮演多种角色，其主要角色如下。

1. 照顾者　社区服务对象包括个人、家庭、社区，这就要求社区护士既要熟悉护理程序对病人进行整体护理，又要有流行病学的知识，随时发现疾病的致病因素并进行预防，向社区居民提供各种照顾，如到病人家中随访、向病人提供直接的护理。

2. 指导咨询者　社区护士应具备丰富的医学知识，通过细心观察、耐心解释，向社区居民提供卫生保健及疾病防治、咨询服务，解答社区居民的问题，给予情绪支持和健康指导。

3. 健康教育者 是社区护士的一个重要角色。社区居民比较关心自己的健康，更愿意接受健康教育，因此社区护士要扮演好教育者的角色，使社区居民更多地了解维护自身健康的知识。

4. 协调合作者 社区护士在对社区人群服务过程中需要协调社区内各类人群的关系，包括社区卫生服务机构内卫生服务人员的关系、与居民或社区管理者的关系等，以便诊断、治疗、护理、救助及其他卫生保健工作的顺利进行。

5. 组织管理者 社区护士要常组织各种有益于健康促进的学习，开展不同类型的活动。在社区卫生服务中，社区护士还要担任管理者的角色，如人员、物资、各种健康活动的安排等。

6. 研究者 社区护士不仅要向社区居民提供卫生保健服务，还要注意观察、探讨、研究与社区护理相关的问题，为社区护理的发展贡献力量，以推动社区护理的有序发展。

总之，社区护士的角色具有多样化，其职责随着角色变化而变化，要求社区护士必须掌握基础与临床医学、护理学、流行病学等知识及方法，了解心理学、伦理学、社会学等人文社会科学的相关知识，并要善于观察分析，且具有人际交流和与人合作共事的能力，才能做好社区护理工作。

二、社区护士的职责

根据社区护理的工作范围，社区护士主要职责如下：①对个体及其家属在生理、心理、社会和环境方面进行评估，帮助个体寻找社区资源，达到自我照顾的最终目标，这是社区护士的基本职责；②承担社区卫生服务工作的临床护理工作，独立完成各项家庭访视和护理工作，完成危重、临终病人的家庭护理工作；③配合医生完成双向转诊、药品管理、健康档案、资料录入等各项工作；④承担社区卫生服务的管理工作，协助做好社区服务中心物品的管理及请领工作；⑤开展相关的社区健康教育，如健康教育讲解、入户宣教、社区卫生服务站内健康宣教等；⑥参与社区诊断、康复、慢性病防治、传染病预防、儿童计划免疫任务，重点对老年人、慢性病病人、残疾人、婴幼儿、围产期妇女提供康复及护理工作；⑦做好社区卫生服务的组织管理，完成社区护理科研和教学工作，做好护理文件的书写。

三、社区护士应具备的能力

社区护理的工作范围及社区护士的职责和角色都对社区护士的能力提出了更高的要求。社区护士除了应具备社区常见病的护理、预防保健、团队协作、专业学习和发展等方面的能力，还应重点培养以下能力。

1. 人际交往与沟通的能力 社区护理工作既需要其合作者的支持与协助，又需要社区居民的理解与配合。合作者主要包括其他的卫生工作人员，如医师、护士，以及社区的管理者，如街道、居委会的工作人员。面对不同年龄的人群，家庭、文化及社会背景各不相同，这就要求社区护士具有社会学、心理学及人际沟通技巧方面的知识及良好的职业素质，才能使工作顺利开展。

2. 综合护理的能力 社区护士即全科护士，需要面对不同情况的人群，如术后的病人、恢复期的病人、精神病病人、传染病病人、残疾人或临终病人等。这就要求社区护士必须具备综合护理能力，包括各专科及中西医结合的护理知识与技能。

3. 独立判断与解决问题的能力 社区护士与医院护士不同，常独自出入社区、家庭。医院护士遇到问题可以与其他护士研究解决，但社区护士需要独立地进行各种护理操作、独立地解决遇到的各种问题来完成工作。此外，无论是在社区服务站还是病人家中，条件及设备均不如医院，这都要求社区护士具备较高的独立判断、解决问题和应变的能力。

4. 预见的能力 社区护士有责任向社区居民提供预防性服务。这就要求社区护士不仅要运用顺向思维，还要运用逆向思维，即在问题发生之前找出可能导致问题发生的潜在因素，提前采取措施避免和减少问题的发生。

5. 组织与管理的能力 社区护士既要向社区居民提供直接的护理服务，还要调动社区的一切积极因素来开展健康促进活动；社区护士既要负责人员、物资和各种活动的安排，还要组织同类兴趣或问题的居民进行学习，这些都需要有一定的组织与管理能力。

6. 调研与科研的能力 社区护士既要向社区居民提供社区护理服务，又要发展社区护理、完善护理学科。因此，社区护士应不断增强理论知识，提高业务能力；还应具备科研的基本知识，能独立地或与他人共同进行社区护理科研活动。

7. 自我防护的能力 社区护士常在非医疗机构场所提供有风险的医疗护理服务，如在病人的家中进行静脉输液，所以社区护士应加强自身法律意识，完整地记录病人病情，在进行一些医疗护理服务前与病人或其家属签订相关同意书，以作为法律依据。社区护士还要加强人身防护意识，避免携带贵重物品，提前了解居民及其家庭的状况。

四、我国社区护士的培养

2000 年 7 月，卫生部科教司下发了《社区护士岗位培训大纲（试行）》通知，按照大纲的要求，各地可根据本地区的具体情况拟定培训内容，并落实培训基地。但总的培训目标为通过社区护士的岗位培训，使学员具有高尚的职业道德，掌握社区护理的基本理论、基础知识和基本技能，以维护和促进社区人群健康为目标，向个人、家庭、社区提供综合性、连续性、协调性和高度情感性的护理服务，达到社区护士的岗位要求。培训可采取脱产、半脱产或业余的学习方式；教学方法以理论授课为主，适当结合案例讨论，需要在医院和社区教学基地进行见习和实习。

培训内容全面、范围广，包括以下方面。

1. 社区卫生服务概论 社区的概念、功能及构成要素；全科医学基本概念；社区人群健康网络的建立、使用及管理；家庭的概念、结构、功能，与疾病、健康的关系；社区卫生服务的概念、组织结构及工作范围；三级预防；流行病学及统计学的基本概念；与社区卫生服务相关的政策法规。

2. 社区护理概论 社区护理概念、基本原则、思维方式、服务模式；社区护士的职责、角色及综合能力的要求；社区护理管理；社区护理组织结构；社区护理管理的质量评价；社区常见的护理伦理问题。

3. 社区评估与护理程序 社区护理程序：评估；诊断；计划；实施；评价。

4. 社区健康教育与健康促进 健康的概念及其影响因素，社区与健康的关系；健康教育与健康促进的定义及内涵；健康教育的方法与技巧；健康相关行为的干预方法；健康教育效果评价。

5. 人际关系与沟通技巧 学习心理学、社会学及人际沟通技巧方面的知识。

6. 特殊人群的预防保健

（1）婴幼儿 婴幼儿不同时期的发育特点；母乳喂养及营养指导；计划免疫；儿童疾病综合管理；意外伤害的预防；生长发育监测和心理咨询；儿童口腔、眼、听力保健等服务。

（2）妇女卫生保健 妇女各期（婚期、孕产期、更年期）的保健、指导及护理；常见妇产科疾病的预防、保健及护理。

（3）老年 人口老化的过程、特点；老年人家庭与社会问题；老年人健康综合评估（ADL、智力、心理）；老年常见健康问题（睡眠问题、饮食问题、排泄问题、安全问题及心理问题等）的预防保健及护理。

7. 常见疾病的预防及护理

（1）呼吸系统 上呼吸道感染、肺炎、慢性阻塞性肺气肿、哮喘、肿瘤。

（2）消化系统 消化不良（腹泻、便秘）、胃肠炎、溃疡、胆囊炎、胆结石、胰腺炎、肛肠疾患、肿瘤、食物中毒。

（3）循环系统 心脑血管疾病。

（4）内分泌及免疫系统 糖尿病、甲状腺功能亢进症、痛风、风湿病、类风湿。

（5）泌尿、生殖系统 炎症、前列腺肥大、结石、肿瘤。

（6）运动系统 骨与关节疾病。

8. 医源性感染的预防 社区医源性感染的特点及常见感染的预防；社区卫生服务机构治疗室的管理；消毒灭菌与隔离技术。

9. 社区膳食管理 膳食指导；特殊人群膳食指导；常见慢性疾病膳食指导，包括糖尿病、痛风、心脑血管疾病及肝、胆、肾病。

10. 社区康复 康复护理概论；康复评定；社区常见病、伤、残及手术后恢复期病人的康复及护理。

11. 社区紧急救护 心脏骤停、昏迷；急性中毒：食物、酒精、一氧化碳、安眠药、鼠药；意外伤害：电击伤、烫（灼）伤、外伤、骨折、出血。

12. 临终关怀 临终关怀的概念；死亡教育（病人、家属）；临终病人及其家属的护理。

13. 社区常见传染病与性传播疾病的护理及病人管理 结核、痢疾、肝炎、性传播疾病、AIDS。

14. 社区人群心理健康护理 心理健康的概念；常见心理问题的应对；常见心理障碍的防范及护理；常见精神疾病的家庭指导。

15. 中医护理 常用中成药给药方法及原则；社区常见病的中医护理方法。

16. 社区护理常用操作技术与技能 生命体征的观察测量与记录；常见检验标本采集及参考值；特殊人群常用药物的给药方法及原则；各种注射方法；皮肤及口腔护理；无菌技术操作与外科常见问题的处理；心电图操作及简单的识图（严重心律失常、心肌梗死）；徒手心肺复苏；包扎、固定、止血、转运；婴儿抚触指导；乳腺自查指导。

目标检测

选择题

1. 农村社区、城市社区分类的依据是（　　）

A. 地域　B. 发展水平　C. 人口数量
D. 功能　E. 经济结构

2. 世界上第一位访视护士是（　　）

A. 圣文森·保罗　B. 圣菲比　C. 威廉·勒斯
D. 丽莲·伍德
E. 露丝·依思曼

3. 我国所使用的社区的定义是由（　　）提出的

A. 德国学者托尼斯　B. 初级卫生保健国际会议
C. 美国学者戈派格　D. 我国社会学家费孝通
E. 世界卫生组织

4. 构成社区的主体是（　　）

A. 人口　B. 地域　C. 相同的行为规范
D. 社区服务设施　E. 管理机构与制度

5. 社区卫生服务中心提供的服务有（　　）

A. 医疗预防　B. 保健康复　C. 健康教育
D. 计划生育技术指导　E. 以上均是

6. 不属于社区卫生服务重点服务对象的是（　　）

A. 儿童　B. 老年人　C. 危重病人
D. 妇女　E. 临终病人

7. 不属于社区卫生服务“六位一体”的是（　　）
A. 预防　　B. 保健　　C. 急救
D. 计划生育技术指导　　E. 康复

8. 不属于社区护理的特点的是（　　）
A. 自主性　　B. 随机性　　C. 独立性
D. 长期性　　E. 综合性

9. 社区护理是综合应用（　　）学科的理论和技术，借助有组织的社会力量，以社区为基础，以人群为对象，以服务为中心，“六位一体”对个人、家庭及社区提供连续的、动态的、综合的服务
A. 护理学　　B. 心理学　　C. 公共卫生学
D. 护理学和心理学　　E. 护理学和公共卫生学

10. 地段护理起源于（　　）
A. 美国　　B. 德国　　C. 英国
D. 日本　　E. 中国

11. 不属于社区护士应担当的角色的是（　　）
A. 照顾者　　B. 组织者　　C. 领导者
D. 观察者　　E. 咨询者

12. 关于社区的构成要素，以下说法错误的是（　　）
A. 由人组成　　B. 居住在一起有相同的生活方式
C. 特有的组织结构　　D. 社区居民有不同的需要和问题
E. 具有一定的地域空间

13. 不属于社区功能的是（　　）
A. 生产、消费、分配　　B. 社会化　　C. 社会控制
D. 社会参与　　E. 需求可及

14. 社区护理的执行者和主体是（　　）
A. 医院护士　　B. 社区护士　　C. 全科医生
D. 居委会　　E. 康复治疗师

15. 首次使用“社区护理”一词的是（　　）
A. 圣文森 · 保罗　　B. 圣菲比　　C. 威廉 · 勒斯
D. 丽莲 · 伍德　　E. 露丝 · 依思曼

16. 社区卫生服务的内容包括（　　）
A. 社区保健　　B. 社区医疗　　C. 社区预防
D. 社区健康教育　　E. 计划生育

17. 社区护士应具备的能力包括（　　）
A. 组织与管理的能力　　B. 人际交往与沟通的能力
C. 调研与科研的能力　　D. 独立判断与解决问题的能力

E. 综合护理的能力

18. 社区护士应承担的角色有（　　）

A. 协调合作者　　B. 指导咨询者　　C. 照顾者

D. 组织管理者　　E. 健康教育者

19. 社区卫生服务的特点包括（　　）

A. 服务内容的综合性　　B. 服务对象的广泛性

C. 只关注服务对象的生存　　D. 满足居民卫生服务需求的可及性

E. 服务内容的局限性

20. 社区护理的发展历程可大致划分为（　　）

A. 公共卫生护理阶段　　B. 地段护理阶段　　C. 社区护理阶段

D. 早期发展阶段　　E. 近代发展阶段

（杨淑静）

书网融合……

微课　　本章小结　　自测题

第二章 护理程序在社区护理中的应用

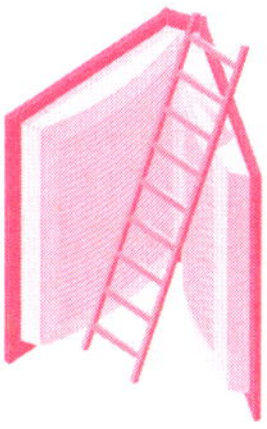

【学习目标】

知识目标

1. **掌握** 社区护理评估的内容、社区资料的分析；社区护理诊断的概念、分类、陈述及护理诊断书写的注意事项；护理诊断的优先顺序，制订护理措施、护理计划表。

2. **熟悉** 社区护理程序的概念、社区护理诊断的确定、护理目标的制订；社区护理的实施；社区护理的评价；社区护理的内容及其标准；居民健康档案的基本内容、管理和使用。

3. **了解** 建立健康档案的目的。

能力目标

1. 能应用护理程序向社区个人、家庭提供护理服务。

2. 能为社区居民建立健康档案。

案例分析

今年某学校护理专业刚毕业的小张到一所社区卫生服务中心应聘。在满足护理对象的需求、帮助护理对象解决问题的过程中，小张希望能更好地为个人、家庭提供高质量的护理服务。

问题

1. 小张应采取何种科学的护理工作方法？
2. 在社区中该如何正确地运用这种科学的护理方法？

第一节 护理程序概述

PPT

护理程序是护理活动中一个连续的工作过程，是一种科学的确认问题和系统解决问题的工作方法。护理程序的应用，体现了护理工作的科学性、专业性和独立性，展示了护理的服务内涵、职业行为和专业形象，是现代护理理论逐步完善的标志。

一、护理程序的发展背景

1955 年，美国护理学者莉迪亚·海尔（Hall）第一次描述了护理是一个程序过程。

1961 年，奥兰多（Orland）撰写了《护士与病人的关系》一书，首次使用了“护理程序”一词。

1967 年，尤拉（Yura）和渥斯（Walsh）完成了第一部权威性的教科书，《护理程序》将护理程序发展成四个步骤，即评估、计划、实施、评价。

1973 年，美国在第一次全国护理诊断会议上，将护理诊断纳入评估步骤之中。同年若埃（Bloch）等学者提出应将护理诊断从护理评估中分离出来，作为护理程序中一个独立的步骤，从而使护理程序由以往的四个步骤发展成为目前的五个步骤，即评估、诊断、计划、实施、评价。

1977 年，美国护理学会正式发表声明，把护理程序列为护理实践的标准，使护理程序走向合法化。

20 世纪 80 年代初期，美籍华裔学者李式鸾博士来华讲学，将护理程序引入我国。1994 年，经美籍华裔学者袁剑云博士来华介绍，全国部分医院开始试点建设以护理程序为核心的系统化整体护理的“模拟病房”。2001 年，袁剑云博士又在我国介绍以护理程序为基本框架的临床路径，促进了护理程序在我国护理工作中的运用。

二、护理程序的概念

护理程序是指导护理人员以满足护理对象身心需要、促进和恢复健康为目标，科学地确认护理对象的健康问题，有计划地为护理对象提供系统、全面、整体护理的一种工作方法。护理程序是一个综合的、动态的、具有决策和反馈功能的过程。护理程序具有以下几个特征。

1. 目标性 护理程序以识别及解决服务对象的健康问题，以及对健康问题的反应为特定目标，全面计划及组织护理活动，目的是满足服务对象生理、心理、社会等方面的整体需要，帮助服务对象减轻痛苦，提高生存质量，达到最佳健康状态。

2. 个体性 根据服务对象的具体情况和需求设计护理活动。服务对象的健康问题不同，预期目标也不同，护理活动也因人而异。

3. 系统性 护理程序以系统论为理论基础，指导护理工作的各个步骤系统而有序地进行，每一项护理活动都是系统中的一个环节，保证了护理活动的连续性。

4. 科学性 护理程序不仅体现了现代护理学的理论观点，而且运用了其他学科的相关理论，如控制论、需要论等学说为理论基础。

5. 动态性 运用护理程序并非局限于某特定时间，而是随着服务对象反应的变化随时进行。当服务对象情况变化时，护理诊断、护理计划应随之改变。

6. 互动性 在运用护理程序的过程中，需要护士与服务对象、同事、医生及其他人员密切合作，以全面满足服务对象的需要。

7. 普遍性　护理程序适合在任何场所、为任何护理服务对象安排护理活动。无论护理服务对象是个人、家庭，还是社区；无论其工作场所是医院、家庭病房、社区诊所，还是保健康复机构，护士都可用护理程序组织工作，这种有目的、有计划的科学工作方法，为实施整体护理和提高护理质量提供了保证。

三、护理程序的步骤

护理程序由评估护理对象的健康状况、确认护理诊断、制订护理计划、实施护理措施和评价护理效果五个步骤组成。护理程序是一个持续循环的过程，各步骤相互关联，具有交叉运用的特性。

知识链接

护理程序以系统论、人的基本需要论、信息交流论和解决问题论为理论基础，包括评估、诊断、计划、实施和评价五个步骤，是护士为护理对象确认和解决护理问题的系统的、科学的工作方法，也是社区护士从事社区护理工作时必需的工作手段。护理程序在社区护理中的应用，与以病人为对象的临床护理程序框架基本相同，只是更加突出以群体为服务对象的护理理念，即社区护理是社区护士应用护理程序对社区中个人、家庭、社区及人群整体的健康进行护理的过程。

第二节　社区护理评估

PPT

社区护理评估是指立足于社区，收集、记录、核实、分析、整理社区内个人、家庭、群体及其社区的健康状况资料的过程。社区护士通过系统地收集和分析社区健康状况的信息，发现社区中现存的和（或）潜在的健康问题，以便为下一步社区护理计划的制订奠定基础。

社区护理评估通过对整个社区的自然环境和社会环境的综合性评估，确定社区及社区人群现存的或潜在的健康问题，为制订切实可行的社区护理计划提供依据。

一、社区护理的评估内容和方法

（一）评估内容

社区评估的内容主要包括社区特性、社区人群健康水平和社区资源等（表 2－1）。

表 2-1 社区护理评估简表

评估项目	基本情况描述
社区人群	内容：人口数量（增加或减少比例）、性别比、年龄分布、民族、收入水平、教育情况等 评估：
地理、居住环境	内容：社区地理位置、气候、气温、相对湿度、居民居住条件、社区绿化及空间等 评估：
健康资源、服务	内容：健康服务机构数量、性质、服务范围、方便性、费用、居民接受性、资源利用、资源缺乏、支持系统等 评估：
社区经济/就业	内容：人均收入、家庭年均收入、人群就业情况、人群主要职业分布等 评估：
安全交通	内容：社区内消防保护系统、居民交通便利性等 评估：
社区教育	内容：社区儿童受教育情况、社区学校类型和分布、能否满足需要等 评估：
社群人群健康	内容：居民主要疾病谱、死亡谱、死亡原因、高危人群、影响居民健康的主要因素以及社区的出生率和死亡率等有关统计数字资料 评估：
社区危险因素分析	1. 2. 3.
护理诊断排序	1. 2. 3.
特殊说明	
评价人：	评价时间：

1. 社区特性 社区健康会受到社区所处自然环境、人文社会环境的影响。因此，社区护士在进行社区评估时应注意收集相关资料。

（1）社区环境特征 ①自然地理环境，包括社区类型、面积大小、所处位置，地理特点（如周围环境，是否靠近河川或山脉等），气候、周围植物与动物等生态环境的分布情况，安全饮用水、下水道、环境污染等；②人为环境，如居民房、桥梁建设、垃圾处理等情况，是否对社区居民健康造成影响等。

（2）社区人口特征 评估社区人口数量、人口密度、人口组成（如性别、年龄的组成、婚姻构成及职业构成情况等），近年来社区人口增长或减少的情况，社区人群的文化习惯，社会等级构成情况，从事的职业情况等。

2. 社区人群健康水平 为掌握社区居民的健康水平，社区护士应评估社区的死亡状态、发病率和其他与健康有关的行为等情况。

（1）死亡状态 收集有关死亡率，根据性别和年龄的死亡分布、死亡原因，婴儿死亡率、妇女死亡率等资料。

（2）疾病罹患率 收集急性发病率，急、慢性病患病率，有无传染病，精神病病人数，残疾人人数，具有潜在健康问题的人群，如未婚母亲、酒精中毒等情况。

（3）健康行为　主要评估影响健康的行为，如饮酒率、吸烟率、饮食习惯、疾病治疗和预防行为、卫生机构利用率及与健康有关的迷信和习俗等。

3. 社区资源　一般指与健康有关的保健资料、卫生人力资源、卫生机构及其他社区资源。作为社区护士，评估居民利用卫生资源的情况非常重要，即是否做出有效的努力、所开展的工作是否符合居民的需求、主要利用的是医疗机构还是卫生人力资源等，一般评估内容如下。

（1）有用的保健资料　主要指公共卫生资料，如各种卫生记录，医院就诊记录，学校、工厂的出勤，护理工作日志上的记录。

（2）与健康有关的机构　社区居民可利用所有与健康有关的机构，了解机构的种类和数目、利用率，急救时可利用的机构等。另外，收集社会福利机构或其他与学校卫生有关机构的资料等。

（3）卫生人力资源　包括医护人员的数量、素质、提供保健服务的能力，设备及人口比例，卫生经费的多少等。

（4）其他社区资源　包括社区内的养老院、幼儿园、食堂、休息空间、活动场地、社区团体及活动开展情况等。

（二）评估方法

评估一个社区，需要同时收集主观和客观资料，社区护士应利用自己的各种感官（视觉、听觉、嗅觉、味觉、触觉），运用各种途径和方法收集社区健康相关资料，来确认社区的健康问题和可利用资料。具体可根据评估目的、评估对象及评估者的特点选择如下方法。

1. 社区实地考察　又称“挡风玻璃似的调查”，是指护理人员通过自己的观察大体上了解社区的特点，如人群的一般特性、住宅的一般形态及结构、社区居民聚集场所的情况、各种服务机构的种类及位置、垃圾的处理等。

2. 重要人物访谈　通过对社区中各层次人员（在社区居住和工作的人员）进行访谈或问卷调查，可以从中了解社区发展的过程、社区的主要健康问题及需求等。访谈可以在短时间内获得大量的信息。

3. 参与式观察法

（1）目的是了解居民的生活习惯、健康行为。

（2）具有真实、深刻的优点。

（3）具体方法为评估者生活到该社区中，参与居民的活动，并有意识地对社区居民进行观察。

4. 查阅文献　通过各种图书馆资料、统计报表或社区居民档案、社区医院相关记录等资料，来了解社区的组织机构、数量，居委会的情况，社区人口特征及人口流动情况等。

（1）所得资料多为二手资料。

（2）常为评估社区时第一个用到的资料收集法。

（3）查阅地点在卫健局、防疫站、环保局、图书馆、居委会、派出所等。

（4）查阅内容包括人口普查资料、社区人口特征、人员流动情况、健康统计资料、疾病统计资料、居委会负责人等 。

5. 社区讨论会 根据所收集资料的目的，确定讨论的主要问题，由调查员把社区居民召集起来，就相关问题进行讨论。

（1）讨论的时间在 1～2 小时以内，内容应做好记录。

（2）调查的对象通常由 5～15 人组成，具有相似的年龄、文化或职业等。

6. 调查法

（1）主要用于补足其他方法所没收集到的社区资料，尤其是居民对社区健康的期望等方面的资料。

（2）调查法包括访谈法和信访法。

二、社区资料的分析

社区资料的分析，是社区护士对所获得的资料进行分类、整理、研究的过程，目的是发现社区中现存的或潜在的健康问题、相关因素和危险因素，为护理诊断提供依据。

（一）分类

社区护士将所收集的资料按照社区健康水平和地理特性、社会经济特性以及有关保健资源或服务等三方面分类。

（二）概括

社区护士将所收集到的资料进行归纳总结，叙述对社区的大概印象、气氛、地理特征、位置、房屋及公共设施分布等，可用图表、曲线、表格等显示，叙述时注意相互间的连贯性。

（三）确认

为了保证所收集到资料的真实性和准确性，社区护士需要对资料进行核实，确认有无遗漏或不一致的资料，确认不足或必要的资料是什么，保证资料的可靠性和准确性。

（四）结论

根据资料显示的结果，社区护士将目前情况与过去情况相比较，初步指出社区的具体问题和导致的因素等。

记录资料时要注意内容的真实性，客观地记录所收集到的资料，避免自己的主观判断和结论。

资料的分析，一般运用计算机分析软件对所收集资料进行统计学分析。对定量资料，如发病率等，常按年龄、性别、年代或其他变量分组，计算标准化率，并与相类似的社区、省市和全国资料进行比较。对定性资料，通常按内容分类，根据问题的频率确定问题的严重程度。

知识拓展

社区护理是将公共卫生学及护理学的知识与技能结合，借助有组织的社会力量，以社区为基础，人群为服务对象，对个人、家庭及社区提供服务。

公共卫生学是一门预防疾病、延长寿命、促进身心健康和工作效率的科学和艺术。通过有组织的社会力量，达到预防疾病、延长寿命是公共卫生学的主要目的。

护理学是医学领域里一门综合性应用科学，它结合了自然科学与社会科学的理论，形成了护理的理论体系与护理技术操作，护理是诊断和处理人类现存的或潜在的健康问题的过程。随着护理模式的转变，护理学的范围也在逐步拓宽，从疾病的护理扩展至疾病的预防；但其侧重点仍是靠护理人员的力量，帮助病人恢复健康、减少残障。

第三节　社区护理诊断

PPT

案例分析

病人，女，75 岁，2021 年 1 月 6 日 8 时出现右侧肢体活动障碍，有短暂的昏迷，立刻送到医院，有高血压、糖尿病病史，入院 CT 诊断为脑出血，入院治疗康复 3 个多月，肢体活动较发病时有所好转，但右侧肢体依然活动障碍，生活不能自理，同时出现记忆障碍，血糖和血压均正常。

问题

1. 应用科学的护理程序，主要的护理诊断有哪些？
2. 如何进行护理及健康教育？

社区护理诊断的提出是护理程序的第二步，为社区护士选择有效的护理措施提供了依据。

一、社区护理诊断的概念

社区护理诊断是对个人、家庭、群体及社区现存的或潜在的健康问题的反应及其相关因素的陈述，并且这些反应可以通过护理干预得以改变，从而使健康问题得到解决或改善。

二、社区护理诊断的确定

社区护理诊断是在收集、整理、分析评估资料的基础上，确认社区及社区人群目前情况与将来目标之间存在的差异，这种差异就是健康问题，或称护理诊断。将来所要达到的目标就是符合健康社区的标准。

提出社区护理诊断时，要考虑以下几个方面：公共设施、死亡率、发病率和传染病发生率，社区人群中的危险问题、健康需要，社区功能，环境危险等。

提出的护理诊断必须符合以下标准：①能反映社区目前的健康状况，并考虑到与社区健康需要有关的各种因素；②诊断必须以评估收集的资料为依据；③每个诊断合乎逻辑且确切。

三、社区护理诊断的类型

（一）北美护理诊断协会护理诊断系统

北美护理诊断协会（NANDA）所提出的护理诊断同样适用于社区场景，只是在使用的过程中所针对的是一个整体，如社区、家庭、群体，而不仅是某个个体或患病的个人。其护理诊断可分为健康的、现存的和危险的三类。

1. 健康的护理诊断 是对服务对象具有达到更高健康水平潜能的描述。如“有增强社区应对的趋势”“母乳喂养有效”“寻求健康行为等”。

2. 现存的护理诊断 是对服务对象生命过程中已经出现的反应的描述。如“社区应对无效”“家庭运行中断”“成人身心衰竭”等。

3. 危险的护理诊断 是对服务对象生命过程中可能出现的反应的描述。如“有中毒的危险”“有废用综合征的危险”“有照顾者紧张的危险”等。

必须指出，目前常用的护理诊断系统并不能包涵现实中发生的所有护理现象或护理问题。因此，社区护士在实际应用过程中不要过于拘泥于护理诊断名称。

（二）OMAHA 系统

OMAHA 系统是专用于社区护理实践的分类系统，由护理诊断分类系统、护理干预系统和护理结果评价系统三部分构成。其护理诊断系统可分为四个领域，即环境、精神社会、生理及与健康相关行为，每个领域中还有具体的健康问题分类，每个健康问题类型都有具体的健康问题和特征性表现（表2-2）。此系统在我国使用尚不多，应用过程中需注意结合我国的文化。

表 2-2　OMAHA 系统的护理诊断（问题）分类表

部门	护理诊断（问题）分类
环境	收入；卫生；住宅；邻居/工作场所的安全；其他
精神社会	与社区资源的联系；社会接触；角色改变；人际关系；精神压力、哀伤、情绪稳定性、照顾/双亲；忽略儿童/成人；虐待儿童/成人；生长与发育；其他

续表

部门	护理诊断（问题）分类
生理	听觉；视觉；说话与语言；咀嚼；认知；疼痛；意识；皮肤；神经、肌肉、骨骼系统与功能；呼吸；循环；消化；排便功能；生殖泌尿功能；产前、产后；其他
健康相关行为	营养；睡眠与休息形态；身体活动；个人卫生；物质滥用；家庭计划；健康指导；处方用药；特殊护理技术；其他

知识链接

20世纪70年代，美国护理学会将“诊断”列为护理程序的第二步。20世纪80年代，NANDA成立，并开始发展护理诊断。1999年，NANDA增加了家庭诊断分类，使护理诊断的范围从以病人的问题为主，扩大到家庭。内布拉斯加（Nebraska）州奥马哈（Omaha）访视护士协会在Martin的带领下，从20世纪70年代中期开始发展适合社区卫生服务的OMAHA系统。

四、社区护理诊断的组成

（一）名称（label）

即对护理对象健康状况的简洁描述，有四种类型：现存问题、高危问题、良好健康状态和医护合作问题。

1. 现存问题　指评估时社区、家庭或护理对象确实存在的问题。

2. 高危问题　指问题尚未发生，但有危险因素存在，如不采取措施就一定会发生的问题。提出此类护理诊断时应陈述为“有……的危险”，如“有皮肤完整性受损的危险”。

3. 良好健康状态　指护理对象表现出某一完好状态，并有潜力达到更高的健康状态，包括个人的、家庭的和社区的，如“家庭应对有效”。

4. 医护合作性问题　指护理对象存在的、需要医生与护士合作解决的问题，如“潜在并发症：电解质紊乱”。

（二）社区护理诊断依据（defining characteristics）

即出现在护理对象身上的症状、体征以及相关的检查结果。分为主要依据和次要依据。主要依据是指证实护理诊断成立的必要条件，次要依据对社区护理诊断的形成起支持作用，是社区护理诊断成立的辅助条件。

（三）社区相关因素（related factors）

是导致问题发生或影响问题发展的某些原因，包括病理生理、治疗、情境因素和成长、发育方面的因素等。如提出诊断“儿童缺乏照顾与其父母缺乏育婴知识有关”。描述相关因素，有助于明确如何促进或阻止某一状况的发生。相关因素是导致社区护理对象出现健康问题的直接因素、促发因素或危险因素。常见的相关因素如下：①病理生理方面；②心理方面；③治疗方面；④情境方面；⑤年龄方面。

五、社区护理诊断的陈述

（一）陈述结构

社区护理诊断的陈述与临床上的陈述格式相同，即以问题为导向，明确指出问题的具体表现和产生的原因（表2-3）。护理诊断的陈述三要素：P（Problem），健康问题；S（Sign or symptom），症状和体征；E（Etiology），相关因素。可采用PES、PE、P三种陈述方法。

表2-3　护理诊断与医疗诊断的区别

护理诊断	医疗诊断
①对个人、家庭、社区健康问题或生命过程反应的临床判断	①对个体病理生理变化的临床判断
②描述个体对健康问题的反应	②描述一种疾病
③针对现存或潜在的问题	③多为现存的问题
④由护士决策	④由医生决策
⑤属于护理职责	⑤属于医疗职责
⑥随健康状况变化而变化	⑥一旦确诊不会改变

（二）陈述方式

1. 三部分陈述　P+S+E——多用于现存护理诊断，即PES公式，多用于现存的护理诊断陈述。如气体交换受损（P）；发绀、呼吸困难（S）与阻塞性肺气肿有关（E）；体温过高（P）、面色潮红、皮肤发热（S）与肺部感染有关（E）。

2. 二部分陈述　P+E——用于现存、潜在的护理诊断，即只有危险因素或相关因素，而没有具体的临床表现，多用于还没有发生，但很可能发生的护理诊断陈述，即PE公式。如睡眠形态紊乱（P）与环境嘈杂有关（E）；有皮肤完整性受损的危险（P）与长期卧床有关（E）。

3. 一部分陈述　P——多用于健康护理诊断，一部分陈述方法只有问题，但没有原因和相关因素，多用于健康的护理诊断陈述。如母乳喂养有效（P），有增强健康的趋势（P）。

总之，护理诊断的提出包括：①收集和分类资料；②比较分析、综合概括、初步诊断和核实资料；③明确护理诊断（问题）和相关因素；④陈述护理诊断。

以上三种陈述方式中，二部分陈述，即PE公式最为常用。

六、社区护理诊断的排序原则

（一）根据社区健康问题对社区居民影响的程度进行排序

（1）直接威胁服务对象生命，影响社区居民人数多、范围广、后果严重的问题放在第一位。

（2）不直接威胁护理对象生命，但可导致身心不健康的问题放在第二位。

（3）一般不会导致服务对象身心障碍，但对身心健康有一些影响的问题可放在第三位。

（二）根据马斯洛基本需要层次论进行排序

优先解决生理需要，其余依次为安全需要、爱与归属的需要、自尊和自我实现的需要。

（三）根据社区自身控制或解决问题的能力进行排序

护士解决社区健康问题的能力，解决问题所需的经费，社区居民对健康问题解决的准备程度等。

七、社区护理诊断书写的注意事项

（1）使用统一的护理诊断名称。

（2）护理诊断贯彻整体观点。

（3）避免用症状或体征代替护理诊断。

（4）护理诊断应明确相关因素。

（5）尽量使用护理术语。

（6）避免使用可能引起法律纠纷的语句。

（7）避免价值判断。

第四节　社区护理计划、实施与评价

PPT

一、社区护理计划

社区护理计划是社区护士在提出护理诊断后，根据一定的原则，对其进行排序，确定护理重点，制订预期目标，并选择将要实施的护理措施过程。社区护士在制订护理计划时，需与服务对象商讨，制订适合社区特色的护理计划，以激发其自觉性和责任感，充分发挥其健康潜能为原则，满足社区所有人群的健康需要。一般可分为以下几步。

（一）确定护理问题的优先顺序

社区护理问题优先顺序的确定常根据默克（muecke）提出的八个准则（表 2－4）：①社区对问题的了解；②社区解决问题的动机；③问题的严重程度；④可利用资源；⑤预防效果；⑥护士解决问题的能力；⑦健康政策与目标；⑧解决问题的迅速性与持续的效果等。每项给分可采用 0～4 分或 1～10 分标准。综合分数越高，表明越是急需解决的问题。同时，护理问题优先顺序的排列还应考虑到服务对象的意见和要求。

表2-4 默克的社区问题优先顺序决定准则

护理问题	社区对问题的了解	社区动机	问题的严重性	可利用资源	预防效果	医（护）能力	政策	迅速性持续性	总和
慢性病发病率高									
不适当的医疗行为									
预防性行为缺乏									
子宫颈癌筛检									

（二）制订护理目标

护理目标即期望出现的护理结果，是护理人员希望社区人群在接受护理干预之后所发生的改变。护理目标的制订应以服务对象，如以社区、群体或家庭为中心。护理目标可分为两类：①长期目标，或称宏观目标、总体目标，一般需要较长时间，是期望达到的最终结果；②短期目标，或称具体目标，可由多个目标组成，具体而明确，达到的时间相对短一些，且便于评价。

例：不恰当的饮用水管理

相关因素：①对饮用水污染的危害认识不足；②不了解检测水质的方法。

长期目标：到2007年12月31日为止，90%的社区居民能得到安全的饮用水。

短期目标：①到2007年8月31日为止，对全社区居民实施有关饮用水管理的教育；②2007年下半年使用正确的方法进行第二次水质检查。

在书写护理目标时可以使用总体目标和具体目标相结合的方法，这样一个大的目标被分割成几个小目标，实施起来更具有针对性，且时间的分配会更加明确。在书写护理目标时，应针对提出的护理问题及相关因素，使用可观察和可测量的词汇，避免使用含糊不清的词句。一个护理诊断可制订多个目标，目标陈述中要包括具体的评价日期和时间。

（三）拟定适当的护理措施

在制订护理措施时，应注意思考以下问题。

（1）护理措施应是社区居民可接受的，不违背人群的宗教文化信仰，服务地点应方便居民，社区和居民有能力支付服务费用。

（2）护理措施必须基于科学原理及医学和护理知识的基础知识之上。应结合三级预防的观点进行护理措施的制订，即针对那些没有具体健康问题的服务对象、有健康问题的服务对象和帮助对象恢复到原来的功能水平，分别采取相应的护理措施。

（3）制订措施时要考虑社区的资源，如人力、物力、财力，以选择最佳的方案。

（4）制订的措施应尽可能与社区人群达成共识，如让社区负责人参与到计划中，以便在实施计划时社区人群能够密切配合，从而达到较好效果。

OMAHA系统干预策略表与诊断（问题）分类表配合使用，为社区护士提供了一个系统性的工具，使社区护理计划能用有组织的标准化语言，有利于社区服务组织成员间的沟通。护理干预策略表由类别、目标和相关信息组成（表2－5）。

表2－5　OMAHA系统干预策略表

项目	内容
类别	指导、指引和咨询，处理和程序，个案管理，监督管理
目标	解剖/生理，行为修正，膀胱功能护理，与他人感情，肠道功能护理，维持呼吸道的通畅，心脏功能护理，照顾/病人父母，长期卧床护理，沟通，应对技巧，日间护理，管教，伤口护理，医疗设备，教育，职业，环境，运动，家庭计划，喂养方法，财务，食物，行走训练与康复，生长/发育，家务管理/居住环境，人际关系，检验结果，相关法规，医疗照顾，药物作用及不良反应，用药管理，协助用药安排，身体活动，辅助性护理活动，营养，营养咨询，造瘘口护理，其他社区资源，个人照护，体位，康复，放松/呼吸技巧，休息/睡眠，安全，受伤护理，精神及情绪的症状、体征，皮肤护理，社会福利与咨询，实验室检查标本收集，精神护理，促进身心发展的活动，压力管理，物质滥用，医疗器材，支持团体，交通运送，促进健康，其他

（四）制订社区护理计划表

为了保证实施的过程能按照计划进行，社区护士最好能拟定一个社区护理计划表，以指导实施的步骤，同时也便于评价（表2－6）。

表2－6　社区护理计划表

护理问题：

一般目标：

相关因素	具体目标	实施计划			评价计划		
		实施内容	执行者	时间	场所	评价标准	评价方法

二、社区护理实施

社区护理实施是指社区护理计划完成后，社区护士根据计划的要求和具体措施开展护理实践活动。

在社区，护士通过督导计划、管理预算、安排仪器和设备、保持计划的记录和确保措施的完成来管理计划，社区护士应宣传计划并提供基本的护理服务实现计划。社区健康护理干预的重点是不良行为的消除和健康行为的建立。主要干预内容：控制吸烟和酗酒、维持平衡膳食、控制高血压、加强体育锻炼、安全的性行为、意外损伤防范等。根据服务对象的不同，需要采取相应的护理干预措施，如健康教育、危险因素的发现、设置和运行健康服务设施、建立支持体系、传染病防治、免疫接种、人员健康培训、家庭护理、健康咨询等。在实施过程中护理人员并不是计划的唯一执行者，需要将有关人员调动起来，加入计划实施中，如其他保健人员、社区居民、社区负责人等，只有多方面人员参与，才能保证护理计划在社区护理中的真正实施，最终帮助社区人群在疾病预防、健康维持和康复等方面取得实效。

（一）实施前的准备工作

在实施计划前，社区护士和其他参与者都应问自己以下几个问题。

（1）谁是实施计划的人员？

（2）实施过程中每个人的任务和职责是什么？

（3）实施者了解为什么去做和怎么去做他们所承担的工作吗？

（4）实施者知道何时、何地实施这些计划吗？

只有在实施计划前明确这些问题，才能保证护理计划的顺利实施。

（二）实施的具体过程

在实施计划过程中，社区护士要做到以下几点。

（1）应用合适的理论并与实施行动相结合，如运用系统理论或变革理论进行计划的实施。

（2）提供一个适于护理计划开展的环境，如为健康教育讲座寻找和提供一个清洁而安静的房间，为康复病人提供一个合适的康复训练室。

（3）社区护士要与其他保健人员一起对所要实施护理计划的目标人群进行解释，让他们了解计划实施的意义、对他们的益处、他们应如何配合等。

（4）确认人力、物力、财力、时间安排的合理性。在实施过程中，要对每天所进行的活动有详细的了解，根据设定的目标判断所必要的活动是否按时实施。

（5）了解信息传播与人员沟通是否及时、准确。

（三）实施后的记录

社区护士实施护理计划后，应记录护理措施的执行情况、服务对象的反应等。记录方式可以问题为中心进行记录，即问题－措施－结果（表2－7）。记录要及时、准确、真实，重点突出，为下一步的评价工作奠定基础。

表2－7　护理记录单

姓名：　　　　　　　　　　　　住址：

日期	时间	护理记录（PIO）	护士签名
2月15日	8：00am	P：口腔黏膜改变：溃疡直径0.5cm大小，疼痛，与高热有关 I：1. 取下义齿，洗净后浸泡在冷开水中，建议暂缓戴义齿 2. 口腔护理，4次/天，用金霉素甘油涂溃疡处 3. 用温氯化钠溶液漱口，6次/天 4. 使用小而柔软的牙刷刷牙（晨起、饭后、就寝前） 5. 按医嘱口服维生素 B_2 10mg 6. 适当休息 O：溃疡愈合，病人感到舒适	
2月20日	9：00am		

OMAHA系统结果评定量表以5分计分法测量个案在护理过程中的表现，可引导护理人员进行，为护理措施提供参考。结果评定量表包括知识、行为、症状和体征三个方面（表2－8）。

表 2-8　OMAHA 系统结果评定量表

概念	含义	1 分	2 分	3 分	4 分	5 分
知识（K）	个案记忆与理解/信息的能力	完全没有知识	具有一点点知识	具有基本的知识	认知适当	认知良好
行为（B）	个案表现出的可被观察的反应或行为	完全不适当	有一些适当的行为	不是很一致的行为	通常是合适的行为	一致性且合适的行为
症状和体征（S）	个案表现出的主、客观症状和体征	非常严重	严重	普通	很少	没有

三、社区护理评价

社区护理评价是社区护理程序的最后一步，主要是测量和判断目标实现的程度和措施的有效性。评价也是总结经验、吸取教训、改进工作的系统化措施。若目标达到，则说明通过护理措施解决了原来的护理问题；若目标未达到，则要对其原因进行分析，并重新进行评估、诊断、制订计划和实施新的措施。

（一）基本要求

为保证社区护理活动的可评价性，应做到以下几点。

1. 护理活动尽量用可测量的词汇记录　具体数量描述可使护理活动具有可衡量性，提高评价效果和准确性。如“通过护理干预，降低婴儿死亡率”的描述较含糊，可衡量性差；而“通过护理干预，使婴儿死亡率降低 5%”的描述就具有可测性，便于衡量和评价。

2. 规定达到护理目标的具体时间　为了提高护理工作效率，无论是长期目标还是短期目标，都应规定达到目标的具体时间，以利于在执行计划过程中或结果评价时对照检查。

3. 确定测量护理活动结果的科学方法　认真选择测量护理活动及效果的工具和方法，对保证评价工作有效进行和评价结果真实可靠是十分重要的。

4. 护理目标明确　护理目标是护理结果评价的依据，可避免评价工作的盲目性。明确、具体的目标，不但可作为护理活动的行为指南，而且可提高评价效率。如“使学生近视眼发生率减低 20%”的目标就明确、具体，便于指导护理实践和护理活动评价。

（二）评价方法

1. 制订社区护理评价计划　根据评价项目的特点、内容及目的，制订护理评价计划。

2. 收集评价资料

（1）直接行为观察　是通过对护理干预对象或服务对象的表现和行为直接进行观察而获取所需资料的过程。优点：通过现场具体观察社区人群、家庭人员或个体的行为表现，可获得较为真实、可靠的评估资料。局限性：费时；需投入较多人力。

（2）交谈　是评估者通过与服务对象双向交流的形式获取信息的过程。优点：灵活性强；可视评价需要采取正式或非正式形式进行；由于通过结构型交谈获取的资料结构统一，便于分析。局限性：费时；非结构型交谈资料分析时有较大难度；面谈者的偏见可影响评价效果。

（3）问卷调查　是根据评价目的，制订出有关项目的调查表，解释填表方法，由服务对象按要求逐项填写，最后获得评价资料。优点：可从系列项目中获取较可靠的信息；可避免面谈偏见。局限性：有得到错误答复的可能性；可能受到其他因素干扰；费时；调查结果有被评价者错误理解的可能。

3. 分析资料　检查、核对所收集到的资料，确保资料来源与有代表性样本或服务对象总体，然后进行分析、解释、总结。

4. 做出结论　根据是否达到护理目标做出相应的护理结论。

四、社区护理内容及其标准

社区护理内容非常多，为方便系统地讨论，以下社区护理内容以护理程序的框架作为参考，即评估健康照顾需求、制订护理计划、执行护理及评价护理四部分。在每一部分会列出对社区护理的内容及其要求标准。每一内容标准分为结构、过程、成效三部分。结构是指一些先决条件，例如社区护士需具备的能力、架构内应有的配套等；过程就是在运行中要达成的实际行动；成效就是社区护理在各方面能达到的效益。利用护理标准来表达的好处是每部分内容均可度量，方便了解社区护理工作内容、成绩及进度。

（一）评估健康照顾需求

这部分内容要求社区护士能系统和连续性地收集及记录有关病人及其家人健康照顾的需求。

1. 结构标准　包括：①社区护士具备评估病人及其家人/照顾者健康照顾需求的相关知识和技巧；②具有相关评估框架和工具，以方便、系统地收集数据；③具备相关仪器去执行特定的评估。

2. 过程标准　包括：①能采用恰当的评估工具（如表格、量表、仪器）和检查方法收集数据；②正确、独立完成病人的身体健康状况、心理和社会、家居环境和健康行为评估；③评估病人的疾病自我管理能力；④准确地评估病人对执行家居康复训练的身体、心理、环境、知识和技能准备状况；⑤准确地评估病人及其家人/照顾者的健康教育需要；⑥持续性地评估病人及家人/照顾者的护理需要；⑦准确地评估病人的护理/医疗转介需要；⑧正确地记录评估资料和数据。

3. 成效标准　包括：①准确地找出及记录病人及其家人/照顾者的实际和潜在健康需求；②有一个完整评估数据库可供其他专业团队参考。

（二）制订护理计划

社区护士分析评估资料，制订能反映病人及其家人/照顾者的健康需求的护理计划，并给出护理干预处方。

1. 结构标准　包括：①以最新评估资料为病人制订策划护理计划；②获知最新的健康服务和社会资源；③社区护士掌握最新的知识及技巧，用于解决问题、健康教育、运用资源及为病人及其家人/照顾者策划护理。

2. 过程标准　社区护士应具备以下能力：①分析评估所得数据，确定病人、家人及其照顾者的健康和康复需要；②根据评估结果，制订家居康复护理干预计划；③与病人共同协商拟定具体的行动目标和方案及其优先顺序；④配合病人出院后治疗方案，计划护理干预措施，以促进最佳健康；⑤统筹及联系其他专业团队，策划最佳护理计划；⑥有效地安排出院护理转介/出院后随访；⑦根据实际情况的变化/护理评价结果修订护理计划。

3. 成效标准　包括：①策划的护理计划是个体化的，护理干预针对病人、家人及其照顾者的健康需要；②病人、家人及其照顾者参与制订护理计划；③病人、家人及其照顾者明白并接受护理计划；④计划按情况不断更新。

（三）执行护理

社区护士按计划实施护理干预，动员病人、家人及其照顾者参与，去促进、维持和恢复健康。

1. 结构标准　包括：①有一针对病人、家人及其照顾者的整体计划；②所需的仪器及物资齐备；③社区护士有能力提供护理处方的干预措施。

2. 过程标准

（1）在健康教育、指导和劝导方面　社区护士应具备以下能力：①给予恰当的个体化健康教育；②使病人了解疾病相关知识（如疾病的特征、预后、生理限制）；③清楚地解释病人自身参与疾病管理的重要性；④劝导病人建立健康生活方式（如坚持锻炼、均衡饮食、戒烟）；⑤指导病人正确地执行家居康复训练（如步行训练、呼吸训练、身体活动的呼吸调节）；⑥指导病人执行疾病自我管理（如避免感染、药物治疗、有效咳嗽排痰、控制气喘、身心松弛、家庭氧疗、监测和应对急性发作）。

（2）在治疗和处置能力方面　社区护士应具备以下能力：①有效地执行出院前和出院后随访计划；②使病人获得疾病自我管理的信心和能力；③通过护理技术程序、家庭访视和（或）电话随访，处理病人病情变化；④判断病人在家居康复训练和疾病自我管理上遇到的问题，并提供及时的帮助（如实时指导、心理支持、安排跟进项目）。

（3）在个案管理方面　社区护士应具备以下能力：①应用综合知识并以循证为依据；②向所负责的病人提供整体护理；③洞悉病人在疾病自我管理上的价值观；④与病人及其照顾者进行有效的沟通；⑤与医院临床护士和多专业医疗团队的成员进行有效的沟通和协调；⑥充分且合理地运用人、财、物和社区资源；⑦协助病人寻求相应的帮助和支持；⑧按病人需要协调护理和医疗转介服务。

（4）在监测病人健康状况的过程中　社区护士应具备以下能力：①正确地应用查

体方法及辅助仪器测量健康变化；②持续监测病人家居康复训练计划的执行情况；③持续监测病人疾病自我管理的实施情况；④监测急性发作时的症状和体征。

3. 成效标准 包括：①病人、家人/照顾者对所提供的照顾感到满意；②病人的舒适度、安全度得以维持；③病人、家人/照顾者参与到照顾过程中；④护理干预按护理计划执行。

（四）评价护理

社区护士根据病人的健康状况及护理成效不断审视及更新护理计划。

1. 结构标准 包括：①清楚护理干预及病人进展；②社区护士具备相关的知识及技巧去解决问题，为病人、家人 / 照顾者提供所需照顾。

2. 过程标准 社区护士应具备以下能力：①明确并采用恰当的成效评价指标；②持续收集主观和客观的评价数据；③及时、准确地记录干预过程及其效果；④与病人、家人及其照顾者讨论评价结果；⑤与多专业医疗团队的成员讨论评价结果。

3. 成效标准 包括：①评价数据有清晰记录，其他专业团队也容易获得；②有不断更新的计划及护理干预；③所设定的成效指标能达到或再评价；病人、家人 / 照顾者对所提供的照顾感到满意。

第五节 社区健康档案的建立与管理

PPT

社区健康档案是以社区为中心，以社区居民为对象，记录个人及家庭每个成员的健康基本状况、疾病动态和预防保健等情况以及社区健康资料的各种文件材料，是了解个人、家庭及社区卫生工作情况，确定社区中主要健康问题，制订社区卫生保健计划的重要文献资料。

一、建立社区健康档案的目的和作用

1. 为了解社区居民的基本情况和健康现状提供依据 社区居民健康档案，记载了与个人及其家庭健康问题有关的所有资料，包括生物、心理、社会因素对健康的影响，以及预防、治疗、保健和康复一体化卫生服务的全部过程。因此，社区居民健康档案的建立，有利于社区卫生服务人员全面掌握居民健康的基本情况和现状，为制订社区居民的预防保健、诊断治疗、康复计划提供可靠的依据。

2. 为开展全科医疗服务提供依据 首先，居民健康档案详细记录了个体和家庭的健康问题及相关危险因素，可以为全科医生开展医疗、预防、保健、康复、健康教育和计划生育指导“六位一体”的社区卫生服务提供依据；其次，居民健康档案详细记录了个体和家庭基础资料，便于健康检查结果的前后对比，有利于主动发现健康问题；最后，系统、客观、准确的健康档案，还可以为转诊、会诊服务提供参考资料。

3. 为制订社区卫生服务规划提供依据 通过健康档案对社区居民疾病谱、死因谱等资料进行分析，能全面了解社区居民的主要健康问题，为卫生管理机构制订社区卫生服务保健规划及合理利用卫生资源提供依据。

4. 为全科医学教育和科研提供信息资料　建立规范化的社区居民健康档案，可以为全科医学教育提供生动的教材内容。同时，也为分析社区居民健康等科研活动提供信息。

5. 为居民自我保健提供依据　居民可以通过身份安全认证，授权查阅自己的健康档案，系统、完整地了解自己人生各阶段的健康状况和卫生资源服务的情况，主动接受医疗卫生机构的健康咨询和指导，提高自我保健意识和能力。

6. 为评价社区卫生服务提供依据　完整、科学的健康档案可在一定程度上反映全科医学基层工作质量和技术水平，为评价社区卫生服务提供依据。此外，健康档案的原始记录具有全面性、客观性和公正性，可以为解决医疗纠纷或某些司法服务提供客观的依据。

二、社区健康档案的内容

社区健康档案内容主要包括个体健康档案、家庭健康档案和社区健康档案。

（一）个体健康档案

个体健康档案是一个人从出生到死亡的整个过程中，其健康状况的发展变化情况以及所接受的各项卫生服务记录的总和。根据原国家卫生计生委员会（简称国家卫计委）颁布的《国家基本公共卫生服务规范》（第三版），健康档案管理服务对象为辖区内常住居民（居住半年以上的户籍及非户籍居民）。以0～6岁儿童、孕产妇、老年人、慢性病病人、严重精神障碍病人和肺结核病人等人群为重点。个体健康档案内容包括个人基本信息、健康体检、重点人群健康管理记录和其他医疗卫生服务记录。

1. 个人基本情况　包括姓名、性别等基础信息及既往史、家族史等基本健康信息。

2. 健康体检　包括一般健康检查、生活方式、健康状况及其疾病用药情况、健康评价等。

3. 重点人群健康管理记录　包括国家基本公共卫生服务项目要求的0～6岁儿童、孕产妇、老年人、慢性病病人、严重精神障碍病人和肺结核病人等各类重点人群的健康管理记录。

4. 其他医疗卫生服务记录　包括上述记录之外的其他接诊、转诊、会诊记录等。

在社区医疗机构就诊或家庭病床治疗的病人，社区医生可根据具体情况进行会诊、转诊。会诊记录包括会诊时间、会诊原因、会诊诊断及处理等内容；社区医疗中的转诊记录为双向的，主要包括转诊时间，病人简要病史、体检、辅助检查结果、初步诊断、治疗情况，病人现在情况、存在的主要问题及处理。

（二）家庭健康档案

家庭健康档案是以家庭为单位，记录家庭成员和家庭整体在医疗保健活动中有关的健康基本情况、疾病动态、预防保健服务利用情况等资料信息，包括家庭基本情况、家庭关系图、家庭评估、家庭主要健康问题和家庭各成员的个人健康档案。

（三）社区健康档案

社区健康档案是以社区为范围，通过入户调查、现场调查和现有资料搜集等方法，收集、记录和反映社区主要卫生特征、环境特征、资源及其利用状况的信息，并在系统分析的基础上做出的社区卫生诊断；是由全科医生和社区护士提供的，以社区为基础的，协调性的医疗保健服务的必备工具；是了解社区卫生工作情况，确定社区中主要健康问题及制订社区卫生保健计划的重要文献资料。社区档案内容主要包括社区基本资料、卫生服务资源、卫生服务状况、社区居民健康状况四部分。

1. 社区基本资料 包括社区地理、环境状况以及影响居民健康的危险因素，社区产业、经济现状以及影响居民的健康因素，社区动员潜力（可以动员起来为居民健康服务的社区人力、财力和物力），社区组织的种类、配置及相互协调等情况。

2. 社区卫生服务资源

（1）卫生服务机构 包括：①医疗保健机构，如医院、保健所、疾控中心、社区卫生服务中心（站）、私人诊所等；②福利机构，如福利院、敬老院、老年公寓等；③医学教育机构，如医学院校和护理学校等。每个机构的服务范围、优势服务项目、地点等均有必要记录在社区档案中。医生可根据以上情况进行转诊、咨询等，从而充分利用卫生资源，为居民提供协调性保健服务。

（2）卫生人力资源 包括本社区卫生服务人员的数量、构成和结构等状况。

3. 社区卫生服务状况 包括：①每年的门诊量、门诊服务内容和种类；②家庭访视和居民护理的人次、转诊统计包括转诊率、患病种类及构成、转诊单位等；③住院统计，包括住院病人数量（住院率）、患病种类及构成、住院起止时间等。

4. 社区居民健康状况 包括：①社区人口资料，如人口数量、年龄和性别构成、各年龄组性别比、文化构成、职业构成、家庭构成、婚姻状况、出生率、死亡率、人口自然增长率等；②患病资料，如社区疾病谱、疾病分布（包括年龄、性别分布与职业分布等）；③死亡资料，如年龄、性别、职业和社区死因谱等。

三、社区健康档案的管理

社区居民在就诊时，凭就诊卡领取个人健康档案，就诊完后归还，或通过刷卡调出档案。在使用社区健康档案时，应注意以下几点，以使社区卫生服务更具有个性化、连续性、综合性、协调性。

1. 提高信息化程度 居民健康档案的数据信息采用卫生行政部门统一编制的社区卫生管理系统，以实现对居民健康档案信息的动态管理和信息交换与共享，为社区卫生服务的进一步完善和提高奠定了基础。

2. 确保数据信息安全 社区卫生服务中心对居民健康档案的数据信息实行专人管理、专机录入、专人维护，定期做好数据备份，保证数据信息的安全。

3. 注意保密 居民健康档案信息涉及个人隐私，社区卫生服务中心应建立健康档案信息审核、登记制度，做好信息的保密工作。

四、居民健康档案的建立、管理和使用

（一）居民健康档案的建立

1. 建档对象　遵循自愿与引导相结合的原则；建档对象为辖区内常住居民，包括居住半年以上的户籍及非户籍居民；以0～6岁儿童、孕产妇、老年人、慢性病病人和重性精神疾病病人等人群为重点。

2. 建档方式　辖区居民到乡镇卫生院、村卫生室、社区卫生服务中心（站）接受服务时，由医务人员负责为其建立居民健康档案；通过入户服务（调查）、疾病筛查、健康体检等多种方式，由乡镇卫生院、村卫生室、社区卫生服务中心（站）组织医务人员为居民建立健康档案。

（二）居民健康档案的管理

（1）统一存放。

（2）终身保存。

（3）定期更新整理。

（4）遵守档案安全制度。

（5）档案信息电子化。

（三）居民健康档案的使用

（1）到机构就诊。

（2）入户服务或随访重点管理人群。

（3）转、会诊服务。

（4）周期性健康检查。

知识链接

中年人的保健指导

（1）合理膳食，适当的能量摄取

（2）工作与休息

（3）合理的运动

（4）纠正不良行为习惯

（5）学会应对压力

（6）坚持定期健康体检

目标检测

一、选择题

1. 下列社区健康问题中，对社区影响最大，最应优先解决的问题是（　　）
   A. 青少年乱用药　　B. 传染病的发生
   C. 婴幼儿预防接种率低　　D. 老年人的高血压问题
   E. 孕妇的管理
2. 不属于 OMAHA 社区护理诊断系统分类领域的是（　　）
   A. 环境　　B. 精神社会
   C. 沟通　　D. 生理
   E. 健康相关行为
3. 属于社区护理诊断的陈述的是（　　）
   A. 气体交换功能受损　　B. 体液过多
   C. 皮肤完整性受损　　D. 社区应对无效
   E. 活动无耐力
4. 不属于社区服务对象的是（　　）
   A. 社区居住的个体　　B. 家庭
   C. 社区　　D. 社区居住的人群
   E. 重症监护病人
5. 属于病人首优问题的是（　　）
   A. 生活不能自理　　B. 家庭应对效能低
   C. 恐惧　　D. 自尊紊乱
   E. 体液不足
6. 叙述正确的护理诊断是（　　）
   A. 发热与肺炎有关　　B. 营养失调：低于机体需要量
   C. 咳嗽　　D. 排泄形态改变：便秘
   E. 肺水肿与短时间内输入大量液体有关
7. 护理评估时资料最主要来源于（　　）
   A. 服务对象　　B. 服务对象的家属
   C. 与服务对象关系密切的人员　　D. 其他医务人员
   E. 文献资料
8. 区分一个护理诊断与另一护理诊断的主要根据是（　　）
   A. 名称　　B. 定义
   C. 相关因素　　D. 诊断依据
   E. 危险因素

9. 属于合作性问题的是（　　）
A. 母乳喂养有效
B. 有感染的危险
C. 潜在并发症：脑出血
D. 气体交换功能受损
E. 强暴创伤综合征

10. 属于现存的护理诊断的是（　　）
A. 执行治疗方案有效
B. 有外伤的危险
C. 潜在并发症：心律失常
D. 活动无耐力
E. 迁居应激综合征

11. 属于主观资料的是（　　）
A. 呼吸困难
B. 腹痛
C. 发绀
D. 心率 100 次/分钟
E. 颈项强直

12. 现代医学模式是（　　）
A. 生物－生理－社会医学模式
B. 生物－心理－社会医学模式
C. 生物－技术－环境医学模式
D. 生物－生理－心理医学模式
E. 生理－心理－社会医学模式

13. 护理诊断公式中的 S 代表（　　）
A. 健康问题
B. 病人的过敏史
C. 病人的既往史
D. 病人的症状和体征
E. 发生健康问题的原因

14. 属于远期目标的是（　　）
A. 5 天内病人能自己行走 200m
B. 1 周内病人体重下降 0.5kg
C. 24 小时内病人疼痛缓解
D. 住院期间病人不发生感染
E. 3 天内病人体温恢复正常范围

15. 护理理论的核心和基础是（　　）
A. 对环境的认识
B. 对人的认识
C. 对健康的认识
D. 对社区的认识
E. 对护理的认识

16. 属于客观资料的是（　　）
A. 浑身无力
B. 心悸头晕
C. 恶心呕吐
D. 肢端肥大
E. 切口疼痛

17. 不属于社区评估方法的是（　　）
A. 观察法
B. 调查法
C. 查阅文献法
D. 访谈法
E. 统计法

18. 社区病人叙述错误的护理诊断是（　　）
    A. 清理呼吸道无效：痰液黏稠　　B. 营养失调：低于机体需要量
    C. 组织灌注不足：使用脱水剂　　D. 排泄形态改变：便秘
    E. 皮肤完整性受损：局部皮肤长时间受压
19. 护理程序正确的概念是（　　）
    A. 一种护理工作的分工类型　　B. 一种护理工作的简化形式
    C. 一种系统的解决问题的方法　　D. 一种技术操作的程序
    E. 一种护理活动的循环过程
20. 护理诊断中，描述个人、家庭或社区人群具有能进一步提高健康水平的临床判断属于（　　）
    A. 现存的护理诊断　　B. 潜在的护理诊断
    C. 健康的护理诊断　　D. 综合的护理诊断
    E. 可能的护理诊断

二、名词解释题

1. 护理程序　　2. 社区护理诊断　　3. 个体健康档案

三、简答题

1. 简述社区护理评估的内容。
2. 社区护理诊断包括哪几个步骤？
3. 简述书写护理诊断的注意事项。
4. 社区建立居民健康档案的目的是什么？

（刘　蔚）

书网融合……

微课　　本章小结　　自测题

第三章 社区环境与健康

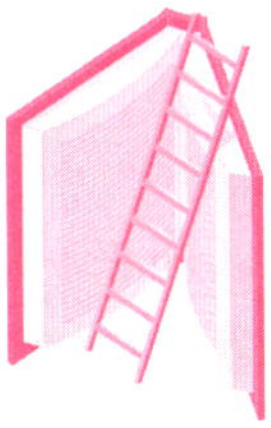

【学习目标】

知识目标

1. **掌握** 环境污染的概念及环境因素对健康影响的内容。

2. **熟悉** 社区存在的环境问题以及生活环境、生产环境、社会环境与健康的关系。

3. **了解** 环境污染的种类及来源。

能力目标

1. 具有良好的环境保护意识。

2. 学会指导社区居民开展环境保护活动。

案例分析

病人，女，28岁，英国人，妊娠2月，恶心、呕吐1周，服用沙利度胺后症状明显改善。分娩后的婴儿短肢畸形，形同海豹。

问题

1. 该患儿所患疾病的原因是什么？
2. 作为社区护士，对该病人应采取哪些措施？

第一节 环境与健康

PPT

一、环境

（一）概念

环境是指围绕人群的空间及其中能直接或间接影响人类生存和发展的各种因素的总体，是人类赖以生存与发展的物质基础。按环境要素的属性及特征，可将人类的环境分为物质环境和社会环境，其中物质环境又可分为自然环境、生活和生产环境。

1. 物质环境

（1）自然环境 是存在于人类周围的各种自然因素的总和，由各种物质因素组成。如空气、水、土壤、阳光、生物等。

（2）生活和生产环境　是指人类为从事生活和生产活动而建立起来的居住、工作和娱乐环境以及有关的环境因素。生活和生产环境与人的关系最密切，对人类健康的影响也最直接。生活和生产环境是人群聚集、人际交往频繁的地方，自然环境是生活环境建立的基础。

2. 社会环境　又称为非物质环境，是指在自然环境基础上，人类通过长期有意识的社会劳动，创造的物质生产体系、积累的文化等所形成的环境。社会环境由社会的政治、经济、文化、教育、人口、风俗习惯等社会因素构成。社会环境不仅直接影响人类的健康，而且通过影响自然环境和人的心理，间接影响人类的健康。

知识拓展

加强生态良好的文明发展道路，建设美丽中国

树立和践行“绿水青山就是金山银山”的理念，坚持节约资源和保护环境的基本国策，像对待生命一样对待生态环境，统筹山水林田湖草系统治理，实行最严格的生态环境保护制度，形成绿色发展方式和生活方式，坚定走生产发展、生活富裕、生态良好的文明发展道路，建设美丽中国，为人民创造良好生产生活环境，为全球生态安全做出贡献。

自然环境是社会环境的基础，社会环境是自然环境的发展。

（二）人类与环境的关系

在漫长的生物进化过程中，人类不断地适应环境、改造环境，与环境形成了相互对立、相互制约，又相互依存、相互转化的辩证统一关系。

1. 人与环境之间物质的统一性　人与环境之间最本质的联系是物质交换与能量转移。通过新陈代谢，人与环境进行不断的物质交换，使两者在物质成分与含量上呈现高度相关性。英国科学家汉密尔顿（Hamilton）曾调查220名英国人血液中60余种化学元素的含量，同时测定了当地地壳中这些化学元素的含量。对两者进行比较后发现：除C、H、O、N、Si外，其他化学元素的含量曲线是一致的，即这些元素的含量在人体血液与地壳中有明显的相关性。

2. 人与环境之间作用的双向性　人类不仅有适应环境的能力，而且有改造环境的主观能动性。如人初到高山、高原等缺氧环境下，开始会感到不适，甚至产生轻度的生理功能障碍。机体通过增加红细胞数量和血红蛋白含量来提高携氧能力，维持正常的生命活动，以逐渐适应缺氧环境。人类改造环境，使环境更有利于人类的生存和发展；但过度改造会对环境造成污染和破坏，影响人类的健康与生存。如利用原子能造福人类，但必须承受原子裂变产生的放射性危害。

3. 环境对人体健康影响的双重性　环境因素对人体健康的影响往往表现出有利与有害的双重性。如氟是人体必需的微量元素之一，能促进儿童的生长发育、预防龋齿；但摄氟过量可导致氟中毒，摄氟不足又会发生龋齿。

自然环境的任何改变，都会不同程度地影响人体的正常生理活动。当大量污染物进入环境，特别是超过环境自净能力时，就可能对人体健康造成危害。

二、环境污染

（一）概念

环境污染是指由于各种自然或人为的因素，使进入环境的污染物数量超过环境的自净能力，造成环境质量下降和恶化，直接或间接影响人体健康。严重的环境污染叫环境破坏，也称公害。由严重环境污染引起的区域性疾病称为公害病。如与大气污染有关的四日市哮喘，由含汞废水引起的水俣病，由含镉废水引起的痛痛病，与食品污染有关的慢性砷中毒等。

知识链接

公害病的特征

公害病对人群的危害更严重、更广泛，其特征如下：①主要由人类活动造成的环境污染所引起；②引起环境污染的因素比较复杂；③公害病的流行，一般具有长期（十几年或几十年）陆续发病的特征，还可能累及胎儿，危害后代；④在疾病谱中属新病种，有些发病机制不明，缺乏特效疗法。公害病不仅是一个医学概念，而且具有一定的法律意义，必须经严格鉴定和国家法律的正式认可。公害病一般由国家立法确认，病人享受国家补贴。

（二）环境污染物的来源

进入环境并引起环境污染或环境破坏的物质称为环境污染物。其主要来源如下。

1. 生产性污染 可分为工业生产污染和农业生产污染。工业生产主要为排放的“三废”，即废气、废水、废渣。农业生产主要为农药和化肥的滥用。

2. 生活性污染 日常生活排放的粪尿、生活垃圾和生活污水；合成洗涤剂、氯化物、细菌、病毒和寄生虫虫卵等进入水体；废旧塑料在自然界中不被分解，造成白色污染；居室装饰材料、家用化学品的使用；生活炉灶用煤；室内、公共场所吸烟等。

3. 交通运输及其他污染 汽车、火车、飞机等排放大量尾气和产生噪声是城市环境污染的重要来源。船舶往来和海上事故，可造成江、河、海洋中的石油污染。

此外，电台、电视台和其他电磁波通信设备所产生的微波和其他非电离辐射；原子能和放射性同位素机构所排出的放射性废弃物以及飘尘；自然灾害，如火山爆发、洪水泛滥、森林大火、地震等，也可造成环境污染。

（三）环境污染物的分类

目前发现的环境污染物有几十万种，按其属性可分为以下几类。

1. 化学性污染物 主要有无机污染物和有机污染物两大类。常见的有重金属、有害气体和农药等。化学性污染物的数量最多，也是最主要的。

2. 物理性污染物 如噪声、振动、辐射、光污染、热污染等。

3. 生物性污染物 如病原微生物、寄生虫和各种有害动植物等。

（四）环境污染对健康影响的特点

1. 广泛性 环境污染物可使大气、土壤、水、食物受到污染，且波及范围大，不分地界或国界。环境污染影响人口众多，不分年龄、种族。如有些污染物（如甲基汞、氟等）可通过胎盘自母体进入胎儿体内。

2. 长期性 由于环境污染区的居民长年累月地呼吸被污染了的空气，饮用被污染的水或吃带有残留毒物的食物，所以环境污染物对人群健康影响持续时间长。微量的污染物长期在体内蓄积，可引起慢性中毒或远期危害。

3. 复杂性 进入环境的污染物，可经呼吸道、胃肠道、皮肤等途径进入人体。由于污染物种类繁多、成分复杂，对人体既可单独产生作用，又可联合产生作用。

4. 多样性 由于环境污染物的组成很复杂，产生的生物学作用也是多样的，既可有局部刺激作用，也可有全身性危害；既可呈现特异性作用，也可呈现非特异性作用。

（五）环境污染对人体健康的危害

根据环境污染对人体健康危害的性质，可分为直接危害和间接危害。

1. 直接危害 包括急性中毒、慢性中毒、远期危害和非特异性危害。

（1）急性中毒 指大量的环境污染物在短时间内进入机体造成的急性健康损害甚至死亡。其特点为起病急、病情发展迅速，后果严重。举例如下：①大气污染烟雾事件：英国伦敦曾发生煤烟型烟雾事件，美国洛杉矶曾发生光化学型烟雾事件。煤烟型烟雾事件主要表现为，有肺和心血管系统疾患的病人病情急剧加重，甚至死亡；光化学烟雾事件可引起大量居民眼和上呼吸道的刺激症状，发生呼吸功能障碍。②过量排放和事故性排放引起的急性危害：2003 年，中石油重庆开县天然气井喷，富含剧毒硫化氢的天然气导致 243 人死亡，900 余人受伤，转移安置灾民 10 余万人。③生物性污染引起的急性传染病：水体受到病原微生物污染时，会使接触者发生急性传染性疾病。在人员拥挤、通风不良、阴暗潮湿的室内空气中，病原微生物可通过空气传播，使易感人群发生感染。

（2）慢性中毒 指环境污染物低浓度、长时间、反复侵入人体造成的危害。其特点为潜伏期长，病情进展不明显。如由水体污染所引起的日本水俣病和痛痛病都是典型的慢性危害。

1）水俣病 1956 年，日本九州岛南部熊本县水俣镇的氮肥厂把大量含汞的废水排入水俣湾，汞经过微生物作用转化为甲基汞，又通过食物链的作用富集到鱼、虾和贝类的体内，人和猫长期食用这些鱼、虾和贝类，引起以脑细胞损伤为主的慢性甲基汞中毒。主要表现：口齿不清、走路不稳、面部痴呆，进而眼瞎耳聋、全身麻痹，最后精神失常、异常兴奋、身体弯弓高叫，最终因无法治疗而痛苦地死去。孕妇体内的甲基汞使患儿发育不良、智能低下和四肢变形。人们称这种怪病为“水俣病”。几年内先后有1万多人不同程度地患有此病症，死亡人数超过1000人。

2）痛痛病　1955—1977年，日本富山县神通川流域上游的炼锌厂将含有大量镉的废水排放在河水中，当地居民饮用河水，并用河水灌溉两岸的庄稼，于是稻米、鱼虾中富集大量的镉，然后又通过食物链进入人体，使人体骨骼中的钙大量流失，骨骼软化、萎缩，骨质疏松，四肢弯曲，脊柱变形，咳嗽、打喷嚏都能引起骨折，全身各部位都会发生难以忍受的疼痛，因而取名“痛痛病”（亦称骨痛病）。痛痛病在当地流行20多年，造成200多人死亡。

此外，在生产环境中，由各种生产性毒物引起的慢性职业中毒更多见，如铅、汞、苯等生产性毒物引起的慢性中毒是我国职业病防治工作的重点。

（3）远期危害　也称远期效应，主要包括“三致”作用，即致突变作用、致畸作用和致癌作用。一般需要经过较长的时间才显露出来，有些危害甚至会影响后代。

1）致突变作用　机体的遗传物质在一定条件下发生突然的变异称为突变。突变主要表现在两个方面：①染色体畸变，包括染色体数目和结构的异常；②基因突变，即DNA（脱氧核糖核酸）分子上的损伤。一般认为致突变作用是一种对人体健康有损害的作用。突变如发生在体细胞，常导致体细胞的异常增殖而形成肿瘤；如发生在生殖细胞，则可能导致不孕、早产、死胎或畸形、遗传性疾病。

2）致畸作用　指引起胎儿形态结构上异常的作用，表现为四肢畸形和内脏器官缺陷。致畸的因素有两大类：遗传因素和环境因素。先天性畸形绝大多数都与染色体或基因异常有关；有人推测大约10%的先天性畸形与环境因素，特别是与化学性物质有关，如越战时期的“橙剂事件”和著名的“反应停事件”。

⇄ 知识链接

反应停事件

20世纪60年代前后，欧美至少15个国家的医生都在使用一种叫沙利度胺的药物来治疗妇女妊娠反应，很多人吃了药后，恶心的症状得到了明显的改善，于是它成了“孕妇的理想选择”（当时的广告用语）。因此，该药物被称作“反应停”，被大量生产、销售，并迅速流行于欧洲、亚洲（以日本为主）、北美、拉丁美洲，仅在联邦德国就有近100万人服用过“反应停”，该药每月的销量达到了1吨的水平。但随即而来的是，许多出生的婴儿都是短肢畸形，形同海豹，被称为“海豹儿”。1961年，这种症状终于被证实是孕妇服用“反应停”所导致的。于是，该药被禁用，然而，受其影响的婴儿已多达1.2万名。

3）致癌作用　对于肿瘤的病因学问题，至今虽尚未完全阐明，但有些学者认为人类癌症的70%～80%都与环境因素有关。对人体有明确致癌作用的化学因素有黄曲霉

毒素 B_1、石棉、甲醛等，物理因素有放射线、紫外线等，生物因素有 EB 病毒等。

（4）非特异性危害　在环境污染物长时间作用下，机体免疫系统对环境有害因素作用的抵抗力明显减弱，对生物感染的敏感性明显增加，使机体健康状况逐渐下降，表现为人群中常见病、多发病的发病率、死亡率增加，儿童生长发育受到影响。

2. 间接危害

（1）温室效应　是指煤炭、石油、天然气等燃料燃烧后，排放出大量的 CO_2 等多种气体对来自太阳辐射的短波有高度的透过性，而对地球反射出来的长波辐射具有高度的吸收性，导致全球气温度升高。全球变暖的后，会使冰川和冻土消融，海平面上升。既危害自然生态系统的平衡，更威胁人类的食物供应和居住环境。还会导致病原体和传染病媒介生物迅速繁殖，使传染病、寄生虫病、生物性地方病的发病率明显上升。

（2）臭氧层破坏　在地球大气层近地面 20 ~ 30 公里的平流层里存在着一个臭氧层，臭氧含量虽然极微，却具有吸收紫外线的功能，它能挡住太阳紫外线辐射对地球生物的伤害。然而人类生产和生活所排放出的一些污染物，如冰箱、空调等设备制冷剂的氟氯烃类化合物（如氟利昂）及其他用途的氟溴烃类等化合物，受到紫外线的照射后能形成活性很强的原子，作用于臭氧层的臭氧（O_3），使其变成氧分子（O_2），臭氧迅速耗减，臭氧层遭到破坏。因此，臭氧层吸收紫外线的能力下降，导致人类接受过量的紫外线辐射，免疫系统被破坏，使皮肤癌的发病率上升，还可诱发白内障、角膜肿瘤等各种眼科疾病。

（3）酸雨　通常是指 pH $<$ 5.6 的雨雪或其他形式的降水。大量排放二氧化硫、氮氧化物等气体是酸雨形成的主要原因。我国的酸雨主要是因大量燃烧含硫量高的煤所致。机动车排放的尾气也是形成酸雨的重要原因。酸雨可导致土壤酸化，使土壤中汞、镉等重金属转化为可溶性化合物，易被冲刷进入水体，再经食物链进入人体，诱发癌症和老年痴呆症。另外，酸雨还可以腐蚀建筑物，缩短建筑物的使用年限；影响动植物的生长，并危害人体健康。

（4）影响太阳辐射　大气污染物中的烟尘能促使云雾的形成，吸收太阳的直射光与散射光，从而影响紫外线的生物学作用。大气污染严重的地区，儿童佝偻病的发病率较高，某些以空气为媒介的传染病也容易流行。

第二节　生活环境与健康

PPT

案例分析

李先生的房子已经装修完工 2 年多了，可家里总有一些刺鼻的味道，尤其是一进门的时候非常明显。在房子里待久了，虽然刺鼻的味道感觉有所减轻，但有时会感到头晕、恶心。

问题

1. 为什么居室内会有刺鼻的味道？
2. 李先生应该怎样做？

一、空气卫生

大气圈是地球周围包绕的一层很厚的空气，是人类赖以生存的重要外环境。人、动物呼吸所需要的氧气，植物光合作用所需的二氧化碳均来自大气圈。自地表向上，按气温的垂直变化特点将大气层分为对流层、平流层、中间层、暖层和散逸层。与人类生活关系最密切的是对流层。人类活动产生的大气污染物绝大多数聚集在对流层。对流层大气的理化性状对人类健康有着深远的影响。

（一）大气卫生

1. 大气的物理性状与健康　大气的物理性状包括太阳辐射、气象因素以及空气离子化等方面。

（1）太阳辐射　是指太阳向宇宙空间发射的电磁波和粒子流。由紫外线（波长290～400nm）、可见光（波长400～760nm）和红外线（波长760nm～1mm）组成。太阳辐射是地球上光和热的源泉，是形成各种天气现象的根本原因。

适量的紫外线对健康有益，但过多过强的紫外线则能引起日光性皮炎、眼炎，甚至皮肤癌等；可见光作用于视觉器官，可引起视觉，具有提高情绪与工作效率、平衡兴奋与镇静等作用；红外线作用于皮肤，可使局部组织温度升高，血管扩张，能促进新陈代谢，细胞增生，具有消炎镇痛作用，但过量的红外线照射可引起日射病和红外线白内障等。

（2）气象因素　气温、气湿、气流、气压等气象因素对机体的体温调节、免疫、心血管功能等有一定的调节作用，同时也影响大气的自净作用。历史上许多烟雾事件大多是在逆温、大雾、无风等不良的气象条件下发生。

（3）空气离子化　空气中的各种气体分子或原子受到宇宙射线、紫外线、雷电等因素的强烈作用，可以被电离成阳（正）离子和阴（负）离子，统称为轻离子，空气中产生轻离子的过程叫空气离子化。轻离子可与空气中的悬浮颗粒、水滴等结合，从而形成直径更大的重离子。因此，清洁空气中轻离子多，重离子少，而污染的空气中重离子多，轻离子少。

一般认为，一定浓度下阴（负）离子具有调节大脑皮层、改善自主神经功能、降低血压、改善睡眠、消除疲劳等作用。在海滨、树木、瀑布等自然环境中，大气中阴（负）离子含量较多，有利于机体健康。

2. 大气的化学组成与健康　自然状态的大气是无色、无味的混合气体。标准状态下其主要成分为氮气（78.08%）、氧气（20.95%）、二氧化碳（0.03%）和微量惰性气体。此外，大气中还存在一定量的水蒸气和微量的臭氧、过氧化氢等夹杂物。当人类生产、生活活动向大气中排放大量的污染物时，就会形成雾霾等天气，引起大气质量下降，危害人体健康。

雾霾是雾和霾的组合词，是特定气候条件与人类活动相互作用的结果。

雾霾天气通常是多种污染源混合作用形成的，主要由二氧化硫、氮氧化物和可吸入颗粒物这三项组成，它们与雾气结合在一起，让天空瞬间变得阴沉灰暗。其源头有汽车尾气、工业排放、建筑扬尘、垃圾焚烧、火山喷发等。

知识链接

雾霾天气如何防护

(1) 要购买正规合格、与自己脸型大小匹配的N95口罩佩戴，时间不宜过长。

(2) 出门后进入室内要及时洗脸、漱口、清理鼻腔，去掉身上所附带的污染残留物，以防止PM 2.5对人体的危害。洗脸时最好用温水，利于洗掉脸上的颗粒。清理鼻腔时可以用干净棉签蘸水反复清洗。

(3) 减少出门是自我保护最有效的办法。如果一定要出门，不要骑自行车，避开交通拥挤的高峰期以及开车多的路段，避免吸入更多的化学成分。多乘坐公共交通工具。

(4) 少吃刺激性食物，多吃新鲜蔬菜和水果，可以补充各种维生素和无机盐。

(5) 在雾霾天气，尽量不要开窗。确实需要开窗透气的话，应尽量避开早晚雾霾高峰时段，可以将窗户打开一条缝通风，时间每次以半小时至一小时为宜。

3. 大气污染的来源 当大气中混入了一种或数种污染物并达到一定浓度时，大气的质量就会发生改变，当对居民生活卫生条件和健康造成直接或间接危害时，称为大气污染。人类活动是大气污染的主要原因，其来源主要有以下三个方面。

(1) 燃料的燃烧 随着工农业生产的高速发展和人口的不断增加，能源的消耗呈明显上升趋势。目前，世界能源的主要来源是煤、石油和天然气等，它们燃烧产生能源的同时还向大气排放碳氧化合物、硫氧化物、氮氧化物、碳氢化合物等污染物，严重影响大气的质量。

(2) 工矿企业排放的废气或颗粒物 工矿企业排放的废气是大气污染物的另一重要来源，几乎所有的工业生产都排放污染大气的有害物质，而电力、冶金、化工、水泥等部门所排放的大气污染物的量，在整个工业系统中所占比例更大。

(3) 运输工具运行中的废气 汽车、火车、飞机等现代交通工具常以石油等为主要能源，在使用过程中产生大量废气污染大气，特别是汽车排放的尾气中含有一氧化碳、氮氧化物、烃类、含铅化合物等有害物质。随着社会经济的发展，我国生产和使用汽车的数量迅速增长，汽车尾气污染逐年加重，已成为污染大气环境的重要因素。

4. 大气污染对健康的危害

（1）急性危害　当大气污染物的浓度在短时间内突然增高，导致附近的人群大量吸入污染物时可致急性中毒。其原因主要有两个方面：燃料燃烧引起的烟雾和生产事故排放的有毒气体。

（2）慢性危害　大气中有毒污染物长期低浓度作用于机体时会引起慢性危害。如大气污染引起的慢性阻塞性肺疾病、心血管疾病、变态反应及慢性中毒等。

（3）致癌作用　近年来大量资料表明，大气污染程度与肺癌发病率和死亡率成正比。流行病学调查及动物实验证明，具有致癌作用的大气污染物有 30 多种，如多环芳烃及其衍生物，砷、镍、铬等无机物以及某些放射性物质等。

（二）室内空气卫生

人的一生有 80% 的时间是在室内度过的，所以室内空气卫生质量对健康至关重要。自 20 世纪中期以来，由于新型装饰材料的大量使用、建筑物密闭程度的不断提高等因素，人们已逐渐认识到室内空气污染可能比室外污染对人体健康的危害还要严重。近几十年来，室内空气质量的卫生问题已经成为国内外学者极为关注的环境卫生问题之一。

1. 室内空气污染的来源

由于室内引入能释放污染物的污染源或室内环境通风不佳导致室内空气中污染物在浓度或种类上不断增加，当污染物在有限的空间达到一定浓度后，对人体身心健康产生直接或间接的，近期或远期的，或者潜在的有害影响，称为室内空气污染。

室内空气污染的来源很多，根据污染物形成的原因和进入室内的途径，可分为室外来源和室内来源。

（1）室外来源　具体来源包括室外空气污染、建筑物自身污染、人为带入室内污染、相邻住宅污染、生活用水污染。

（2）室内来源　具体来源包括室内燃烧或加热、室内活动、室内装饰材料及家具、室内生物性污染、家用电器等。

2. 室内空气污染的特点

（1）进入室内污染物浓度降低。如二氧化硫极易为各种建筑物表面材料（石灰、墙纸等）所吸收，使室内二氧化硫浓度有较大的衰减。

（2）室内存在污染物的发生源时，室内浓度高于室外浓度。用煤炉、煤气灶、石油液化气的厨房，可使厨房内一氧化碳浓度大于室外。某些地区由于煤中含氟量高，导致室内空气氟浓度增高，并污染食物，可引起不同程度的煤烟型氟中毒。

（3）空气循环不良引发疾病。由于室内新风量不足，空气过滤装置不能将微生物及室内产生的有害气体全部滤除，致使室内空气中污染物质积聚，空气质量变差，长时间在空调房间生活的人们呼吸道干燥、鼻塞、头痛、关节酸痛、注意力不集中、易疲劳、胸闷、憋气，易感冒，称之为“空调综合征”。

总体说来，室内空气污染既受室外大气污染的影响，又兼有室内来源的污染；还受建筑结构和建筑材料、通风换气状况、居住者的生活起居方式以及是否吸烟等因素的影响。

二、饮水卫生

水是生命之源，在地球上分布很广，约占地球表面积的70%，但大部分是海水，淡水面积只占2.7%，可供人类利用的淡水只占0.2%。我国是缺水国家，人均淡水占有量只有世界人均的1/4。水是人体的重要组成部分，成年人体重的65%为水，胎儿期可达90%左右。人体每天需要2~3L水（人活到60岁，所喝的水超过650t），才能保证人体机能正常运转。据推测，一个人只饮水，不吃食物可能生存10~20天；只吃食物而不饮水仅能生存5~6天，从这个意义上讲，水比食物对维持生命更重要。但更重要的是要饮用健康好水。联合国确定每年3月22日为“世界水日”，我国水利部确定每年的3月22日至28日为“中国水周”，均旨在唤起公众的水资源保护意识。

随着工业进步和社会发展，水污染亦日趋严重，成为世界性的头号环境治理难题。日趋加剧的水污染，已对人类的生存安全构成重大威胁，成为人类健康、经济和社会可持续发展的重大障碍。据世界权威机构调查，在发展中国家，各类疾病有8%是因为饮用了不卫生的水而传播的，每年因饮用不卫生水至少造成全球2000万人死亡。因此，防止水污染，搞好饮用水卫生具有重要的意义。

（一）饮用水的卫生要求

为保证饮水者的健康，生活饮用水应满足下列基本卫生要求。

1. 感官性状良好 饮用水应无色、透明、无臭、无异味、无肉眼可见物，为人们所乐于饮用。

2. 流行病学安全 饮用水不应含有病原微生物和寄生虫卵，以防止介水传染病的发生和传播。

3. 化学组成无害 饮用水所含化学物质饮用后，不会引起急慢性中毒和远期危害。

（二）饮用水的净化与消毒

水源水，无论是地面水还是地下水，一般都难以达到生活饮用水水质标准的要求，因此必须加以净化和消毒处理。对原水中含有的铁、锰、氟等，要进行特殊处理。对原水中有机物和重金属污染严重的要进行深度处理。

1. 水的净化 对水源水进行净化处理，可除去水中的悬浮物质和部分微生物，从而改善水质的感官性状。常用的净化处理方法有沉淀和过滤。

（1）沉淀　分为自然沉淀和混凝沉淀。

1）自然沉淀　是指水中质量较重的悬浮物质和胶体物质在重力作用下自然沉降的过程。自然沉淀可使水体初步澄清，但需要的时间长，效果不彻底。

2）混凝沉淀　指通过向水中加入混凝剂，使水中颗粒小、质量轻的悬浮物质和胶体微粒凝聚和沉降的过程。混凝沉淀作用较快，效果较好。常用的混凝剂有明矾、硫酸铝、三氯化铁等。

（2）过滤　指水通过滤料除去水中的浮游物和微生物，从而改善水的质量的过程。过滤能够满足大量用水的需要，而且净水效果较彻底。常用的滤料有活性炭、粗砂等。常用的过滤装置有砂滤缸和砂滤池。

水经过净化处理后，水体澄清、无色，完全达到饮用水感官性状的标准。虽然可同时除去80%～90%的悬浮物和细菌，但要保证流行病学的安全，还必须对水进行消毒处理。

2. 水的消毒　为了预防肠道传染病的发生和流行，确保饮用水的安全，水经净化后还必须进行消毒。水的消毒分为物理消毒法和化学消毒法。

（1）物理消毒法　有煮沸消毒、紫外线消毒、超声波消毒等。

1）煮沸消毒法　是一种简便有效的消毒法。将水煮沸几分钟（3～5分钟），几乎可以杀灭水中所有的细菌、病毒。但煮沸消毒法无持续杀菌作用，煮沸后的水在存放过程中有被再次污染的可能。

2）紫外线消毒法　是利用紫外线杀灭水中的病原微生物的方法。紫外线消毒法具有灭菌速度快、不改变水的物理和化学性质的特点，但由于价格较贵、消毒后无持续杀菌作用，在应用方面受到一定的限制。

（2）化学消毒法　利用化学消毒剂杀灭水中的病原微生物，以防止介水传染病发生和流行的方法。目前用于饮水的化学消毒法有氯化消毒、二氯化消毒、碘消毒和臭氧消毒，我国应用最广泛的是氯化消毒法。

含氯消毒剂，如液态氯、漂白粉精、漂白粉等在水中均可水解生成次氯酸（HClO）。次氯酸体积小，不带电，易穿透细胞壁影响细菌的糖代谢导致细菌死亡。值得注意的是，无论何种氯化消毒剂，若有效氯的含量低于15%，都不能保证消毒的效果。

为保证氯化消毒的效果，首先加入的消毒剂要适量，加氯消毒30分钟后，水中剩余的游离性余氯不应小于0.3mg/L（管网末梢水中游离性余氯不应小于0.05mg/L）；其次是水的pH，次氯酸浓度在水中受pH影响，随着水的pH增高，次氯酸的浓度会降低，所以在进行氯化消毒时要控制水的pH，以免影响消毒效果；另外，要注意水的温度以及消毒剂与水接触的时间，水温高，杀菌的作用快、效果好，因此水温低时要延长消毒时间，一般情况下，消毒剂与水接触的时间至少应30分钟，冬季温度较低时，应延长至1.5小时；水的混浊度也会影响氯化消毒的效果。

三、土壤卫生

土壤是岩石圈表面的疏松表层，是陆生植物生活的基质和陆生动物生活的基底。土壤不仅为植物提供必需的营养和水分，而且是动物赖以生存的栖息场所。生态系统中的很多重要过程都是在土壤中进行的。所以土壤的污染直接影响生态系统，并危害人体健康。

近年来，由于人口急剧增长，工业迅猛发展，固体废物不断向土壤表面堆放和倾倒，有害废水不断向土壤中渗透，大气中的有害气体及飘尘也不断随雨水降落在土壤中，从而导致土壤污染。

（一）土壤污染

1. 土壤污染的概念 在人类生产和生活活动中排出的有害物质进入土壤中，影响农作物的生长发育，直接或间接地危害人畜健康的现象，称为土壤污染。

2. 土壤污染的来源

（1）生活污染　主要是生活“三废”，即人畜粪便、生活垃圾和生活污水等。

（2）工业和交通污染　主要是工业“三废”，即废水、废气、废渣以及机动车尾气污染。

（3）农业污染　主要是农药和化肥污染。

3. 土壤污染物的种类 凡是妨碍土壤正常功能，降低作物产量和质量，还通过粮食、蔬菜、水果等间接影响人体健康的物质，都称为土壤污染物。土壤污染物种类繁多，主要有四类。

（1）化学性污染物　包括汞、镉、铅、砷等重金属，过量的氮、磷植物营养元素以及氧化物和硫化物等无机污染物；各种化学农药、石油及其裂解产物和其他各类有机合成产物等有机污染物。

（2）物理性污染物　来自工厂、矿山的固体废弃物，如尾矿、废石、粉煤灰和工业垃圾等。

（3）生物性污染物　来自粪便、垃圾和污水等。

（4）放射性污染物　来自核试验、核电站和科研机构排出的废水、废气和废渣等。以锶和铯等在土壤中生存期长的放射性元素为主。

（二）地球化学性地方病

由于地壳表面化学元素分布的不均匀性，使某些地区的水和（或）土壤中某些元素过多或过少，当地居民通过饮水、食物等途径摄入这些元素过多或过少，从而引起某些特异性疾病，称为地球化学性地方病。我国常见的地球化学性地方病有碘缺乏病、地方性氟中毒和地方性砷中毒等。此外，克山病、大骨节病等病因虽尚未完全肯定，但都有明显的地区性，也被列入地球化学性地方病的范畴。

1. 碘缺乏病（IDD） 系指胚胎发育到成人期由于摄入碘不足所引起的一系列病症。包括地方性甲状腺肿、克汀病、亚克汀病，以及因缺碘引起的流产、早产、死胎及新生儿先天性甲状腺机能低下等。

（1）流行特征　碘缺乏病是一种世界性的地方病，全世界发生此类疾病的国家达130多个。我国属于严重流行的国家，除上海市外，各省、市、自治区都有流行，病区人口达4亿多，曾有地方性甲状腺肿病人3500万人，地方性克汀病病人25万人。碘缺乏病的地区分布特征为山区高于平原、内陆高于沿海，同时也可见农村高于城市、欠发达地区高于发达地区的特征。

（2）人群分布　病区内任何年龄的人均可发病，青春发育期发病率急剧升高，女性高发年龄在 12 ~ 18 岁，男性在 9 ~ 15 岁。女性病人多于男性。

（3）致病原因　环境缺碘导致碘的摄入不足，是碘缺乏病发生的最主要的原因。

1）膳食因素　机体中的碘主要从食物中获得。自然环境中的土壤缺碘会影响植物类食物的含碘量，长期吃低碘食物就会导致碘缺乏病的发生。

2）饮水因素　碘缺乏病的发生与饮用水中碘的含量呈负相关。饮水中含碘量越低，碘缺乏病发生的危险性就越大。

（4）临床表现

1）地方性甲状腺肿　表现为甲状腺弥漫性肿大，颈部增粗，当腺体肿大压迫到周围器官时，可出现呼吸困难、吞咽困难、声音嘶哑、颜面水肿等症状。

2）地方性克汀病　又称为地方性呆小症。是碘缺乏病最严重的表现形式，是母体在怀孕期间严重缺碘对胎儿造成的一种以智力障碍为主要特征的神经 - 精神综合征，患儿出生后即有不同程度的智力低下、体格矮小、听力障碍、神经运动障碍、甲状腺功能低下及甲状腺肿。可概括为呆、小、聋、哑、瘫。

（5）防制措施

1）食用加碘盐　是预防碘缺乏病的首选方法，简便、易行、经济、安全。碘盐是把微量碘化物（碘化钾或碘酸钾）与大量的食盐混匀后供食用的盐。WHO 推荐碘和盐比例应为 1/10 万。碘盐还应注意防潮、防晒密闭保存，以减少碘的损失。

2）使用碘油　有口服和肌内注射两种。长效、快速、简便、副作用小。适合育龄妇女和交通不便的偏远地区。尽管碘油是防治碘缺乏病的有效措施，但不能代替碘盐，在没有推广碘盐的病区，应尽早实行碘盐预防。

3）食用富碘食物　提倡经常食用一些含碘量高的海产品，如海带、紫菜、海鱼等食物。

知识链接

加碘盐的正确使用方法

1. 密封保存　因为碘盐在热、光、风等物理因素作用下容易氧化分解而使碘损失，所以为了避免受阳光曝晒和高温的影响，家中最好的保管方法是将碘盐放在密封加盖的器皿中，放在远离灶台的阴凉干燥处。

2. 防止高温爆炒　高温能加速碘的挥发。因此，为了减少碘的挥发，烹调时不要先把碘盐放在锅里炒，更不要放在油锅里煎炸，而应在食物快熟时放入。

3. 提倡使用植物油　科学实验证明，炒菜时使用植物油，碘的利用率为 25%；而使用动物油，碘的利用率只有 2%，动物油易使碘挥发。

4. 避免过分用醋　酸性物质能加速碘的损失。

2. 地方性氟中毒 是由于一定地区的环境中氟元素过多，而致生活在该环境中的居民经饮水、食物和空气等途径长期摄入过量氟所引起的以氟斑牙和氟骨症为主要特征的一种慢性全身性疾病，又称地方性氟病。

（1）流行特征 地方性氟病分布广泛，遍及全世界。我国除上海市外，其余省市均有流行。危害面积大，受害人数多，病区人口达3亿多。

（2）病因分型 生活环境中氟含量过高是地方性氟病的主要原因。根据病因可分为三种类型。

1）饮水型 此型最为常见，分布最广，患病人数最多。是由于饮用水中氟的含量过高所致。

2）煤烟污染型 此型多见于寒冷、潮湿、室内烤火期长的地区。这些地区以劣质高氟煤作为主要燃料，用于室内取暖、做饭、烘烤粮食，加之又无排烟装置，造成室内空气和粮食的氟污染，氟经呼吸道和消化道进入人体，在体内逐渐蓄积。

3）饮砖茶型 我国内蒙古、西藏、青海、四川、甘肃和新疆等的少数民族居民经常饮用的砖茶中，氟的含量很高，长期饮用也会导致氟中毒。

中国氟中毒病区分布特点，北方以饮水型为主，南方以燃煤污染型为主，饮砖茶型主要在中西部和内蒙古等习惯饮砖茶民族居住区。

⇄ 知识链接

饮砖茶型氟中毒

饮砖茶型氟中毒对人体的损害是一个缓慢而隐匿的过程。主要与少数民族的饮茶习惯有关。茶叶中的氟主要来源于土壤和大气，茶氟含量随叶龄的增长而提高。春季新叶萌发，开始累积环境中的氟。所以，在春季采摘茶叶的时间越早，茶尖越嫩，其氟含量越低。砖、边茶是用茶的粗老叶片、叶梗加工而成的，其氟含量是一般商品茶的100～200倍。茶叶经沸水浸泡后，叶片中的氟迅速溶出。少数民族的饮茶方式是将高氟含量的砖、边茶用水或奶进行煎煮，每餐必用其伴食。这使得茶氟的溶出量和摄入量均显著增加。若长期饮用，再加上饮水中的氟，摄入体内的氟就会超过标准，导致慢性氟中毒。

（3）临床表现

1）氟斑牙 是氟中毒最早出现的体征。可分为白垩型、着色型、缺损型。

2）氟骨症 多发于成人，发病缓慢，随年龄增长有加重趋势。早期表现为腰背、四肢关节酸痛，伴有僵硬感，活动后可缓解，无游走性疼痛，与天气变化无关。严重时会出现四肢、躯干关节固定、肢体变形、腰椎弯曲、肌肉萎缩，甚至瘫痪。氟骨症的X线诊断既可见骨质硬化，又可见骨质疏松和骨质软化。

（4）防制措施 地方性氟中毒最根本的预防措施就是减少氟的摄入量。可以通过改水降氟，改良炉灶，减少食物氟污染和降低砖茶中氟含量来控制氟的来源，以减少氟的摄入量。

四、食品营养与食品卫生

食物是人类赖以生存的物质基础，供给人体必需的各类营养素。

（一）营养素的概念

营养素是指为维持机体繁殖、生长发育和生存等一切生命活动和过程，需要从外界环境中摄取的物质。

（二）营养素的分类

食物的营养素种类繁多，人类所需的大约有50种，按其化学性质或生理功能可分为五大类，即碳水化合物、脂类、蛋白质、维生素和矿物质。水不仅构成身体成分，还具备调节生理功能的作用。由于水在自然界中广泛分布，一般无缺乏的危险，所以营养学专著中多不把水列为必需营养素。

1. 碳水化合物 又称为糖类，是自然界存在最多、分布最广的一类重要的有机化合物。碳水化合物按其聚合度，可分为单糖、双糖、寡糖和多糖四类。人体中碳水化合物的存在形式主要有葡萄糖、糖原和含糖的复合物三种。

（1）生理功能 碳水化合物可供给能量和储存能量，是机体的重要组成成分，参与营养代谢（节约蛋白质和抗生酮作用），具有解毒作用，提供膳食纤维，增加胃的充盈感，增强肠道功能。其中，膳食纤维日益受到人们的重视。膳食纤维是指不能被人胃肠道中消化酶所消化的且不被人体吸收利用的多糖，包括纤维素、半纤维素、果胶及木质素等。膳食纤维具有增强胃肠蠕动、促进排便、增加饱腹感、降低血糖和血胆固醇、改变肠道菌群的作用。对预防便秘、结肠癌、糖尿病、心血管病等具有重要意义。碳水化合物的生理功能主要与摄入食物碳水化合物的种类及其在机体内存在的形式有关。

碳水化合物在体内消化后，主要以葡萄糖的形式吸收，1g葡萄糖可产生16.7kJ（4kcal）的能量。

（2）参考摄入量 碳水化合物的供给量应视工作性质和劳动强度而定。劳动强度越大，时间越长，其需要量越多。根据我国膳食中碳水化合物的实际摄入量，建议除2岁以下的婴幼儿外，每日碳水化合物的供给量占总热能的50%～65%为宜。

（3）食物来源 膳食中可利用的碳水化合物主要存在于植物性食品中。粮谷类食物中碳水化合物含量达70%～75%、薯类中达20%～25%、豆类中达20%～25%，此外，根茎类、水果中的坚果类（栗子等）食物中碳水化合物的含量也较高。

2. 脂类 是脂肪和类脂的总称。脂肪由碳、氢、氧三种元素组成，是由一分子甘油和三分子脂肪酸结合而成的甘油三酯。类脂则是一类在某些理化性质上与脂肪类似的物质，包括磷脂、胆固醇、脂蛋白等。

（1）生理功能 脂类可供给能量和储存能量，构成身体组织和生物活性物质，提供必需脂肪酸（EFA），提供脂溶性维生素、促进其消化吸收，还可调节体温、支持和保护脏器、滋润皮肤、增进饱腹感及摄入食物口感。

脂肪是高热能物质，1g 脂肪可产生 37.6kJ（9kcal）的能量。当机体摄入过量碳水化合物和蛋白质时，最终都转换为脂肪储存在体内。

必需脂肪酸是指人体不可缺少而自身又不能合成，必须通过食物供给的多不饱和脂肪酸，包括亚油酸、α-亚麻酸。

（2）参考摄入量　我国推荐的每日膳食脂肪供给量按照其占总热能的百分比进行计算。推荐成人为 20%～30%，儿童、青少年为 25%～30%，1 岁以内的婴幼儿为 35%～50%。

（3）食物来源　人体所需的脂类主要来源于各种植物油和动物脂肪。植物中以大豆、花生等作物的种子以及坚果类食品为主。动物性食物中，以各种动物油脂，畜、禽肉类，蛋类及其制品为主要来源。植物油中（椰子油除外）以不饱和脂肪酸为主，动物脂肪（鱼油除外）则以饱和脂肪酸为主。

3. 蛋白质　是一切生命的物质基础，由碳、氢、氧、氮、硫、磷等元素组成，主要含氮。蛋白质约占人体体重的 16%，每天约有 3% 的人体蛋白质被更新。

（1）生理功能　蛋白质是构成人体组织和体内具有重要生理功能物质的组成成分，调节机体生理功能，提供必需氨基酸，也是能量的供给来源。1g 蛋白质可产生 16.7kJ（4kcal）的能量。

氨基酸是构成蛋白质的基本单位，人体蛋白质的氨基酸有 20 种，按照是否能在体内合成，分为必需氨基酸和非必需氨基酸。

知识链接

必需氨基酸

必需氨基酸是指在体内不能合成或合成速度不能满足机体需要，必须从食物中获取的氨基酸。对成人来说，这类氨基酸有 8 种，包括赖氨酸、蛋氨酸、亮氨酸、异亮氨酸、苏氨酸、缬氨酸、色氨酸和苯丙氨酸。对婴儿来说，组氨酸也是必需氨基酸。

1. 主要功能　机体的生长发育、维护及保养所需。

2. 缺乏时的症状　①活力和精力缺乏；②早衰现象；③伤口很难愈合；④儿童发育迟缓。

（2）参考摄入量　成年人每日蛋白质推荐摄入量为 1～1.2g/kg，婴幼儿为 1.5～3g/kg。按蛋白质热能供给量占总热能计算，成人为 10%～15%，儿童青少年为 12%～14%。

（3）食物来源　蛋白质广泛存在于动植物性食物中。动物性蛋白质包括肉、鱼、蛋、奶及其相应制品，其蛋白含量一般为 10%～20%，蛋类为 12%～14%，奶类中鲜奶为 1.5%～4%、奶粉为 25%～27%；植物性蛋白质包括豆类、谷类、干果及其制品，干豆类为 20% ~24%，其中大豆高达 40%，谷类为 6% ~10%，薯类为 2% ~3%，干果类为 15% ~25%。

案例分析

1593 年，在英国海军中流行一种莫名其妙的疾病，病人全身软弱无力，肌肉和关节疼痛难忍，牙龈肿胀出血。为稳定军心，避免这些病人死在船上，一些病情严重的病人被强行送到了荒岛上。这些置身于荒岛的病人饥饿难忍，只得用野草充饥，然而奇迹出现了，这些绝望的病人数天后不治自愈，奇迹般地康复了。

问题

1. 这些海军所患何种疾病？其原因是什么？
2. 为什么野草可以让这些病人不治自愈？

4. 维生素　是指维持机体正常代谢和生理功能所必需的一类低分子有机化合物。它们的化学结构与性质虽然不同，但有共同的特点：①以本体或前体（维生素原）化合物的形式存在于天然食物中；②必须由食物供给，人体不能合成（维生素 D 例外）；③在机体内不提供能量，不参与机体组织的构成，但具有特殊的代谢功能；④人体只需要少量即可满足，但绝不能缺少，如缺乏至一定程度，可引起维生素缺乏症。

维生素种类很多，按照溶解性分为两大类：①脂溶性维生素，主要有维生素 A、D、E、K；②水溶性维生素，主要有 B 族维生素（维生素 B_1、B_2、B_6、B_{12}，烟酸、泛酸、叶酸、生物素）和维生素 C。

（1）维生素 A 及类胡萝卜素　又称视黄醇，仅存在于动物性食物中。类胡萝卜素存在于植物中，为维生素 A 的前体，能在体内转化为维生素 A，又称为维生素 A 原。目前发现天然类胡萝卜素以 β－胡萝卜素的活性最高，富含于有色的水果和蔬菜中。

1）生理功能　①维持正常视觉功能；②维护上皮组织细胞的健康和促进免疫球蛋白的合成；③维持骨骼正常生长发育；④促进生长与生殖；⑤维持正常的视力；⑥抑制肿瘤生长。

2）参考摄入量　成人为 800μg 视黄醇当量，孕妇和乳母为 900 ~1200μg 视黄醇当量，婴儿、儿童及青少年为 400 ~800μg 视黄醇当量。

3）缺乏及过量　①长期缺乏维生素 A 会导致暗适宜能力下降，严重时引发夜盲症；②儿童生长发育迟缓，易被感染；③皮肤干燥，毛囊角化；④结膜干燥角化，形成眼干燥症。但维生素 A 过度摄入可引起头痛、恶心、腹泻、肝脾大等中毒表现。

4）食物来源　一类为维生素 A 原，即各种类胡萝卜素，主要存在于深绿色或红黄色蔬菜和水果等植物性食物中，例如胡萝卜、菠菜、红心甜薯、南瓜、苜蓿等；另一类为动物性食物的维生素 A，主要存在于动物肝脏、未脱脂的奶及奶制品和蛋中。

（2）维生素 D　又称抗佝偻病维生素，为固醇类衍生物，具有抗佝偻病作用。维生素 D 有 5 种化合物，与健康关系较密切的是维生素 D_2（麦角钙化醇）和维生素 D_3

（胆钙化醇）。

1）生理功能 ①维持血清钙磷浓度的稳定，并调节细胞的分化、增殖及生长；②促进小肠钙的吸收转运；③促进骨与软骨的骨化；④促进母体在怀孕期及哺乳期将钙输送到子体。

2）参考摄入量 人体对维生素 D 的耐受性因人而异，一般每日摄取量不宜超过 10μg。适当的日光浴足以满足人体对维生素 D 的需要。

3）缺乏及过量 维生素 D 缺乏会引起婴儿、儿童佝偻病和成人骨质疏松。维生素 D 过量则会导致中毒，症状包括高钙血症、高钙尿症、痢疾或便秘、头痛、厌食、恶心、呕吐、肌肉乏力、关节疼痛、心律不齐等。妊娠期和婴儿初期维生素 D 摄入过量，可引起新生儿出生体质质量偏低，严重者智力发育不良或骨硬化。

4）食物来源 动物性食物是维生素 D 的主要来源，动物肝脏、海鱼及鱼卵、蛋黄、奶油中含量较高，瘦肉及奶中含量较少。鱼肝油是维生素 D 的丰富来源，含量高达 8500IU/100g，其制剂可作为婴幼儿维生素 D 的良好补充剂。

（3）维生素 C 又称抗坏血酸，有较强的还原性，不稳定，很容易氧化。带有明显的酸味。

1）生理功能 ①抗氧化作用；②促进铁的吸收和储存；③促进胶原蛋白的合成；④促进胆固醇代谢；⑤参与神经递质的合成；⑥具有解毒作用，并能阻断某致些癌物的形成。

2）参考摄入量 成人及孕早期妇女每日为 100mg，中、晚期孕妇及乳母为 130mg，婴儿及儿童的摄入量按照不同年龄层次划分为 40～90mg。

3）缺乏及过量 长期缺乏维生素 C 会导致坏血病。早期症状为嗜睡、疲乏、易感染、牙龈出血、伤口愈合不良、骨钙化异常、皮肤出现淤血点与瘀斑、轻度贫血等，严重缺乏时可发生精神异常（包括多疑症、抑郁症和癔症），甚至内脏出血。尽管维生素 C 的毒性很小，但服用过量仍可产生一些不良反应。

4）食物来源 新鲜的水果、蔬菜是维生素 C 的主要食物来源，柑橘、柚子、山楂等水果，及菠菜、青椒、芥菜等深色蔬菜中含量均较高。野生的蔬菜和水果，如苋菜、苜蓿、刺梨、沙棘、酸枣和猕猴桃等，其含量尤为丰富。

5. 矿物质 将人体内，除 C、H、O、N 以外的元素统称为矿物质，无论它们在体内的存在形式是无机的还是有机的。矿物质包括常量元素和微量元素。常量元素包括钾（K）、钠（Na）、钙（Ca）、磷（P）、镁（Mg）、氯（Cl）、硫（S）7 种，在人体组织中，占人体总矿物质的 60%～80%。微量元素包括碘（I）、铁（Fe）、锌（Zn）、硒（Se）、铜（Cu）、钼（Mo）、铬（Cr）、钴（Co）等。微量元素具有明显的“双重效应”，即摄入不足或缺乏可引起相应缺乏病，摄入过量亦可能发生急、慢性毒作用。

矿物质在体内的生理功能表现：①构成人体组织，如骨骼、牙齿中的钙、磷、镁；

②调节细胞膜的通透性，控制水分，维持细胞内外液的正常渗透压和酸碱平衡以及神经肌肉的兴奋性；③构成酶、激素、维生素；④参与基因的调控和核酸代谢。

（1）钙　是人体内含量最多的一种无机元素，占人体重的1.5%～2.0%，正常人体内含有1000～1200g的钙。其中约99%集中在骨骼和牙齿中，1%分布于体液及软组织中。

1）生理功能　构成骨骼和牙齿，维持心搏的正常节律性和神经与肌肉的正常兴奋性，是某些酶的激活剂，参与凝血过程，维持体内酸碱平衡和毛细血管的正常通透性等。

2）食物来源　钙的最好来源是奶及奶制品，含量丰富，吸收率高。虾皮、海带、豆类含量也较高。谷类和蔬菜由于受植酸和草酸的影响，不是钙的良好来源。

3）参考摄入量　我国营养学会制订了适宜摄入量，成年人约800mg/d。

4）缺乏及过量的临床意义　钙缺乏时可使神经肌肉兴奋性增高，引起手足搐搦症。长期缺钙可影响儿童骨骼和牙齿的发育，骨骼变形，易患佝偻病和龋齿；成人可发生骨质软化症和骨质疏松症。钙过量可增加肾结石的危险性，也可引起乳碱综合征。

（2）铁　是人体含量最多的必需微量元素之一，是合成血红蛋白的重要原料，主要参与氧的运输交换和组织呼吸过程。铁还能催化促进β-胡萝卜素转化成维生素A。另外，足够的铁对维持人体免疫系统的正常功能也是必需的。

1）食物来源　主要是动物全血和肝，其次是瘦肉、鱼类和蛋类。另外，黑木耳、芝麻酱含量丰富。牛奶及奶制品中含铁量不高且生物利用率低。

2）参考摄入量　我国营养学会制订了适宜摄入量，成年男性15mg/d，女性20mg/d。

3）缺乏的临床意义　铁缺乏时可引起缺铁性贫血，导致工作效率降低，学习能力下降，表情淡漠呆板，易烦躁，抵抗力下降。

（3）锌　是许多酶的组成成分，在组织呼吸、蛋白质合成和核酸代谢中起重要作用。能促进生长发育，促进性器官和性机能的正常发育，促进食欲，维护正常视力，维护皮肤健康，并参与免疫过程。

1）食物来源　高蛋白食物普遍含锌较高，尤其海产品是锌的良好来源，肉、蛋、奶含量次之。

2）参考摄入量　我国营养学会制订了适宜摄入量，成年男性15mg/d，女性11.5mg/d。

3）缺乏及过量的临床意义　缺锌对儿童、少年危害较大，表现为食欲缺乏、味觉减退、有异食癖、生长发育迟缓、伤口不易愈合、性器官发育不全，严重缺乏时可致侏儒症；孕妇缺锌易出现胎儿畸形、低体重儿。成人一次性摄入2g以上的锌会发生中毒。

知识链接

异食癖

异食癖又名嗜异症，是由于代谢机能紊乱、味觉异常引起的一种病因非常复杂的疾病综合征。病人长期进食一些非营养的物质，如泥土、纸片、污物等。异食癖主要由心理因素引起，体内微量元素锌、铁等的缺乏也是主要致病原因。

（三）食品污染

1. 概念 食品污染是指食品在生产、加工、包装、运输、储藏等过程中受到外来有害物质污染，造成食品安全性、营养性和（或）感官性状发生改变的过程。

2. 分类 食品污染是构成食品不安全的主要因素之一，食物从种植、养殖、生产、加工、储存、运输、销售、烹调到食用前的整个过程，都可能受到外来各种有毒、有害物质的污染。食品污染按其污染性质可分为以下四类。

（1）生物性污染　指微生物（病毒、细菌及其毒素、霉菌及其毒素）、寄生虫虫卵及昆虫对食品的污染，其中以微生物污染最为常见，危害较大。

（2）化学性污染　指各种有毒有害的化学物质对食品的污染，其污染范围广泛、种类繁多、复杂多变。主要包括工业“三废”污染、农药（兽药）残留、食品加工过程污染等。

（3）物理性污染　主要是杂物污染，如粮食收割时混入的草籽、液体食品容器中的杂物、食品运输过程中的灰尘等。

（4）放射性污染　主要是放射性物质的开采、冶炼、生产、应用及意外事故造成的食品污染。

3. 危害 主要包括影响食品的感官性状和（或）营养价值，从而降低食品的质量；造成食物中毒，严重威胁人类的健康；引起机体的慢性危害，如水俣病、痛痛病、慢性铅中毒等；对人类的致畸、致突变和致癌的远期危害，如甲基汞、砷、多环芳烃等。

（四）食物中毒

1. 概念 指食用了被有毒有害物质污染的食品，或者食用了含有毒有害物质的食品后出现的急性、亚急性疾病。食物中毒属于食源性疾病，它既不包括暴饮暴食引起的急性胃肠炎、食源性肠道传染病、寄生虫病和食物过敏，也不包括因一次大量或长期少量多次摄入某些有毒、有害物质而引起的以慢性中毒为主要特征的疾病。

2. 特点 食物中毒的种类多，病因和发病情况复杂，但从流行病学角度看，通常有以下特点。

（1）潜伏期短　潜伏期一般在24～48小时内，发病来势急剧，呈暴发性，短时间内可能有多人同时发病。

（2）有共同的食物进餐史　病人在近期内都有食用同样的有毒有害食物史，发病范围局限在食用该食物的人群中，一旦停止供应和食用这种食物，则发病很快停止。

（3）临床表现基本相似　病人常以恶心、呕吐、腹痛、腹泻等胃肠炎症状为主，或伴有神经系统等其他系统症状，病程较短。

（4）人与人之间不直接传染　病人与正常人不会出现直接传染。

（5）有明显的季节性　细菌性、有毒的动植物食物中毒多见于夏秋季节，肉毒毒素中毒多见于冬春季节。

3. 分类　食物中毒按病因分为细菌性食物中毒和非细菌性食物中毒。

（1）细菌性食物中毒　指摄入被细菌和（或）其毒素污染的食物而引起的中毒，包括沙门菌属、葡萄球菌、肉毒梭状芽孢杆菌、变形杆菌、副溶血性弧菌、致病性大肠埃希菌等引起的食物中毒。在食物中毒中最为常见，其特点为病程短、恢复快、预后好、发病率较高，病死率较低，发病有明显的季节性，以夏秋季节最多见。

（2）非细菌性食物中毒

1）动物性食物中毒　指摄入本身含有有毒成分的动物性食品而引起的中毒。其发病率较高，病死率因含有毒成分不同而异。如河豚、有毒贝类等引起的食物中毒。

2）有毒植物中毒　指摄入植物性有毒食品而引起的中毒。发病率和病死率因中毒食品种类不同而异。如毒蕈、发芽马铃薯、桐油、四季豆、木薯、苦杏仁等引起的食物中毒。

3）真菌及其毒素食物中毒　指摄入被真菌及其毒素污染的食物而引起的中毒，如赤霉病麦、霉变甘蔗中毒等。其发病率和病死率较高，发病有明显的季节性和地区性。

4）化学性食物中毒　指摄入含有化学性有毒成分的食品而引起的中毒。一般发病率、病死率均较高，发病无明显的季节性和地区性。如农药、亚硝酸盐、某些金属以及金属化合物引起的食物中毒。

第三节　生产环境与健康

PPT

案例分析

病人，男，50 岁，反复鼻出血 3 日，伴疲乏、头晕、恶心、面色苍白，过去半年内共发生 3 次；2 个月前手臂和大腿曾出现多处瘀点和瘀斑，食欲减退，2 年内体重减轻 6kg。查体：皮肤苍白、干燥，结膜苍白，牙龈出血，咽部红肿，四肢末端有程度不一的淤点和瘀斑，心肺（－）。实验室检查：血糖、血尿素氮正常；血红蛋白 100g/L；红细胞压积 32.8%，红细胞计数 3.22×10^{12}/L，白细胞计数 1.8×10^{9}/L，血小板计数 58×10^{9}/L，胸部 X 线片可见高密度阴影，血尿（－），心电图正常。

职业史：该男子是一名制鞋厂工人，在成型车间流水线上班，长期接触大量胶，车间内胶味很浓。前不久同车间一工友死亡，死前也有与其相同的症状，目前，又有几个工友出现类似症状。

问题

1. 该病人所患何种疾病？
2. 该病的致病因素是什么？

劳动是人类创造物质财富的唯一途径，是社会经济发展的根本保证。适宜的劳动生产环境，能促进劳动者健康，提高劳动能力；而不良的劳动生产环境，则存在或产生各种职业性有害因素，对职业人群健康产生不良影响，严重影响劳动者的健康和生命质量，进而阻碍社会经济发展。

一、职业性有害因素

（一）概念

职业性有害因素是指在不同的劳动条件下存在和产生的危害劳动者健康，影响劳动能力的各种因素。

（二）分类

职业性有害因素按其来源可分为以下三类。

1. 生产工艺过程中的职业性有害因素 是职业性有害因素的主要来源。根据其性质可分为三类。

（1）化学因素

1）生产性毒物 主要来自生产原料、中间产品、成品和工业“三废”中的工业毒物，如铅、苯、汞、一氧化碳、有机磷农药等，可引起各种职业中毒。

2）生产性粉尘 如二氧化硅粉尘、煤尘、金属尘及有机粉尘等，可引起各种尘肺。

（2）物理因素

1）异常的气象条件 如高气温、低气温、高气湿、强热辐射等。

2）噪声、振动 可引起噪声聋和局部振动病。

3）非电离辐射 如红外线、紫外线、高频电磁场、微波和激光等。

4）电离辐射 如 X 射线、γ 射线等，可引起职业性放射性疾病。

（3）生物因素 从事农业、畜牧业、皮革、毛纺、森林等的作业者，都有可能被病原微生物、寄生虫感染，导致相应的疾病。如炭疽、布鲁菌病、森林脑炎等。

2. 劳动过程中的职业性有害因素 主要是指劳动组织、劳动制度不合理，如过大的劳动强度、过长的作业时间、不良的劳动体位、使用不合理的工具、个别器官或系统的过度紧张等。

3. 生产环境中的职业性有害因素 主要有厂房的建筑布置不合理，如厂房狭小，采光照明不足；缺少应有的卫生防护措施，如隔音、除尘、通风、降温等所致的生产环境的污染。

二、职业性损害

职业性有害因素在一定条件下对劳动者健康、劳动能力等产生的不同程度的损害，称为职业性损害。一般包括职业病、工作有关疾病、职业性伤害三大类。

（一）职业病

1. 概念　《中华人民共和国职业病防治法》将职业病定义为企业、事业单位和个体经济组织等用人单位的劳动者在职业活动中，因接触粉尘、放射性物质或有毒有害物质而引起的疾病。

为了便于管理，每个国家都会根据自身实际情况，制订一个法定职业病名单目录，这些疾病一旦得到法律认可，相关职业人群即可得到相应的赔偿和健康保障，故而又称为可赔偿疾病。

2. 特点　职业病涉及的领域广，病因复杂，疾病表现形式多种多样，但均具有以下共同特点。

（1）病因明确　即接触的职业性有害因素明确，在停止接触或控制有害因素后，发病减少，甚至完全消除。

（2）存在剂量－反应关系　长期接触职业病危害因素的人群，接触剂量增加，发病率会随之升高，即存在接触水平（剂量）－反应关系。短时间接触高浓度的有害物质，可引起急性中毒；而较长时间接触较低浓度的有害物质，体内蓄积量达到一定水平时，可发生慢性中毒。

（3）群发性　在接触同样有害因素的人群中，常有一定比例的接触者发病，很少出现个别病人的现象。即使在不同时间、不同地点、不同行业的接触人群，只要是接触同一种职业性危害因素，也会有同一种职业病流行。

（4）疗效不满意　多数职业病至今尚无特殊的治疗方法和特效的治疗药物，到了疾病晚期，疗效很差，可能无法完全康复，留有不同程度的后遗症。如能早期发现，早期治疗，则预后较好。

（5）发病可以预防　职业病病因明确，只要有效地控制和消除病因，就可预防其发生。所以尽早做好预防工作显得尤为重要。

（二）工作有关疾病

1. 概念　又称职业性多发病，是指与生产环境、劳动过程中接触职业性危害因素有关的一组疾病。是由职业因素、生活因素、社会因素以及心理行为因素综合作用的结果。

2. 常见疾病　①慢性呼吸系统疾病，如慢性支气管炎、肺气肿和支气管哮喘等；②心血管系统疾病，如高血压、冠心病等；③慢性消化系统疾病，如胃炎、消化不良、消化性溃疡等；④骨骼及软组织损伤，如急性腰扭伤、慢性腰痛（腰肌劳损、韧带损伤、腰椎间盘突出症）等；⑤生殖功能紊乱，如月经紊乱、早产和流产等；⑥心理精神障碍，如紧张性头痛、神经衰弱综合征等。

（三）职业性伤害

1. 概念 是指劳动者在职业活动中，由于各种原因引起的机体组织突发性的意外伤害，也称职业性外伤或工伤。

2. 产生原因

（1）生产设备本身的设计缺陷及缺乏相配套的防护设备。

（2）生产组织制度不健全或管理不力。

（3）职工的健康状况、心理素质不良以及劳动环境差等。

职业性伤害可以致伤、致残，导致劳动能力丧失，因而做好职业性伤害的预防已经成为职业卫生服务的重要内容。

三、常见职业病

根据《中华人民共和国职业病防治法》第二条的规定，《职业病分类和目录》中，职业病共有 10 类 132 种。具体包括：职业性尘肺病及其他呼吸系统疾病 19 种、职业性皮肤病 9 种、职业性眼病 3 种、职业性耳鼻喉口腔疾病 4 种、职业性化学中毒 60 种、物理因素所致职业病 7 种、职业性放射性疾病 11 种、职业性传染病 5 种、职业性肿瘤 11 种、其他职业病 3 种。

以下主要介绍常见职业病中铅中毒、苯中毒与硅沉着病（矽肺）的防治。

（一）铅中毒

铅是一种柔软、略呈银灰色的重金属，工业上主要用于制造铅板、铅管、电缆护套、蓄电池和放射线的防护材料等。铅及其化合物对人体各组织均有毒性，在生产过程中，铅被加热产生大量的铅蒸气，铅蒸气在空气中迅速凝集成铅烟、铅尘，飘浮在生产环境空气中，作业工人由呼吸道吸入机体。

1. 临床表现 职业性铅中毒主要为慢性中毒，以神经系统、消化系统和血液系统的损害为主。

（1）神经系统

1）神经衰弱综合征 是铅中毒早期和常见的症状，常出现头晕、头痛、乏力、肢体酸痛、失眠、记忆力下降和食欲不振等症状。

2）周围神经炎 表现为肢端麻木，四肢末端呈“手套样”“袜套样”感觉障碍，握力下降，继而伸肌无力甚至麻痹，出现“腕下垂”“足下垂”。

3）中毒性脑病 表现为癫痫样发作、精神障碍或脑神经损害等。

（2）消化系统

1）口内金属味，齿龈有蓝色铅线，食欲不振、恶心、腹胀、腹泻或便秘。

2）腹绞痛 是中度铅中毒或慢性铅中毒急性发作的典型症状。表现为突然发作，呈持续性绞痛，部位多在脐周，发作时面色苍白，出冷汗，常伴有呕吐、烦躁不安，手按压腹部疼痛可缓解。检查时腹部平软，无固定压痛点，无反跳痛，肠鸣音减弱。

3）血液系统　表现为铅容和贫血。病人面部及肢端呈灰白色，贫血常呈低色素性。

知识链接

儿童铅中毒的危害

铅中毒可对儿童产生多器官、多系统、全身性和不可逆的损伤。智力发育障碍是铅损伤神经系统导致的。小儿多动症、情绪易激怒、攻击性行为、学习困难、便秘和厌食是铅在儿童体内的积聚所致。此外，在血液中铅会大肆“抢夺”载体蛋白，使血液中的微量元素铁、钙，特别是锌不能正常留存在体内，进而导致儿童智力低下，免疫功能下降，并因贫血、缺钙使身高发育迟缓。最后由于铅储存在骨骼内，阻碍身高的生长，并使心肺功能下降，携氧能力降低，脑功能受损使记忆力减退。

2. 治疗　主要进行驱铅治疗，首选药物为依地酸二钠钙，0.5～1.0g 加入 10% 葡萄糖液 250～500ml 中进行静脉滴注，每日 1 次，用药 3～4 天后间隔停药 3～4 天为 1 个疗程。还可使用二巯基丁二酸钠，进行口服驱铅。

预防铅中毒，关键在于消除和控制铅源，用无毒或低毒物质代替铅及其化合物，降低车间空气中的铅浓度，定期检查空气中铅的含量和对职业人群的健康监测。

（二）苯中毒

苯为芳香族烃类化合物。常温下为无色透明、具有特殊芳香气味的极易挥发的油状液体，易溶于脂肪等有机溶剂中。苯在工业中应用广泛，作为化工原料，用于生产酚、硝基苯、香料、染料、药物、合成纤维、塑料等；作为溶剂，用于有机合成、制药、橡胶加工及印刷；作为稀释剂，用于制鞋、喷漆。在生产环境中，苯主要以蒸气形式经呼吸道进入人体。

1. 临床表现

（1）急性中毒　短时间内吸入大量苯蒸气，会引起中枢神经系统麻醉，出现头痛、恶心、兴奋或酒醉状态。严重时可发生昏迷、呼吸和循环衰竭。

（2）慢性中毒　长期接触低浓度的苯，可造成造血系统的损害。早期以白细胞总数降低及中性粒细胞减少为主，中期出现血小板减少，严重者出现骨髓再生不良或再生障碍性贫血，甚至白血病。

2. 急救和治疗　发生急性苯中毒时，应将病人立即移至空气新鲜处，脱去污染的衣服，清除体表污染物，注意保温。若呼吸抑制，应给予氧气并辅以人工呼吸，静脉注射大剂量维生素 C 和葡糖醛酸解毒。

慢性苯中毒的治疗原则是设法恢复已受损的造血功能，常用核苷酸类、维生素类、皮质激素类等有助于恢复造血功能的药物。苯中毒一经确诊，应立即调离苯作业岗位。

（三）硅沉着病

1. 概念 又称矽肺，是由于在生产环境中长期吸入含游离二氧化硅的粉尘而引起的以肺组织进行性、弥漫性纤维化为主的全身性疾病。硅沉着病是尘肺中最常见、进展最快、危害最为严重的一种。

2. 矽尘作业 接触含有10%以上游离二氧化硅的粉尘作业。常见的作业如下。

（1）各种矿山的采掘、凿岩、爆破、运输、选矿，以及筑路、水利工程和隧道的开凿。

（2）石粉厂、玻璃厂、陶瓷厂以及耐火材料等工厂生产过程中的原料破碎、碾磨、筛分、配料等。

（3）机械制造业中铸造工段的清砂、喷砂等作业。

3. 发病因素

（1）粉尘浓度及游离二氧化硅含量 在生产环境中，游离二氧化硅的含量越高，其致纤维化能力越强；粉尘浓度越高，则吸入机体的量越多，发生硅沉着病的可能性也就越大，而且进展快、病情重。

（2）接尘时间 硅沉着病的发生与发展一般呈慢性过程，多有5~10年甚至更长时间的接尘史。但是如果粉尘浓度高，游离二氧化硅含量大，可在接尘作业1~2年后即发病，称为“速发性硅沉着病”；有些接尘者在脱离矽尘作业若干年后才发病，称为“晚发性硅沉着病”。

（3）粉尘的分散度 分散度是指物质被粉碎的程度，分散度越高，则小粒径粉尘占的比例越大，粉尘在空气中沉降速度越慢，悬浮在空气中的时间也就越长，因而被吸入机体的机会就越多，对人体的危害就越大。

另外，硅沉着病发病还与防护措施以及个体状况等因素有关。

4. 病理改变及X线胸片表现

（1）矽结节 是硅沉着病主要的病理改变。X线胸片表现为类圆形小阴影。

（2）肺组织纤维化 纤维组织呈弥漫性增生。X线胸片表现为不规则的小阴影。

5. 并发症 矽肺主要的并发症有肺结核、肺部感染、自发性气胸、肺源性心脏病等，其中最常见和最重要的是肺结核，是造成病人死亡的主要原因。

6. 治疗和预防

（1）治疗和处理 硅沉着病一经确诊，应立即调离接尘作业岗位，并根据对病人劳动力鉴定，酌情安排工作或康复治疗。目前对硅沉着病尚无特效的根治药物，主要是对症治疗和积极防治并发症，临床上试用的药物有克矽平、柠檬酸铝、粉防己碱等。

（2）预防 硅沉着病是一种不可逆的病理改变，病变呈进行性发展，因此矽肺的预防应以一级预防为主，我国总结出预防粉尘危害的八字经验：革、水、密、风、护、管、教、查。

第四节 社会环境与健康

PPT

人类的健康不仅与自然环境密切相关，而且直接或间接地受到社会环境的影响。随着社会的发展和生活水平的提高，由社会因素、社会心理因素、行为和生活方式等因素引发的疾病成为危害人类健康的突出问题。深入探讨社会环境与健康的关系，对于预防和控制疾病、提高人类健康水平具有重要意义。

一、社会因素与健康

社会因素包括经济发展、社会制度、人口发展及家庭、文化教育等。它们主要通过对人的心理、生理以及社会适应能力等方面的作用，直接或间接地影响人类的健康。

（一）经济发展与健康

经济发展是人群健康水平提高的根本保证。经济发展以人群健康为条件，人群健康水平的提高对推动社会经济发展起着至关重要的作用。统计资料表明，宏观经济发展水平与居民健康状况之间关系密切。1998 年，WHO 的世界卫生报告中，不同类别国家的统计资料也充分反映了经济发展对人群健康的影响（表 3－1）。

表 3－1　经济发展与健康的关系

国家类别	人均 GNP（美元）	婴儿死亡率（‰）	低出生体重率（‰）	平均期望寿命（岁）
发达国家	6230	19	7	72
发展中国家	520	94	17	60
不发达国家	170	160	30	45

经济发展对健康的负面影响：①不良饮食习惯、缺乏运动等行为和生活方式，导致冠心病、高血压、糖尿病、恶性肿瘤等慢性病的患病率明显上升；②社会竞争日趋激烈、生活节奏加快、工作紧张、人际关系复杂、应激事件增加，使心身疾病、精神疾病、自杀现象也明显增多；③环境污染加剧，尤其是发展中国家，在走向现代化的过程中表现得尤为突出，成为影响健康的重要因素之一。

（二）社会制度与健康

社会制度是指在一定历史条件下形成的社会关系和社会活动的规范体系。包括：①社会形态，如社会主义制度、资本主义制度；②各种社会管理制度，如政治制度、经济制度等；③各种社会组织的规章制度，如考勤制度、奖惩制度等。

卫生政策是提高人群健康水平的决定性因素，必须坚持“面向大众”的基本原则，才能有效提高民众的健康水平。对卫生政策影响最广泛、最深远的是政治制度。1949 年后，党和政府确立了适合我国国情的卫生工作方针，指导我国卫生工作取得了举世瞩目的成就，我国人民的健康水平有了很大提高，充分体现了社会主义的优越性

（表3－2）。

表3－2 全国健康指标比较

年份（年）	新生儿死亡率（‰）	婴儿死亡率（‰）	孕产妇死亡率（‰）	平均期望寿命（岁）
1949	58.00	200.00	15.00	35
2019	3.50	5.60	0.178	77.3

（三）人口发展与健康

人口发展是指人口的数量、质量和再生产的速度。在一定的经济和生产力发展水平条件下，人口发展决定着人们的生活水平和健康水平。

1. 人口数量与健康 目前，人口问题已成为全球性社会问题。截至2020年12月，世界总人口已达77.63亿，中国14.12亿。人口数量过多，将加重社会负担而使人均消费水平下降，进而影响人群的健康。人口密度过大，为传染病的流行创造了有利的条件。人口增长速度过快，造成社会财富主要用于满足民众温饱需求，对教育和卫生的投入减少，导致人群享有的教育及医疗保健水平降低，进而影响民众的健康。

2. 人口结构与健康 老年人由于生理功能衰退，健康水平下降，其患病率和人均医疗费用都明显高于年轻人，卫生资源消耗量大。随着社会发展日趋老龄化，对医疗卫生事业将形成沉重的负担。中国目前已步入老龄化社会，预计到2040年，65岁及以上老年人口占总人口的比例将超过20%。另外，由于受传统价值观、战争以及不适当医疗保健措施的影响，人口性别比出现失调，这也是滋生社会问题的重要根源。

3. 人口素质与健康 人口素质是一个国家或地区人群的身体素质、文化素质和思想道德素质的综合体现。身体素质是人口素质的基础，是人群健康水平整体提高的体现。

文化素质是提高人群健康水平的基础，具有较高文化素质的人群对健康有着更深入的了解，自我保健与家庭保健意识强，能更自觉地选择健康的行为和生活方式，从而享有更高的健康水平。思想道德素质影响人的社会行为方式，提高思想道德素质有利于在全社会形成良好的健康行为，从而提高全社会人群的身心健康水平。

（四）文化与健康

文化是人类在社会发展过程中所创造的物质财富和精神财富的总和，每一社会都有与其相适应的文化，并随着社会物质生产的发展而发展，随着社会制度的变革而改变。教育、科学、艺术、法律、风俗习惯、伦理道德等均属于文化的范畴。主要通过支配人类的行为和生活方式，影响人们的心理过程和精神生活而影响健康。

在诸多文化因素中，人们更多地研究教育对健康的影响。教育是人社会化的过程和手段，教育影响人们对行为和生活方式的选择，一些不良的行为和生活方式在文化程度较低者中比例较高（如吸烟、酗酒等）。教育还影响人们的就业机会和收入，个体受教育程度越高，工作能力越强，获得的就业机会和收入越多，生活中就可以更多、更好地获得健康信息和服务。

二、社会心理因素与健康

社会心理因素亦称为心理因素，是社会环境中普遍存在的、能导致人产生心理应激而影响健康的各种社会因素。社会心理因素对健康的影响，主要通过日常生活中经常遇到的生活事件对人体产生应激。如果应激状态强烈而持久，超过机体的调节能力，就会影响健康，甚至导致精神和躯体疾病的发生。

（一）生活事件与健康

生活事件是生活中面临的各种问题，是造成心理应激进而损害健康的主要应激源。

1. 按照现象学分类 生活事件主要分为工作问题、家庭问题、人际关系问题和经济问题等。

2. 按照事件对个体的影响分类 可以分为正性生活事件和负性生活事件。

（1）正性生活事件 是具有明显积极意义从而产生愉快的体验，如晋升、提级、获奖等。

（2）负性生活事件 是个人认为对自己产生消极作用的不愉快事件。负面生活事件（如亲人亡故等）过多、过快、持续时间过久，会引起严重的心理应激。这些心理应激若超过人的承受能力，就会引起心身疾病，损害健康。此外，过度紧张的学习或工作、人际关系不协调等也对健康有重要影响。

（二）性格与健康

性格是人对客观现实稳定的态度以及与之相适应的习惯的行为方式。现代医学心理学研究证实，人的性格类型对人的心身健康有重要的影响，即具有某种性格特征的人往往容易罹患某种精神疾患或躯体疾病。按人的行为方式，即人的言行和情感的表现方式，分为 A 型性格、B 型性格、C 型性格，其特点分别如下。

1. A 型性格的特点 性格急躁，没有耐心；争强好胜，求胜心切，追求成就，有很强的事业心；动作敏捷；时间观念强；情绪容易波动；对人有戒心；缺少运动。

2. B 型性格的特点 性情随和，不喜欢与人争斗；生活方式悠闲自在，不争名利，对成败得失看得较淡，不太在意成就的大小，对工作生活较容易满足；工作生活从容不迫，有条不紊；时间观念不是特别强。

3. C 型性格的特征 容易克制或压抑自己的情绪；对自己的需求无自信、过度忍耐、常有退缩行为；不善与人交往，易出现无助无望的自卑心态而无力承受生活重压。

最新研究表明，A 型性格者其交感神经活性增加明显大于 B 型者，A 型性格是引起冠心病的一个重要的危险因素，也是引起原发性高血压的危险因素之一，此外，A 型性格与心律失常、胆石症、抑郁、紧张性头痛等疾病关系密切。长寿人群中 B 型性格者占 83%。C 型性格的人患癌症的危险性比一般人高 3 倍。

（三）情绪与健康

情绪是个人的主观体验和感受，与心情、气质、性格和性情有关。积极的情绪

（如高兴愉快、欢乐等）能提高大脑皮质的张力，通过神经生理机制，保持机体内外环境的平衡与协调，增强机体对疾病的抵抗力，促进健康；消极的情绪（如恐怖、焦虑、愤怒等）会使内分泌激素增加，导致心率加快、血管收缩、血压升高、呼吸加深、胃肠蠕动减慢。如果持续时间过长或长期受到压抑而得不到疏泄，就会使人的心理状态失去平衡而引起疾病。

三、行为、生活方式与健康

行为是人类为了维持个体的生存和种族的延续，在适应不断变化的复杂环境时所做出的反应。生活方式是人们生活中习惯化的行为状态，是人们生活活动的总和，包括饮食习惯、睡眠习惯、烟酒嗜好、文化活动、体育活动、风俗习惯以及人们对生活的目的和态度等。良好的行为和生活方式可以促进和维护健康，如合理膳食、适量运动、戒烟限酒、心理平衡和充足睡眠等；不良的行为和生活方式危害健康，如吸烟、酗酒、药物滥用、不良饮食习惯、缺乏体育锻炼等。科学研究证实，改变人们的行为和生活方式，可以减少60%以上疾病的发生。

（一）吸烟与健康

吸烟是心脑血管疾病、癌症、慢性阻塞性肺疾病等多种疾患的危险因素。研究证明：吸烟会导致受孕机会下降，影响胎儿的智力发育。吸烟者的死亡率高于不吸烟者，并存在明显的剂量－反应关系。吸烟量越大、开始吸烟年龄越小、吸烟史越长、烟草的尼古丁含量越高，对人体的危害就越大。WHO明确指出：控制吸烟，比任何预防性药物更能改善人的健康、延长人的寿命。

2021年，国家卫健委发布的《中国吸烟危害健康报告2020》显示：我国吸烟人数超过3亿，每年因吸烟相关疾病所致死亡人数超过100万，如对吸烟流行状况不加以控制，至2050年每年死亡人数将突破300万。同时被动吸烟极其普遍，每年被动吸烟导致的死亡人数超过10万。吸烟者与不吸烟者相比，平均寿命约减少10年。

知识链接

世界无烟日

1987年11月，WHO建议将每年的4月7日定为“世界无烟日”，并于1988年开始执行。从1989年起，“世界无烟日”改为每年的5月31日，因为第二天是国际儿童节，希望下一代免受烟草危害。

开展无烟日活动旨在提醒世人吸烟有害健康，呼吁全世界吸烟者主动放弃吸烟，号召所有烟草生产者、销售者和整个国际社会一起行动，投身到反吸烟运动中去，为人类创造一个无烟草的环境。

（二）酗酒与健康

酒的主要成分是酒精（乙醇水溶液）。饮酒后，乙醇在肝脏中分解代谢，约90%被氧化成乙醛，其毒性是乙醇的数十倍。如果乙醇不能被肝脏及时氧化，则会蓄积造成酒精中毒性肝炎、肝硬化。据统计，全世界范围内，酗酒每年导致 180 万人死亡，由酒精中毒引起的疾病已跃居第三位，仅次于心血管疾病和癌症。

酗酒对健康的损害包括：①急性危害，如急性酒精中毒，可引起猝死；②慢性危害，如消化系统疾病、心脑血管疾病和酒精依赖症，甚至还会造成智力障碍等精神疾患。

酗酒不仅损害人体健康，而且因酗酒出现交通意外、斗殴甚至犯罪等社会问题也日渐增多。

（三）药物滥用与健康

药物滥用是指与公认医疗实践的需要无关的反复、大量使用具有依赖性特性或潜力的药物，导致成瘾性以及出现精神错乱和其他异常行为。

药物滥用容易导致药物成瘾，分为精神依赖和躯体依赖。

1. 精神依赖　又称心理依赖，是指药物使人产生一种心满意足的愉快感觉，因而需要定期或连续使用它，以保持那种舒适感。

2. 躯体依赖　是指由于长期、反复使用某些药物后，病人对应用这类药物产生了一种欣快感，因而有继续要求使用的欲望。一旦停药，可出现头晕、头痛、恶心、呕吐、疲乏、无力、流涎、出汗、失眠、震颤、激动等戒断症状。病人由于难以忍受这些症状而不能自控，甚至采取不法手段以图获取相应药物，乃至发生意志消沉、人格丧失以及行为异常等。

⇄ 知识链接

国际禁毒日

1987 年 6 月 12 日 ~26 日，奥地利首都维也纳举行了联合国部长级禁毒国际会议，有 138 个国家的 3000 多名代表参加了这次会议。这次会议通过了《管制麻醉品滥用今后活动的综合性多学科纲要》，并提出“爱生命、不吸毒”的口号。与会代表一致通过决议，将每年的 6 月 26 日定为“国际禁毒日”。从 1992 年起，国际禁毒日每年都有一个活动主题，以达到国际社会关注和共同参与的效果。

孕妇滥用药物会对子代造成严重的危害，包括发育缺陷、死亡、生长迟缓、神经系统发育不良等。

（四）不良饮食习惯与健康

饮食习惯受经济、文化、民俗等多种因素的影响。我国居民常见的不良饮食习惯有暴饮暴食、挑食偏食，长期摄入高热能、高脂肪、高糖、高盐食物等。不良饮食习惯可导致多种疾病的发生。如暴饮暴食可引起急性胃扩张，诱发急性胃肠炎、急性胃溃疡穿孔，甚至诱发心脏病等，也是诱发急性胰腺炎的元凶之一；经常摄入动物性脂肪、高热能、低膳食纤维食物，可使心脑血管疾病、肥胖症、糖尿病的发病率明显增高；经常食用腌制、烧烤、油炸性食物，会增加患癌症的风险。

（五）缺乏体育锻炼与健康

经常参加适度的体育锻炼，可增强机体的携氧能力，促进机体的新陈代谢，有利于增强心血管、呼吸、消化等系统的功能，增强机体的抗病能力，延缓衰老，使人保持良好的精神状态。

缺乏锻炼是导致疾病与死亡的主要原因，是当今最不合理的生活方式之一。研究表明，缺乏足够的体力活动对人体健康能够产生严重的后果，全球每年约有 200 万人因此而被夺去生命。缺乏锻炼已成为一种蔓延全球的“流行病”。

四、卫生服务与健康

卫生服务是卫生系统借助一定的卫生资源，向居民提供的医疗、预防、保健、康复等各种活动的总称。卫生服务中的医疗保健制度、生资源分配直接或间接地影响着人群健康。

（一）医疗保健制度与健康

医疗保健制度是现代社会保障制度的重要组成部分，是国家筹集、分配和支付医疗卫生费用以及提供卫生服务的综合性制度，是政府对卫生事业实现公共管理的实现方式。

医疗保健制度对健康的影响主要取决于它对整个人群的覆盖面和医疗费用的分担形式。合理的医疗保健制度使个人、社会和政府都有能力支付必要的医疗费用开支，有助于卫生资源的合理分配，也有利于预防、保健、健康教育等措施的开展，实现健康促进。

（二）卫生资源分配与健康

卫生资源由人力、物力、财力和卫生信息等因素组成，分配不均衡是世界各国普遍存在的问题，发展中国家尤为明显。我国卫生资源分配不合理的主要表现如下：①卫生经费分配存在较大差异，卫生经费大部分用于城市医院，导致城市与农村的卫生资源配置不平衡；②城市、东部地区、大型医疗机构人才密集，而农村、西部地区、疾病预防控制机构、社区卫生服务机构人才缺乏。这种“重城市轻农村、重医疗轻预防”的现象，既不能适应我国疾病谱、死因谱的变化，又会使部分参保人群过度利用而造成有限资源的浪费，加重了国家、企业和个人的经济负担。此外，还导致城市大医院人满为患，“看病难、看病贵”问题得不到有效解决，乡镇卫生院基础条件差，人才、病人流失严重，发展举步维艰，直接影响国民的身心健康。

目标检测

一、选择题

1. 引起水俣病的原因是（　　）

A. 镉　B. 甲基汞　C. 砷
D. 铅　E. 锰

2. 缺乏（　　）可导致眼干燥症

A. 维生素 A　B. 维生素 B　C. 维生素 C
D. 维生素 D　E. 维生素 E

3. 世界上第一个报道的公害病是（　　）

A. 痛痛病　B. 克汀病　C. 水俣病
D. 克山病　E. 铅中毒

4. 环境污染的特点不包括（　　）

A. 长期性　B. 广泛性　C. 复杂性
D. 多样性　E. 特异性

5. 生产性污染物主要为（　　）

A. 物理性污染物　B. 化学性污染物　C. 生物性污染物
D. 放射性污染物　E. 以上都是

6. 温室效应的产生主要是由于大气中（　　）

A. CO 的增加　B. CO_2的增加　C. SO_2的增加
D. NO 的增加　E. NO_2的增加

7. 造成伦敦烟雾事件的污染物是（　　）

A. 煤烟　B. 热污染　C. 光化学烟雾
D. 电离辐射　E. 核污染

8. 引起痛痛病的污染物是（　　）

A. 铅　B. 汞　C. 砷
D. 镉　E. 锰

9. 无刺激性的空气化学污染物是（　　）

A. 二氧化硫　B. 一氧化氮　C. 二氧化氮
D. 臭氧　E. 甲醛

10. 供能比例最高的营养素是（　　）

A. 蛋白质　B. 脂肪　C. 碳水化合物
D. 维生素　E. 无机盐

11. 富含钙的食物是（　　）

A. 水果　　B. 蔬菜　　C. 粮谷
D. 奶类　　E. 肉类

12. 正常成年人午餐提供的热能应占全天所需热能的（　　）
A. 25%　　B. 30%　　C. 35%
D. 40%　　E. 45%

13. 苯的慢性毒性损害主要体现在（　　）
A. 呼吸系统　　B. 造血系统　　C. 消化系统
D. 泌尿系统　　E. 中枢神经系统

14. 腹绞痛是（　　）毒物中毒特有的表现
A. 铅　　B. 苯　　C. 砷
D. 镉　　E. 汞

15. 积极的健康观不包括（　　）
A. 躯体健康　　B. 心理健康　　C. 道德健康
D. 经济状况良好　　E. 行为健康

16. 目前我国广泛采用的饮水消毒法是（　　）
A. 煮沸消毒　　B. 超声波消毒　　C. 臭氧消毒
D. 氯化消毒　　E. 碘消毒

17. 生活事件对健康的影响是（　　）
A. 与健康无关　　B. 事件越多，影响越大
C. 事件越多，影响越少　　D. 事件越少，影响越大
E. 不产生影响

18. 影响健康的不良行为生活方式不包括（　　）
A. 吸烟　　B. 酗酒　　C. 性格暴躁
D. 缺乏运动　　E. 睡眠充足

19. 食物中毒的特点不包括（　　）
A. 潜伏期短　　B. 相似临床表现　　C. 共同饮食史
D. 潜伏期长　　E. 无传染性

20. 目前环境污染物最主要的来源是（　　）
A. 生活垃圾　　B. 生产性污染
C. 生活污水　　D. 交通运输工具排放的废气
E. 微波

二、名词解释题

1. 环境污染　　2. 环境污染物　　3. 营养素　　4. 食物中毒　　5. 职业病

三、简答题

1. 简述环境污染对健康的危害。

2. 简述生活饮用水的卫生标准。
3. 简述食物中毒的特点。

（巩周荣）

书网融合……

微课　本章小结　自测题

第四章 社区健康教育与健康促进

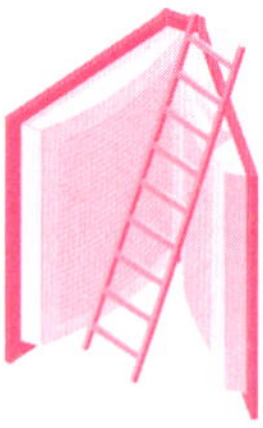

【学习目标】

知识目标

1. **掌握** 社区健康教育和健康促进的概念；健康的概念及疾病的三级预防策略；社区常见的健康促进活动。

2. **熟悉** 影响健康的常见因素；社区健康教育的理论知识；健康促进的内容及特征。

3. **了解** 社区健康促进的活动领域。

能力目标

1. 能运用合适的健康教育理论，针对特定的社区人群开展健康教育。

2. 能制订一份社区健康教育计划。

案例分析

病人，男，65 岁，高血压 10 余年。采集病史得知病人喜吃咸食，有多年的吸烟饮酒史，平日不喜运动，体型肥胖。不能按医嘱规律服用降压药，对血压监测不积极，且对高血压的相关知识不了解。由于子女平日工作忙，无暇照顾。

问题

1. 该病人存在哪些健康问题？
2. 应该如何进行健康教育？

随着生活水平的不断提高，人们对自己的健康状况愈加重视，对健康的需求也日益增长，社区健康教育和健康促进已成为促进居民健康、落实社区健康服务、实现社区资源有效利用、提高社区人健康素养的重要内容。2015 年，十八届五中全会公报明确将建设“健康中国”上升为国家战略；2016 年，中华护理学会提出国际护士节的主题为“健康中国，科普助力”；2016 年，第九届全球健康促进大会提出了《上海宣言》，这些均提示在未来一段时间内，健康教育将作为护理事业发展的一项主要工作任务。因此，做好社区健康教育与健康促进工作具有更加重要的意义。

第一节　健康概述

PPT

一、健康相关概念

（一）健康（health）

WHO 早在 1948 年成立的《宪章》中就指出“健康不仅是没有病和不虚弱，而且是身体、心理、社会功能三方面的完满状态”。1990 年，WHO 对健康的阐述为“在躯体健康、心理健康、社会适应良好和道德健康四方面皆健全”。

（二）健康教育（health education）

健康教育是通过信息传播和行为干预，帮助个体或群体掌握卫生保健知识，树立健康观念，自愿采纳有利于健康的行为和生活方式的教育活动与过程。

健康教育是一种有计划、有组织、有评价的教育活动和社会活动，其目的是帮助教育个体和群体建立健康意识，树立健康观念，促使人们自觉地、积极地采纳健康的行为和生活方式，避免或消除影响健康的一些危险因素，预防常见病和多发病，促进身体健康和提高生活质量。

（三）健康促进（health promotion）

根据美国教育学家劳伦斯·格林及其团队提出的概念，健康促进是指一切能促使行为和生活条件向有益于健康改变的教育与环境支持的综合体。其中，教育是指健康教育，环境包括对健康教育能产生有效支持的自然环境、社会环境和政治环境的总和，而支持包括政府的承诺、政策、立法、财政、组织等各个系统。

健康促进是以健康教育为基础，强调健康教育与支持性环境的整合，重点解决社会动员、社会倡导和相关部门协调问题。

二、影响健康的因素

健康不仅是躯体没有疾病，也是心理、社会健康的综合体。人类的健康受各种因素的影响，既有生物因素，也有社会因素，既受个人行为的影响，也受群体行为的影响。目前认为影响人类健康的因素主要有以下四个方面。

（一）环境因素

包括自然环境和社会环境。

1. 自然环境　主要有物理因素（包括气流、气压、噪声、电离辐射等）；化学因素（如化学物质、污染的空气、某些药物等）；生物因素（包括动物、植物和微生物）。因此，我们强调健康、环境与人类发展问题密不可分。

2. 社会环境　如社会制度、经济状况、人口状况、文化教育水平等。

（二）行为和生活方式因素

主要指因自身长期不良的饮食生活行为习惯，直接或间接地造成身体疾病，危害人类健康。研究指出，不良的饮食和睡觉习惯会对健康造成巨大的影响，不吃早餐、连续熬夜，已经成为威胁当今年轻人的隐形杀手。因此，建立并保持健康的行为与生活方式，积极锻炼，做一个健康人，是对生命的一种热爱和担当。

（三）生物遗传因素

主要指遗传和心理，遗传是不可改变的因素，但心理因素是可以改变的。有研究表明，心态积极的人的平均寿命比心态低落的人要长；癌症病人顽强的对抗疾病的精神、积极的心理因素起到了重要作用。

（四）医疗卫生服务因素

指社会卫生医疗设施和制度的完善状况。卫生服务的范围、内容与质量直接关系到人的生、老、病、死及由此产生的一系列健康问题。一个国家的医疗水平及卫生服务水平，将对这个国家国民健康状况起到重要的作用。

其中，对健康影响最大的两个因素是行为和生活方式及医疗卫生服务因素。

知识链接

睡眠障碍

中国睡眠研究会近段时间发布了一份睡眠调查报告，报告显示：当下我国有超 3 亿人存在睡眠障碍，这当中有超过 3/4 的人要在晚上 11 时以后入睡，而近1/3 的人要熬到凌晨 1 时以后才能入睡。长期的熬夜对身体的危害很大，可导致血压升高或提早发生高血压病；加重心脑血管的负担，引起严重的并发症；导致人体的免疫力下降；造成内分泌紊乱，引起卵巢功能的减退和早衰等。

三、疾病的三级预防策略

对于人类健康来说，疾病的三级预防是控制疾病的三道防线，不仅能预防疾病的发生发展，还可防止疾病在治疗过程中的恶化，最大限度地减少疾病产生的危害。临床上对疾病的三级预防分为以下三种。

（一）第一级预防（primary prevention）

又称病因预防，即采取各种措施来控制或消除影响健康的危险因素（生物因素、心理因素、社会因素等），从而预防疾病的发生，是防止疾病发生的根本措施，是预防医学的最终奋斗目标。包括健康促进和健康保护两方面内容。

1. 健康促进 目的是通过创造促进健康的环境，减少或避免危险因素对群众健康的危害，从而使机体免于发病。包括健康教育、自我保健和环境保护与监测。

（1）健康教育　社区护士传播的健康教育内容多样，如营养教育与营养咨询、计划生育服务、疫苗接种等。

（2）自我保健　社区群众可通过改变自己的饮食生活行为习惯来增强生理和社会适应能力，预防疾病的发生。如可通过限盐饮食及适当的体育锻炼预防高血压病的发生。

（3）环境保护与监测　人类的健康常常受环境污染的侵害。如空气中的二氧化硫可导致慢性呼吸系统疾病的发生。

2. 健康保护　是对已经确认的危险因素或病因进行防护，可降低疾病的发生率。如戒烟可延缓慢阻肺的发生、接种流感疫苗可预防流感的方式、孕前 3 个月服用叶酸可预防新生儿神经管缺陷的发生等。

（二）第二级预防（secondary prevention）

又称临床前期预防或“三早预防”，即在疾病的临床前期做好早期发现、早期诊断、早期治疗的“三早”预防措施，是防止或延缓疾病发展的重要措施。早期诊断可通过普查、筛查、定期体检、高危人群的重点监护等发现疾病，如通过不同阶段的产检，可发现胎儿的发育是否出现异常。早期诊断是二级预防的重点，可在早期确诊后尽早进行早期治疗，避免疾病的发展及严重并发症的出现，如婴儿出现腹泻时，可在家进行口服补液盐，以防电解质的紊乱。

（三）第三级预防（tertiary prevention）

又称临床预防，是针对已明确诊断的病人，采取的适时、有效的处置，以防止病情的恶化、促使功能恢复、预防各种并发症和伤残，促进康复，提高病人的生活质量，延长病人的寿命。主要包括对症治疗和康复治疗，如骨折病人的康复治疗是为了防止畸形的出现。

⇄ 知识链接

健康教育与健康促进对于慢性病而言，本身就是有效的治疗因素。此外，健康教育与健康促进还能为康复提供设施、设备等环境支持和政策的支持。在疾病的三级预防中，健康促进的重点在第一级预防甚至更早阶段。

对于不同类型的疾病，应采取不同的三级预防策略。对大多数疾病而言，都应强调第一级预防；对于目前高发的恶性肿瘤，则更应强调第一级预防和第二级预防；有些疾病的病因是多因素的，按其特点可通过筛查、早期诊断和治疗等措施，进行综合预防，如高血压、糖尿病等应做到综合预防。

第二节　社区健康教育

PPT

一、社区健康教育的概念

社区健康教育（community health education）是以社区为基本单位，以社区人群为教育对象，以促进社区居民健康为目标，有目的、有计划、有组织、有评价的系统健康教育活动。

社区健康教育通过知识的传播，使个体或群体的行为发生改变，可带来个体健康水平的提高。

二、社区健康教育的特点

社区健康教育不同于医院健康教育，其主要特点可归纳为以下三点。

1. 以健康为中心　是以社区居民健康为中心，以促进健康为目标，使居民认识和重视自身健康问题。

2. 广泛性　由于社区健康教育的对象不是限于某一个人或某一群体，针对的是社区的所有居民，包括病人和健康人，这些人群也处于不同的年龄阶层。在进行社区健康教育的每一个步骤中，既要考虑到整个社区，又要考虑到某一特定的人群或某一个人、某些疾病；既要触动领导层，也要协调好社会各界的力量。因此，社区教育比医院教育更具有广泛性。

3. 连续性　社区健康教育是一个护理程序，贯彻人的一生，即从出生到死亡，是一个连续的过程。针对各个年龄阶层所面对的健康问题，要实行不同的健康教育内容和教育形式。儿童、青少年处于生长发育的快速变化过程中，健康教育主要侧重于合理膳食、个人卫生、预防接种、作息指导等；老年人应进行合理的饮食、适当的运动、心理和慢性病管理等方面的健康教育。

三、社区健康教育的目的与意义

（1）通过健康教育使社区人群树立健康意识，培养居民的健康责任感。

（2）鼓励居民积极参与社区健康教育活动，增进居民自我保健的知识和技能。通过健康教育告诉居民高盐饮食是引起原发性高血压病的危险因素；吸烟是引起肺癌的危险因素等，让居民对常见的慢性疾病的危险因素有一定的了解。

（3）促使居民养成良好的生活行为习惯，减少慢性疾病的发生发展。冠心病、高血压、糖尿病的发生发展与人类的饮食生活行为习惯密不可分，通过健康教育可让居民改善不良的日常行为习惯。

（4）通过健康教育减低和消除影响居民健康的危险因素。吸烟、饮酒、高脂饮食等都是影响人类身体健康的危险因素，应引导社区人群树立正确的饮食习惯。

四、社区健康教育的对象、原则及内容

（一）对象

社区健康教育应面向社区的全体居民。在进行社区健康教育时，为了使教育内容更加有针对性，可将社区居民分为四类。

1. 健康人群 一般占的比例最大，他们由各个年龄段的人群组成。这类人群会认为疾病距离他们太遥远，对健康教育持排斥态度，是对健康教育最缺乏需求的一群人。对于这类人群，健康教育主要侧重于卫生保健知识的宣传，让他们保持良好的生活方式，并保持健康、远离疾病。同时提醒他们应对某些常见病和多发病提高警惕，做到早发现、早诊断和早治疗。

2. 高危人群 主要指那些目前身体尚健康，但本身存在某些致病的生物因素或不良的饮食生活行为习惯的人群。如高血压、糖尿病、恶性肿瘤等具有家族遗传性质的疾病，或长期吸烟、酗酒、高盐高脂饮食的人群。针对这类人群，健康教育应侧重于预防性健康教育，帮助他们掌握一些自我保健的技能，如经常测量血压、血糖，每年定期做健康体检等，做到对某些疾病的早期自我监测。

3. 患病人群 包括各种急、慢性疾病的病人。这类人群有临床期病人、恢复期病人、残障期病人和临终病人。前三类病人人群一般对健康教育比较感兴趣，他们渴望早日摆脱疾病，恢复健康，对于他们，健康教育应侧重于康复知识的教育，帮助他们积极地配合医院的治疗，进行康复锻炼，以加速健康的康复。对于临终病人的健康教育，其目的是帮助他们正确地面对死亡，以减少对死亡的恐惧，尽可能轻松地度过人生的最后阶段。

4. 病人家属及照顾者 这类人群往往因长期照顾和护理病人而产生身体上和心理上的疲倦感，甚至会产生厌倦的心理。因此，对于这类人群，健康教育应侧重于与疾病相关的知识、自我监测技能及家庭护理技能，这样既能科学地护理、照顾病人，又能掌握自我保健的知识和技能，以在照顾病人的同时维持和促进自身的身心健康。

（二）原则

社区健康教育是对社区居民实施的一种特殊教育，应遵循以下原则。

1. 科学实用的原则 社区健康教育要注意教育内容的科学性和实用性。社区教育者应不断提高业务水平和能力，掌握学科前沿发展动向，及时向社区居民传播科学、先进、实用的预防保健知识，确保观点正确、事实确凿、数据可靠。

2. 因人施教的原则 由于受年龄、性别、职业、文化、健康状况等因素影响，学习者对教育内容的接受能力也不尽相同。健康教育者应在调查研究和全面评估的基础上，针对社区居民的疾患状况、不良生活习惯及行为，进行有选择的、因地制宜的健康教育活动，因人施教。

3. 学习效果累积原则 学习是一个循序渐进的过程，在安排教育活动时，要按照

不同人群的认知水平、认识规律和实际需要，区别轻重缓急，由简单到复杂，由局部到整体，循序渐进，逐步深入，整体推进，以达到良好的教育效果。

4. 多重目标原则 社区健康教育目标是使学习者的知识、态度及行为发生改变。为了达到这一目标，教育者不仅要考虑到学习者的自身因素，还应考虑家庭、社会等支持系统对学习者的影响，同时还应考虑到学习者以往的学习经历和学习能力，以帮助学习者养成良好的行为习惯。

5. 多样化原则 由于社区居民存在文化层次的不同，接受知识能力的差异，所以在进行健康教育活动时，应灵活选用教学方法，设计各种教学活动，采用通俗易懂的语言及居民喜闻乐见的方式开展活动，如形象化教学、病人现身说法及图片展览、墙报等，以保证教育内容能准确地被教育对象理解、接受和掌握，增强知识传播的效果。

6. 依靠群众的原则 健康教育是全民性的教育活动，必须广泛发动社区少年儿童、青壮年、老年人等不同年龄和职业的居民参与。紧密依靠社区内各级各类群众性团体，如工会、妇联、共青团、志愿者协会、红十字会等，挖掘和利用社区内一切可能的教育资源，使健康教育工作取得更好的效果。

（三）内容

社区健康教育的内容按照两种分类方法实施：一种是将人类生命周期分为三个阶段，然后根据各阶段的特点和需求提供相应的健康教育；另一种是按健康教育的内涵进行的健康教育。

1. 人生三阶段的健康教育

（1）人生准备阶段的健康教育 人生准备阶段是指自胎儿起，历经新生儿期、婴儿期、幼儿期、儿童期，至青春期的这一阶段。此阶段的健康教育主要是促进生理、心理、智力及行为的正常发育和全面发展为核心内容，如孕前体检、孕期检查及自我保健、婴幼儿期喂养的特点、儿童期预防保健知识、青春期性知识的教育等。

（2）人生保护阶段的健康教育 人生保护阶段是指 30～60 岁跨入老年的这一阶段，本阶段的健康教育内容主要是预防常见病及顺利过渡到老年期的心理调节。如高血压、糖尿病的预防，不良生活方式的认识和改变，职业性危害的防范及更年期的自我调节等。

（3）人生晚年阶段的健康教育 人生晚年阶段是指自 60 岁起至死亡的整个阶段。此阶段的健康教育主要是调节老年人的心态及如何提高老年人的生活质量。如老年人的心理疏导、营养与膳食、慢性病的自我保健及服药方法的指导等。

2. 不同内涵的健康教育

（1）一般健康教育 是社区居民最基本的健康教育内容，主要包括公共及个人卫生、膳食及营养知识、健康与保健知识、计划生育和优生优育知识、心理及运动保健知识等方面的健康教育。

（2）特殊健康教育 是针对社区特殊人群的健康需求及出现的健康问题而开展的健康教育，如儿童的身心成长与发育、常见疾病预防及治疗、疾病的康复护理、并发症防治与死亡教育等方面。

（3）卫生法规教育　针对国家有关卫生管理及医疗卫生服务等方面的法规和政策的健康教育。如我国颁布的《中华人民共和国传染病防治法》《中华人民共和国食品安全法》《公共场所卫生管理条例》《中华人民共和国母婴保健法》《中华人民共和国水污染防治法》以及《突发公共卫生事件应急条例》等法律法规和医疗保险政策，以促进社区居民树立良好的道德观念，自觉遵守卫生管理法规，维护社会健康。

五、社区健康教育常用的方法

在社区健康教育的实施过程中，应根据教育内容和形式要求，因地制宜、因人制宜，正确选择最有效的信息传播方法，以不断提高健康教育实施效果。而人人参与是社区健康教育的基础，是健康教育成败的因素。社区常见的健康教育方法有以下几种。

（1）开设专题讲座。通过组织社区居民集体听课或办学习班的形式，由专业的医护人员就某一疾病的防治进行讲解，此方式专业性、系统性、针对性强，目的明确，重点突出，是社区健康教育最常用的一种群体教育方法，适用于社区重点人群的系统教育和基层专兼职人员的培训。

（2）在社区建立健康教育宣传栏、橱窗、板报等，针对各种人群、各个疾病的特点、季节性传染病等，开展重点疾病、食品及环境卫生、儿童免疫计划、地方病、慢性病的宣传。社区群众可以对宣传内容进行反复学习，掌握疾病的发生发展。

（3）编印并向社区居民发放健康知识手册，组织居民观看卫生防病知识等的视频资料，使社区居民能更直观地学习一些常见病和多发病。

（4）通过专业医护人员的实践操作，让社区居民掌握基本的健康护理技能，可应用于自我或家庭护理。例如教会糖尿病病人掌握血糖自测法；指导高血压病人每日进行血压的测量等。

（5）结合社区实际，提供健身器材，开办社区健康活动室，定期开展健康教育知识学习、讨论等活动，促进居民健康信念的形成。

正确选择社区健康教育方法是达到健康教育目标、提高教育效果的重要保证。

六、社区健康教育的步骤

社区健康教育是有目的、有计划、有组织的系统教育活动，高质量的实施取决于合理的计划、科学的组织与管理。健康教育的实施步骤是一个社区护理程序，其步骤分为健康教育的评估、诊断、计划、实施和评价五个部分。在健康教育实施的过程中，还需利用健康教育与健康促进相关理论作为指导。以下内容将在案例信息的基础上介绍社区健康教育程序在社区护理工作中的应用。

案例：社区护士在为某社区 60 岁以上老人测量血压时发现，该社区老年人高血压的患病率呈现逐年增高趋势，且发现高血压的并发症出现得较早较多，现决定针对该群体的血压高问题实施健康教育。

（一）评估

社区健康教育评估是指通过收集社区群众与所处环境的相关信息，并对资料进行分析，了解评估对象的健康教育需求的过程。收集的资料包括以下四个方面内容。

1. 社区教育对象 针对所要评估的教育对象，护士需重点收集的资料如下：①一般资料，包括性别、年龄、健康状况等；②生活方式，主要有吸烟、饮酒、饮食与睡眠状况、活动与锻炼等；③学习能力，主要包括文化程度、学习经历、学习特点、学习兴趣及所承受的心理压力等；④对健康知识的认知与掌握情况，包括常见病预防的相关知识、急危重疾病的注意事项、不健康的生活方式和生活习惯对疾病影响、疾病的并发症识别的方法，常用药物的用药注意事项等。

2. 社区教育环境 包括自然环境、学习环境和社会环境。需要收集居民的经济收入、住房状况、交通工具、学习条件等信息。

3. 社区医疗卫生服务资源 包括社区设立的医疗卫生机构的数量与位置，享受基本医疗卫生服务的状况，卫生立法与卫生政策、社会与经济状况等。

4. 社区健康教育者 必须具备一定的健康教育能力、教育水平和实践经验，以及对健康教育工作有足够的热情等。

社区健康教育评估可通过观察法、测量法、问卷调查法、查阅资料等方法实施。以上案例是社区护士采用现场为老人测量血压获取该社区老年人患高血压病的方法。

（二）诊断

社区健康教育诊断是通过对健康教育评估过程中收集的资料进行整理与分析，并针对社区群体共同的健康教育需求，确定健康教育问题并明确健康教育诊断。具体步骤如下。

（1）分析资料，罗列出社区群众现存的或潜在的健康问题。

（2）分析健康问题对社区群众的健康构成威胁的程度。

（3）分析目前社区健康教育可利用的资源。

（4）找出与存在的健康问题相关的行为、环境等危险因素。

社区护士应在尊重教育对象意愿的基础上，根据其健康教育需求的紧迫性及目前可利用的健康教育资源，为社区群众建立可行的可干预疾病发生的措施。

根据案例中的该社区群众的高血压问题，对60岁以上的老年人应给予的防治措施为低盐饮食（每日食盐量少于6g），充足的睡眠，适当的体育锻炼（慢跑、快走、游泳、打太极拳等），保持一个良好的心态。

（三）计划

合理、科学地制订健康教育计划，是社区健康教育工作环节的关键，是组织和实施健康教育活动的基础和必要前提。制订健康教育计划时，要以教育对象为中心，遵循设计原则，明确健康教育目标，确定健康教育内容并选择适当的健康信息传播方法，传播有效的健康教育方式及内容。

1. 设计健康教育原则　必须遵循以下六个方面的设计原则。

（1）目标性　每一项教育计划的设计都必须有明确的目标，计划的制订应围绕目标开展。

（2）可行性　制订的健康教育计划必须因地制宜，需根据该社区的人力、物力、财力、卫生条件等资源，制订出合理可行的教育计划，能适应于绝大部分群众的需求。

（3）整体性　社区健康教育是社区卫生服务工作的一个组成部分，不能脱离社区卫生服务独立存在。所制订的健康教育计划应符合社区卫生发展的整体目标。

（4）参与性　任何一个健康教育项目的制订都是经过评估为解决社区存在的问题而设立的，必须使社区群众参与进来，了解整个教育计划的目的、实施的过程及所要取得的成效，这样才能够使所制订的健康教育计划实行下去，才能取得显著的成效。

（5）前瞻性　计划是面向未来发展的，因此，在制订社区健康教育计划时要预测未来，要把群体健康问题放在首位，要考虑并把握未来发展要求。

（6）可弹性　任何健康教育计划的制订都要考虑到未来一些可变因素的影响，因此，在制订健康教育计划时，应尽可能考虑到实施过程中可能遇到的问题，留有余地，并制订相应的应变对策，以确保计划的顺利实施。弹性原则并非鼓励随意更改计划，计划的修改必须通过评价和反馈，当出现明显的修改计划的指征时方可进行，这是一项重要原则。

2. 明确健康教育目标　主要指通过社区健康教育最终期望达到的结果。根据教育目标的时效性，可分为近期目标和远期目标；根据任务内容，可分为教育目标、行为目标、健康目标和政策环境目标，每个方面的目标数量根据实际情况而定。针对不同的人群、不同的年龄阶层、不同的疾病特征制订可需要达到的教育目标，让健康教育切实可行。

3. 确定教育者和教育对象　健康教育的实施者应是具有一定医学专业知识的卫生系统工作者，包括社区护士、全科医师、其他社区卫生服务工作者和专业培训师等。他们需具备全面的、科学的、与时俱进的专业知识信息，具备良好的卫生职业道德，有一定的吸引社区群众参与教育的方法。教育对象必须面向社区所有群体，不同的教育内容选择不同的人群，尽量使每一位群众都能参与进来，都能对自身的健康状况引起重视。

4. 确定健康教育内容　健康教育的内容应根据社区群众的需求确定，依据社区群众目前的健康状态，一般可将健康教育内容划分为三大类。

（1）一般性教育　包括常见病的防治知识，饮食与营养，活动与安全，环境保护，计划生育，心理健康维护与情绪调节，药物的储存、使用和管理等。

（2）特殊性教育　包括特定群体（如老年人、儿童、青少年、妇女、残疾人等）的健康问题与特定疾病的治疗、护理、康复知识等。

（3）卫生管理法规教育　主要包括相关卫生法规与政策，目的是促使社区居民树立良好的健康观和道德观，提高其责任心，促使其自觉遵守与维护卫生管理法规，进而维护社区健康水平。

5. 制订健康教育方法　健康教育的实施方法应根据教育内容、教育对象的文化水平、认知特点和学习能力进行确定，同时应考虑不同信息传播方法的适用范围，在社区的可行性，注重多种方法联合使用、优势互补。

6. 明确实施时间和地点　根据健康教育项目目的、教育对象和教育内容、方法，健康教育地点可设在社区卫生服务中心、学校、社区、企业或机构、居民家中、公共场所等。

就以上提到的案例而言，进行该社区高血压问题的抽查情况，我们需要确定的目标人群如下：①一级目标人群，60 岁以上老年人（血压已高于正常值，但还未确诊的群体），主要了解引起血压升高的危险因素、对血压的监测情况、正确测量血压的方法以及环境因素对血压的影响等；②二级目标人群，已临床确诊的高血压病人，主要了解高血压引起的临床表现、降压药的服用情况、血压的监测及并发症的监测、合理制订的饮食行为习惯等；③三级目标人群，高血压病人的亲属及 40 岁以上的群体等。通过学习高血压病的防治知识与血压的测量技能，利用所掌握的疾病知识监测自身的血压情况以及对身边人群进行教育和督促，让社区群众形成良好的饮食习惯和健康生活方式。

通过高血压知识的健康教育，期望达到的目标：①降低该社区人群高血压的患病率，有效控制高血压病的增长情况；②教会该社区人群自行测量血压的方法及注意事项；③掌握引起高血压常见的危险因素，并有效消除和避免危险因素的存在；④告知高血压病人定期去医院体检，预防并发症的出现。高血压是目前临床上的常见病和多发病，需要普及每个家庭、每一个人，因此在社区健康教育时我们可采用现场测量血压、文字教育，视频录像展示等方法，提高社区人群对高血压病的重视，并能积极参与进来，做到疾病的早发现、早诊断和早治疗，让社区健康教育落到实处。

（四）实施

任何一项计划的实施都具备一定的困难，社区健康教育面临的是整个社区的人群，这个群体的年龄层不同，又有不同的文化教育水平，因此要将社区健康教育的实施付诸实际行动，必须进行全面的组织、周详的准备和严格的质量控制。

1. 组织　社区健康教育是一项多部门、多学科、多人员相互协作的实践过程，如果缺乏具有权威性的领导和具有协调职能的组织，则无法进行健康教育项目。因此，实施的首要任务是开发领导部门参与，并动员多部门、机构、团体和社区人群参与进来，建立一个支持性环境。

2. 准备　扎实而全面的准备工作是完成社区健康教育的基础。

（1）制订实施工作表　需提供教育内容进行的详细步骤，包括每一项活动的具体内容、涉及的人群范围、活动应达到的指标、具体负责人员，以及所需经费、设备和资源等。

（2）对健康教育实施人员进行培训　培训的成功举办由培训教学和后勤保障两部分共同决定。因此，应计划好受训人员的参与时间和地点，培训的内容及各部分时间的分配、培训方法等。培训教学不同于学校的理论教育，主要采用角色扮演法、案例分析法、小组讨论法等参与式教学方法，以增强培训效果。

（3）准备必要的物资　根据教育内容准备所需的设备和物资。如对高血压病防治的健康教育内容来说，需要准备对中老年人群开展的高血压防治讲座，以及健康教育人员培训所需的血压计、听诊器等；还需配备一定数量的手册、展板、宣传页、视频录像等；活动质量监督与评价所需的印制问卷。

3. 质量控制　是确保健康教育各项活动都按照目标完成并符合质量要求。主要内容包括监测活动的进度、内容、数量、范围是否与计划一致，经费使用是否规范，以及目标人群的参与度、满意度和认知、行为变化等。通常采用的方法有记录与报告、现场考察与观察、座谈反馈、参与及调查等。

（五）评价

1. 过程评价　指在健康教育实施过程中的评价，着重关注项目活动是否按照计划实施，同时担负着修正与优化计划，使之更符合实际情况的责任，主要包括对健康教育执行者的评价，针对健康教育组织的评价、针对政策与环境的评价。常用的评价指标包括活动的执行率、活动的评价和满意度、活动经费使用率等。评价方法包括查阅资料、目标人群调查、现场调查。

2. 近期效果评价　是指评估健康教育使目标人群所产生的健康相关行为及其影响因素的变化。评价指标包括健康知识合格率、健康知识知晓率、健康信念持有率、群众行为改变率等。

3. 远期效果评价　是评估循序渐进的健康教育实施对目标人群健康状况、生活质量的影响情况。评价内容包括目标人群生理、心理健康指标的变化，疾病与死亡指标的改变，以及目标人群生活质量指数、生活满意度指数或主观幸福感指数等的变化评价，可通过人口学调查、问卷调查等形式实现。

知识链接

护理程序在社区健康教育中的应用

社区健康教育的实施过程包括评估、诊断、计划、实施和评价。在社区健康教育的程序中，它不仅要关注社区群众生理或精神健康，也要注意人们生活方式的改变和对健康的重视情况，而且着力于发现潜在的疾病问题，可影响健康的危险因素，提供预防措施。作为健康教育的实施者，社区护士在进行健康教育时，应考虑到个体、家庭和社区群体在不同层面所面临的健康问题，有的放矢，将健康教育的问题和护理程序有效地结合起来。

第三节　社区健康促进

PPT

一、社区健康促进的概念

健康促进是促进人们控制影响健康的因素，维护和提高自身健康能力的过程，是协调人类与环境之间的战略，规定个人与社会对健康所负的责任；也指以健康教育、组织、立法、政策和经济等综合手段对健康有害行为和生活方式进行干预，创造良好的社会和生态环境，以促进人类的健康。

二、社区健康促进的内容与特征

（一）内容

1. 健康教育　是一种有计划、有组织、有评价的教育活动和社会活动，其目的是帮助教育个体和群体建立健康意识，树立健康观念，促使人们自觉地、积极地采纳健康的行为和生活方式，避免或消除影响健康的一些危险因素，预防常见病和多发病，促进身体健康和提高生活质量。

2. 健康保护　利用已建立的卫生法规、政策等措施，降低或控制环境中的致病因素，保护社区人群不受环境因素的影响，建立一个干净、整洁、有利于健康的社会环境。

3. 预防性的卫生服务　通过疾病预防、健康保护等措施的支持与服务，防止各种疾病的发生。卫生干预必须以人为中心、以健康为中心。

（二）特征

（1）健康促进涉及整个人群的健康和人们社会生活的各个方面，旨在全面改善和增进整个社区群众的健康，而非仅限于某一部分人群或针对某一个疾病的危险因素。

（2）健康教育是健康促进的先导和基础，通过信息的传播和对群体行为的干预，可以帮助人们了解政策和环境的改变，并能积极参与制订促进健康的公共政策和环境保护的改善，并在此基础上主动地改变自身的生活行为习惯。

（3）健康促进对社区群众行为的改变作用较持久，并有一定的约束性。它不仅强调通过健康教育来增加群众对健康的认识和一定技能的掌握，改变不利于健康的生活行为习惯，而且采用多学科、多手段的综合方法促进群体的健康，包括传播、立法、财政、组织、社会开发及当地群众自发性参与维护健康的活动，使群体的行为改变更具有可持续性。

（4）在疾病的三级预防中，健康促进强调一级预防，甚至疾病的更早阶段，在健康促进中，不仅要改变人们不利于健康的生活行为方式，减少并消除疾病的危险因素，实现疾病的三级预防，而且要从开始起，帮助社区群众建立有益于健康的生活行为方式，全面促进健康。

（5）健康促进的工作主体不仅是卫生系统，还有社会领域，它不是单纯的医疗服务，而应是多专业的广泛合作。

三、社区健康促进的活动领域

与健康教育侧重于改变全民的认知态度和价值观念不同，健康促进是在健康教育的基础上，从组织、政治、经济和法律等方面提供支持性环境，使社区人群的行为改变更具持久性。健康促进不仅是卫生部门的职责，更是全社会参与、多部门合作的社会工程。健康促进的活动领域宽广，主要涉及以下五个优先活动领域。

（一）制订促进健康的公共政策

健康促进的内涵超出卫生保健的范畴，将健康问题提到各部门、各级政府和组织的决策者议事日程上，要求非卫生部门实行健康促进政策，其目的是使整体人群能够做出更有利于健康的选择。

（二）创造健康支持环境

健康促进必须创造安全的、满意的、愉快的生活和工作环境。系统地评估环境对健康的影响，以保证社会和自然环境有利于健康的发展。

（三）增强社区的能力

充分发动社区力量，积极有效地参与卫生保健计划的制订和执行，开发和利用社区资源，帮助社区人群认识自身健康问题，并提出解决问题的有效方法。

（四）发展个人技能

通过提供健康信息，教育并帮助社区人群提高做出健康选择的技能来支持个体和社区的健康发展。

（五）调整卫生服务方向

健康促进中的卫生服务责任由个人、社会团体、卫生专业人员、卫生部门、工商机构和政府共同承担。各部门共同协作，建立一个有助于社区健康发展的卫生保健系统。

根据健康促进的概念和活动领域，可将健康促进策略分为四个方面：倡导、赋权、协调和社会动员。其中，前三者是《渥太华宣言》明确指出的三大基本策略，最后一项是联合国儿童基金会（UNICEF）在开展致力于改善妇女、儿童群体健康的过程中提出的健康促进策略。

1. 倡导　主要强调针对政策决策者，促进有利于健康的公共政策制订并出台。此外，倡导策略还可用于说服与动员多部门关注健康，激发各部门参与的积极性，共同协作以创造促进健康的社会环境。

2. 赋权　开展社区及其人群的能力建设，增强其维护健康的意识，提高其掌握科学知识和可行技术的能力，激发社区和个人的潜能，最终使个体、家庭与社区具备担负起各自健康责任的能力，并付诸行动。

3. 协调 使政府各部门、社会团体、非政府组织、社区及个人有效发挥各自的作用，并能相互支持与配合，关注到各自的利益与行动，形成促进健康的强大联盟和社会支持体系，努力实现维护和增进社会健康的共同目标。

4. 社会动员 主要对象包括社区、个人以及社会其他各方面的力量。有效的社会动员需要以远大的目标感召人们，以各方利益得到最大满足来打动人们，促使各方积极行动，产生切实成效。

四、社区常见的健康促进活动

（一）社区体育锻炼

在政府部门的支持下，为社区设置专门的体育锻炼场所，配备健身器材，指导各类人群进行体育锻炼，并定期开展形式多样的体育活动比赛，鼓励居民积极参与，以提高社区居民的身体素质。

（二）艾滋病教育

在社区张贴艾滋病相关内容，如艾滋病的传染源、传播途径、易感人群等，提高社区居民对艾滋病的防治知识，并告知居民艾滋病给人群带来的危害。

（三）戒烟

在公共场所张贴"吸烟有害健康"的标语，树立禁止吸烟的标牌，举办吸烟有害健康的讲座，让家长为自己孩子树立不吸烟的榜样等。

（四）母乳喂养

告知居民母乳喂养的优点，指导哺乳的正确方法和技巧，鼓励按需哺乳，教会母亲在母婴分离情况下如何进行乳房护理、保持泌乳，创造母婴健康世界的社区氛围，改善妇女和儿童的健康状况。

（五）慢性病的综合防治

随着人们生活水平的不断提高，冠心病、高血压、糖尿病等慢性疾病已成为威胁人类健康的主要疾病，而这些疾病的发生与人们的生活习惯和行为方式密切相关。因此，在社区人群中开展对高危人群的检测和诊断活动，定期开设慢性病的健康知识讲座，提高慢性病的诊断和管理，对检测发现的高危人群和病人定期随访，进行营养与膳食指导，指导病人及家属掌握一些常用护理技术，如自测血糖、测量血压等，并对病人进行动态的依从性监测，使高危人群和病人群树立健康意识，关心自己和他人的健康，降低社区慢性病的发病率、残障率和死亡率，提高社区居民的生活质量。

目标检测

一、选择题

1. 20 世纪后期以来，影响健康最主要的因素是（　　）
   A. 生物遗传因素　　B. 行为和生活方式因素
   C. 环境因素　　D. 医疗卫生服务因素
   E. 心理因素
2. “完好健康的人应该是对自己的健康负责任和对社会健康承担义务”，此种健康是指（　　）
   A. 躯体健康　　B. 心理健康　　C. 道德健康
   D. 社区健康　　E. 人格健康
3. 健康教育的对象是（　　）
   A. 全体人群　　B. 健康人群　　C. 亚健康人群
   D. 病人　　E. 老年人
4. 早期发现和治疗疾病，改进疾病预后、缩短病程、延长生命的措施属于(　　)
   A. 综合预防　　B. 一级预防　　C. 二级预防
   D. 三级预防　　E. 更早预防
5. 健康教育的实质是（　　）
   A. 确保健康教育目标的实现　　B. 行为干预
   C. 确立健康教育的诊断　　D. 健康教育的过程
   E. 健康教育的效果
6. 关于健康教育的叙述，不正确的是（　　）
   A. 健康教育是有计划、有组织、有评价的系统干预活动
   B. 健康教育是通过信息传播和行为干预，帮助个人和群体掌握卫生保健知识，树立健康观念，并强制其采纳有利于健康的行为和生活方式的健康活动和过程
   C. 健康教育以调查研究为前提
   D. 传播健康信息是健康教育的主要措施
   E. 健康教育以改善对象的健康相关行为为目标
7. 对普通公众开展结核病防治健康教育的重点内容是（　　）
   A. 结核病的临床表现
   B. 结核病的基本知识及有可疑症状时及时就诊
   C. 结核病免费治疗政策
   D. 结核病治疗方案
   E. 抗结核药物的副作用

8. 社区健康教育的原则不包括（　　）
A. 科学实用　　B. 约束性　　C. 因人施教
D. 多样化　　E. 依靠群众

9. 在社区健康教育中，常见病防治健康教育的内容不包括（　　）
A. 倡导健康的生活方式　　B. 提高疾病防治过程中的依从性
C. 卫生法律法规教育　　D. 安全教育，防止意外伤害
E. 传染病防治教育

10. 社区健康教育与健康促进活动中最常用的群体健康教育方法是（　　）
A. 入户访问　　B. 张贴宣传标语
C. 电话咨询　　D. 专题健康知识讲座
E. 组织健康知识竞赛

11. 在疾病的三级预防中，健康促进的重点在（　　）
A. 第一级预防甚至更早阶段　　B. 第二级预防
C. 第三级预防　　D. 第二和第三级预防
E. 第一和第二级预防

12. 机关干部每年进行健康体检属于健康促进行为中的（　　）
A. 日常健康行为　　B. 预警行为
C. 保健行为　　D. 避开有害环境
E. 就医行为

13.《渥太华宣言》指出的健康促进基本策略的核心策略是（　　）
A. 社会动员　　B. 健康教育
C. 卫生宣传　　D. 国民素质提高
E. 以健康为中心

14. 健康教育与健康促进的目的在于（　　）
A. 增加卫生保健知识　　B. 建立正确的健康观念
C. 形成有益于健康的行为　　D. 提供物质环境支持
E. 保持健康的生活习惯

15. 健康促进的基本策略不包括（　　）
A. 倡导　　B. 沟通　　C. 协调
D. 赋权　　E. 社会动员

16."驾驶机动车时使用安全带"属于促进健康行为中的（　　）
A. 预警行为　　B. 求医行为　　C. 遵医行为
D. 病人角色行为　　E. 保健行为

17. 社区常见的健康促进活动不包括（　　）
A. 社区体育锻炼　　B. 老年人卫生　　C. 艾滋病教育
D. 慢性病的综合防治　　E. 戒烟

二、名词解释题

1. 社区健康教育　　2. 社区健康促进

三、简答题

1. 社区健康教育的原则有哪些?
2. 社区常见的健康促进活动有哪些?

（糟吟梅　巩周荣）

书网融合……

微课　　本章小结　　自测题

第五章 社区护理常用的流行病学方法与评价指标

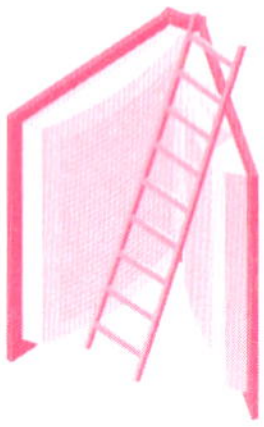

【学习目标】

知识目标

1. **掌握** 流行病学的概念、内容及特征；疾病发生的要素；常用的流行病学研究方法；疾病流行强度；流行病学预防策略与措施。

2. **熟悉** 社区居民健康状况评价指标；社区卫生服务评价指标。

3. **了解** 流行病学研究的范围和用途；流行病学的分布。

能力目标

1. 能够在社区开展流行病学调查。

2. 能够用常用指标评价社区居民健康状况。

流行病学是公共卫生学中一门重要的学科，也是一种方法学，从人群的角度出发，可用于评定社区人群的健康水平，指导社区疾病（尤其是慢性病及传染病）的管理。随着医学的进步，虽然很多传染病的发生得到控制，但就全球范围来讲，部分地区依然会受到新的传染病或者原有传染病流行或暴发的威胁。本章介绍的内容，有助于社区护士掌握社区疾病的流行病学特征，采取针对性的措施防治社区传染病。

第一节 流行病学在社区护理中的应用

PPT

案例分析

2018 年 10 月 9 日至 11 日，江苏省无锡市某小学 53 名学生出现腹泻、呕吐等症状，经市、区疾控检验确诊为诺如病毒感染；2018 年 11 月 22 日至 25 日，江西省南昌市某幼儿园内共有 39 名幼儿和 1 名老师陆续出现不同程度的呕吐、腹泻、发热等症状，经东湖区疾控流行病学调查认为，本起事件是一起由诺如病毒感染导致的感染性腹泻疫情。

问题

1. 什么是流行病学？流行病学研究的方法有哪些？
2. 以上两起事件属于哪种流行强度？应采取哪些预防措施？

流行病学（epidemiology）是人类在与多种流行性疾病，特别是传染病做斗争的实践中逐渐形成和发展起来的。近年来，流行病学的作用已逐渐受到医学各界人士的认识和广泛关注。它既是一门实用、独立的学科，又被作为方法学而广泛应用于许多医学领域之中，对现代医学的发展发挥着积极有效的作用。

社区护理工作需了解社区人群的健康与疾病状况及其变化规律和影响因素，评价社区护理措施的干预效果等，而要实现这一目的，必须运用流行病学调查研究方法开展调查研究，指导社区护理和健康管理工作。

一、流行病学概述

（一）概念

流行病学是研究人类疾病频率分布及其决定因素的科学。我国学者在多年实践的基础上，提炼出的流行病学定义为“流行病学是研究疾病和健康状态在人群中的分布及其影响因素，以及制订和评价预防、控制和消灭疾病及促进健康的策略与措施的科学”。

（二）内容

1. 研究对象　是人群，且是具有某种特征的人群。

2. 研究内容　不仅研究疾病，而且研究健康状况。

3. 研究重点　主要研究内容包括揭示现象、找出原因、提供措施、评价效果，研究的重点是疾病和健康状况的分布及其影响因素。

4. 研究目的　为控制和消灭疾病、促进健康提供科学的决策依据。

（三）研究范围和用途

随着医学模式的改变和流行病学学科的不断发展，其研究范围与用途均有所扩展。

1. 描述疾病或健康状况的分布　流行病学调查通过疾病在人群中发生、发展和消失的表现，描述疾病在不同时间、不同地区和不同人群中发生多或少的现象，即疾病的人群现象或称疾病分布，这是流行病学研究的起点和基础。

2. 探讨疾病的病因和发病机制　通过现况调查，获得疾病分布情况和病因线索，根据线索，拟定假设来解释疾病分布情况、发病原因及机制，然后利用流行病学分析法、实验法检验假设的正确性，从而确定病因和发病机制。有些疾病通过流行病学调查提供的病因线索，继续分析、追踪，获知其疾病发生的原因及发病机制，如严重急性呼吸综合征（SARS）；有些疾病通过流行病学调查获知某些因素是引起疾病的重要因素之一，如吸烟是引起肺癌的重要因素；有些疾病至今病因不明，如原发性高血压、恶性肿瘤等。

3. 疾病的诊断、疗效评价和估计预后 通过建立、检验和验证病因假设，探讨疾病在特定的时间、地点和人群中的表现，发现病人的流行病学特征，研究疾病的发展史，提高诊断水平。通过实验研究，选择治疗方案和估计疾病的预后，预测疾病的结局。

4. 为制订疾病防控、促进健康的措施提供科学依据 通过流行病学调查，获得某种疾病的发病原因和机制，据此制订有效的预防控制措施，以防控该疾病的发生和流行。如SARS，当时作为一个新的传染病流行，由于初期对其认识不足，致使在全国范围内流行。通过流行病学调查，对其分布情况、发病机制、传播途径有新的认识后，据此制订了有效的预防控制措施，从而成功阻止了其在全国范围的更大流行。

（四）特征

流行病学作为一门医学科学的基础学科，既是应用学科又是方法学科，主要有以下特征。

1. 群体的特征 流行病学的着眼点是一个国家或一个地区人群的健康状况，它所关心的常常是人群中的大多数，而不仅仅注意个体的发病情况。

2. 以分布为起点的特征 流行病学是以疾病的分布为起点来认识疾病的，即通过收集、整理，并考察有关疾病在时间、空间和人群中的分布特征，以揭示疾病发生和发展的规律，为进一步研究提供线索。

3. 对比的特征 在流行病学研究中自始至终贯穿着对比的思想，对比是流行病学研究方法的核心。只有通过对比调查、对比分析，才能从中发现疾病发生的原因或线索。

4. 概率论与数理统计学的特征 流行病学是定量描述和数据分析，关注各种率的计算和计算时“分母”的含义。流行病学强调频率，在流行病学的调查、分析和评价过程中利用了概率论和数理统计学的分布、抽样、推断、参数、指标、模型等原理和方法，目的在于科学、高效地揭示疾病和健康的本质，评价各项研究的效果。

5. 社会医学的特征 人群健康同环境有着密切的关系。疾病的发生不仅仅同人体的内环境有关，还必然受到自然环境与社会环境的影响和制约。在研究疾病的病因和流行因素时，我们应该全面考察研究对象的生物、心理和社会生活状况。

6. 预防为主的特征 作为公共卫生和预防医学的一门主干学科，流行病学始终坚持预防为主的方针，并以此作为学科的研究内容之一。与临床医学不同的是，它面向整个人群，着眼于疾病的预防，特别是一级预防，保护人群健康。

知识链接

伍连德（1879 年 3 月 10 日—1960 年 1 月 21 日）剑桥大学医学博士，中国卫生防疫、检疫事业创始人，中国现代医学、微生物学、流行病学、医学教育和医学史等领域先驱，中华医学会首任会长，北京协和医学院及北京协和医院的主要筹办者，1935 年诺贝尔生理学或医学奖候选人，华人世界首位诺贝尔奖候选人。他指挥扑灭了 1910 年的东北鼠疫，他带领防疫队查清鼠疫首例发病地点和疫情蔓延情况，首次发现鼠疫并确定通过空气飞沫传播流行，还查明旱獭是鼠疫的主要贮存宿主，这是中国有史以来第一例以科学防疫专家实践与政府行为相结合、有效控制的大型瘟疫。他亲手实施了中国医学史上第一例病理解剖，成为世界上提出“肺鼠疫”概念第一人；设计“伍氏口罩”，让中国人第一次用口罩预防传染病，提倡分餐制。之后，又分别组织扑灭了 1919 年、1920 年、1926 年、1932 年在东北、上海等地暴发的肺鼠疫和霍乱。

二、疾病发生的要素与分布

（一）疾病的发生

流行病学中的病因一般称为危险因素（risk factor），是指使某病发病概率增加的因素。随着疾病谱和医学模式的转变，人们对病因的认识在不断变化。一般将其分为三大类：①行为生活方式；②环境因素；③个体的先天因素。

（二）疾病发生的要素

即致病因子、宿主和环境，又称疾病发生的三要素。当三个要素同时存在、相互作用、在一定条件下平衡失调时，才能发生疾病。

1. 致病因子　指能引起疾病的因素，是疾病发生和流行的直接病因和首要条件。致病因子根据性质可分为生物因素、物理因素和化学因素。各种致病因子的致病能力由三方面因素决定：①致病因子毒性或毒力的强弱；②环境中致病因子的剂量或浓度；③致病因子进入体内的变化规律。

2. 宿主　是能给病原体提供营养和生存场所的生物体，包括人和动物。人的多方面因素与疾病有关，如生理特征（年龄、性别、妊娠、营养、免疫和健康状况等）、行为特征（性格、嗜好、风俗、习惯等）和遗传特征（染色体和基因）。

3. 环境　人类生活的环境包括自然环境和社会环境，两者对疾病的发生有重要的影响。病因和宿主均处于环境中，三者相互作用从而决定疾病是否发生。环境因素不但影响致病因子的存在、分布和强度，还影响宿主对病因的易感性和暴露机会。

（三）疾病的分布

1. 疾病分布的概念　疾病分布（distribution of disease）是指通过观察疾病在人群

中的发生、发展和消退，描述疾病在不同时间、不同地区和不同人群中的频率与分布的现象，简称三间分布，又称为疾病的流行病学特征或疾病的人群现象。

2. 研究疾病分布的意义

（1）研究疾病的流行规律，探索疾病病因的基础。

（2）通过对疾病分布的描述，帮助人们认识疾病的特征，为临床诊断和治疗提供重要信息。

（3）对疾病分布规律及其决定因素的分析可为制订疾病的预防控制策略和措施提供科学依据，同时也为评价干预措施的实施效果提供依据。

3. 疾病分布的形式

（1）人群分布　人群的不同特征，包括年龄、性别、职业、民族、社会阶层、婚姻状况、家庭和行为方式，均可影响疾病的发生。对疾病的人群分布研究、探讨病因和流行因素，确定高危人群。

1）年龄　是人群分布中最重要的因素，几乎所有疾病的发病率和死亡率都与年龄有关。这是因为不同年龄的免疫水平、生活习惯、行为方法与危险因素的接触机会是不同的，如婴幼儿易患急性呼吸道传染病，青壮年易患风湿性疾病、血吸虫病、精神疾患，随着年龄的增加，心脑血管疾病，糖尿病和肿瘤的发病率也在增加。

①年龄与疾病关联程度　年龄与疾病间的关联比其他因素的作用都强，多数疾病的发病率与死亡率均与年龄变量有关。慢性非传染性疾病随年龄的增加而增加，某些急性传染性疾病随年龄的增加而减少，不同年龄段的人群有不同的多发疾病。

②影响发病率年龄分布的重要因素　暴露方式、暴露机会、机体的免疫状况。

③年龄与死亡率　一般情况下年龄死亡率曲线呈“U”字形曲线，暴发大规模战争时曲线将受影响。

④研究疾病年龄分布的目的　有助于探索疾病的致病因素和不利因素；确定疾病的高危人群，采取相应的预防措施；了解人群的免疫状态。

2）性别　许多疾病的男性、女性发病和死亡的危险性有差异。这种差异有大有小，有些差异在不同地区可有不同表现。

①男性、女性发病差异的原因　男性、女性接触致病因素的频率和强度不同；男性、女性解剖生理特点不同；环境致病因素与机体因素的交互作用；男性、女性由性染色体而致的疾病。

②男性发生率、死亡率高于女性　如胃、肺、肝、食道、膀胱癌等男女共患的恶性肿瘤，均男性高于女性。

③女性发生率、死亡率高于男性　除乳腺癌和宫颈癌外，另有一部分地方病女性多于男性，如甲状腺肿、克山病、胆囊炎、胆石症等。

3）职业　许多疾病的发生与职业密切关联。在工作、劳动生产环境中接触到有害致病因子，包括物理因素、化学因素、生物因素及社会心理的因素，从而导致职业病和职业相关疾病，如煤矿工人易患硅沉着病。

4）种族与民族　造成不同民族和种族疾病和种类及发病率差异的原因主要有遗传因素、经济文化的发展水平、风俗习惯、生活习惯、饮食习惯、民族定居点所处的地理、自然环境和社会环境。

5）不良行为与生活方式　慢性非传染性疾病的发生大多数与不良行为、生活方式和社会因素有关，这些疾病主要有高血压、糖尿病、心脑血管疾病，也称为生活方式关联疾病。

6）流动人口　对急性传染病的暴发流行起到加剧的作用，为疾病防治提出一个亟待解决的新问题。

（2）时间分布　疾病随时间而不断变化是一个动态的过程，描述时间分布的常用术语有短期波动、季节性、周期性和长期趋势等。

1）短期波动　又称时点流行或暴发，是指在一个集体或固定群人中，短时间内某病发病数突然增多的现象。含义与“暴发”相近，区别在于“暴发”常用于少量人群，而“短期波动”常用于较大数量的人群。短期波动或暴发是因人群中大多数人在短时间内接触或暴露于同一致病因素所致，如痢疾、伤寒、食物中毒等。

2）季节性　指疾病的发生频率随季节而变化的现象。不同的疾病可表现出不同的季节分布特点，季节性与各种气象因素、媒介昆虫、动物的生长繁殖及风俗习惯、卫生条件等因素的影响有关。严格的季节性多见于虫媒传播的传染病，如疟疾、流行性乙型脑炎主要发生在蚊虫活动及发育繁殖的季节，花粉热则常发生于春夏之交等。非传染病也有季节性升高的现象，如克山病、冠心病、脑卒中等有季节性波动。

3）周期性　指疾病有规律地在一定时间间隔后发生流行。在没有效疫苗使用之前，大多数呼吸道传染病均可表现出周期性流行的特点，其中又以流感为著。如在未实施麻疹疫苗接种前，在大中城市几乎每隔一年就要发生一次麻疹流行。甲型流感每隔3～4年有一次小流行，每间隔10～15年出现一次世界性大流行。疾病呈现周期性流行的原因：该病传播机制可以实现；发病后人群形成较稳固的免疫；易感者数量增加；病原体发生变异；免疫人群失去免疫力。

4）长期趋势　又称长期变异，是指在一个相当长的时间内（通常为几年、十几年或几十年），疾病的发病率、死亡率、临床表现、病原体种类及宿主等随着人类生活条件的改变、医疗技术的进步及自然条件的变化而发生变化。如麻疹过去高发于低龄儿童，随着预防接种，其发病逐渐向大年龄组推移。

（3）地区分布　是描述各地区某病的发病频率，了解疾病在空间分布上的特征，为探索病因及流行因素提供线索。

1）两种地区划分的方法

①按行政区域划分　世界范围内可按国家、区域、洲或半球。国内可按省、市、区、县、乡（街道）、村或居民区等划分。该法容易获得完整人口、疾病监测、医疗卫生服务等资料的收集，但不利于研究自然环境的作用。

②按自然环境划分　可以把地区分为山区、丘陵、平原和海岛。该法有利于揭示

环境对疾病分布的影响，但资料收集困难。

2）三种描述疾病地区分布的常用术语

①地方性　由于自然环境和社会因素的影响，一些疾病包括传染病和非传染病常在某一地区呈现发病率增高或只在该地区存在，这种状况称为疾病的地方性。地方性疾病主要分三类：与自然条件有关的自然地方性疾病、在某地长期存在的人兽共患传染病等自然疫源性疾病、与自然条件无关但与社会风俗习惯和卫生条件等有关的统计地方性疾病。

②地方病　也称地方性疾病，是指局限于某些特定地区发生或流行的疾病，或是在某些特定地区经常发生并长期相对稳定的疾病。

③外来性或输入性　本国或本地区不存在或已经消灭的疾病，从国外或外地传入时，称为外来性或输入性疾病。如2016年2月9日，我国发现的第一例寨卡病毒感染是由国外传入的，属于输入性疾病。

知识链接

暴　露

在流行病学研究中，人们把一切研究感兴趣的、可能与研究疾病有关的因素称为暴露（研究因素）。例如，如果研究年龄与疾病的关系，那么年龄就是暴露因素（或简称暴露）；研究运动与冠心病的关系，不同的运动量就称为不同的暴露水平。

三、社区护理常用的流行病学研究方法

（一）流行病学与社区护理的关系

社区护理与流行病学的共同点是均关注群体的健康和疾病的预防；不同点是流行病学侧重关注社区人群健康及疾病的分布、影响分布的因素、病因及疾病预防和控制，社区护理关注的是在社区生活的个人、家庭、群体和社区整体的健康水平与健康状况。因此，流行病学研究的重点是人的疾病与健康，社区护理研究的重点是人的生活健康。

（二）流行病学调查在社区护理中的应用

流行病学研究的主要目的之一是为制订预防和控制疾病的对策及措施提供科学依据和方法。尽管制订和实施某些对策及措施需要根据当地人力、物力及卫生保健设施的情况，并且要同时应用许多医学和非医学领域的知识和方法，但是流行病学应在预防疾病的策略规划及防治效果评价上起主导作用。

社区护理使用流行病学调查方法的目的是用流行病学调查方法对人群的疾病和健康问题进行调查，将结果用于社区护理和社区居民的健康管理，制定健康相关政策并应用于卫生行政管理。流行病学调查在社区护理中的应用主要有以下几个方面。

1. 进行社区护理评估　流行病学对于疾病或健康事件发生的描述，有助于发现疾

病的时间、地理和人群间的分布特点，为认识疾病提供基本的资料。另外，在制订相关的防治对策后，对疾病及干预措施进行监测也需要用到流行病学方法。社区护士应用流行病学的方法对社区人群的健康状况、与健康相关的危险因素以及可利用资源进行社区人群健康评估；对社区环境、卫生资源、人力资源等卫生资料进行系统的收集、统计、分析和整理，进行社区的护理评估。

2. 进行社区护理诊断　社区诊断是对社区人群的健康状况、影响健康的危险因素，以及可利用的卫生资源进行评估，从而为社区卫生服务提供科学依据。例如，通过流行病学调查，可以得知哪些是危害居民健康的主要疾病，它们与哪些行为及生活方式有关，与哪些环境因素有关。通过流行病学调查，了解社区环境状况、医疗卫生资源、居民卫生服务需求、居民卫生习惯和生活方式等。在了解情况的基础上，确定社区卫生服务和社区护理工作的侧重点，科学制订社区护理计划、措施，并保证实施。

3. 筛查社区高危人群及防控疾病　通过疾病与健康状况的分布研究，提供疾病的某些危险因素或流行因素的线索，发现与疾病有关的高危人群（易患某病的人群），对疾病预防控制做到早期发现、早期诊断、早期制订措施等。

4. 了解疾病危险因素　流行病学从疾病在不同人群中分布的差异出发，提出病因假设，并结合各种研究手段推理论证。研究结论的作用：①为进一步运用实验室技术证实确切病因指出方向；②在确切病因尚未明确之前，人类至少可以有效地预防和控制疾病。第二次世界大战以后，流行病学研究广泛应用于各类传染病与非传染病的病因学探讨，比如吸烟与肺癌、输血与乙型肝炎、妊娠期吸烟与胎儿先天畸形等均是在进行流行病学研究之后才逐步明确了病因。目前威胁人类健康的重大疾病，如心血管疾病、脑血管疾病、恶性肿瘤、糖尿病等大多数病因未明，但可以预测，流行病学研究将在其病因探索和疾病预防中发挥越来越重要的作用。

5. 了解导致疾病流行因素和疾病预防　就社区卫生服务而言，了解导致疾病的流行因素或途径，通常比了解病因更重要，是有针对性地预防和控制疾病的前提。疾病预防主要从两方面考虑：①根除疾病或控制疾病发生；②要控制疾病发生后的蔓延，减少并发症、后遗症，降低病死率。而科学的预防策略制订的前提必须是流行病学研究揭示的疾病病因知识和疾病与功能异常之间的关系，如自然灾害发生后开展的一系列卫生防疫工作就是建立在有关传染病的流行病学知识基础之上，事实也证明，这是行之有效的措施。

6. 评价护理干预措施和卫生服务效果　对疾病的病因、分布和流行因素进行深入调查是制订社区护理干预措施、达到预防控制疾病的前提；在应用某项干预措施后，可通过疾病监测判断疾病的发展趋势，评价预防措施的效果。常用的效果评价方法如下：①比较疾病控制措施实施前后患病率的变化；②采用自然对照法；③分析医院临床病历；④与文献报道的结果进行比较；⑤进行现场实验研究。研究和促进卫生服务的实施和利用，用于卫生决策和评价。社区护士作为卫生行政及业务的管理者之一，应该了解流行病学的知识，从群体和社区的角度来考虑和处理所负责范围的疾病和健康问题。

掌握人群中疾病频率的知识有助于进行卫生管理。首先有助于合理设计医疗护理的设施。例如，某些特定疾病（如慢性肾炎、精神疾患）的频率和自然史或特殊人群（如早产儿、残疾的老年人）中的所有疾病资料，有助于估计该类病人或特殊人群所需要的床位数。其次，疾病频率的知识有助于设计有效率的研究。不同人群疾病的相对频率确定了疾病的高发人群，而这些资料对于合理分配筛检资源，确定防治的重点疾病和重点人群，制订防治工作规划及评价防治措施均具有方向性的指导作用。另外，卫生决策的正确与否及各种卫生服务的效益如何，亦需要应用流行病学的方法进行评价。

（三）常用的流行病学研究方法

流行病学研究的基本内容由人群、暴露和疾病所组成。根据研究性质，社区常用的流行病学方法主要分为观察法、实验法和数理法（图5-1）。

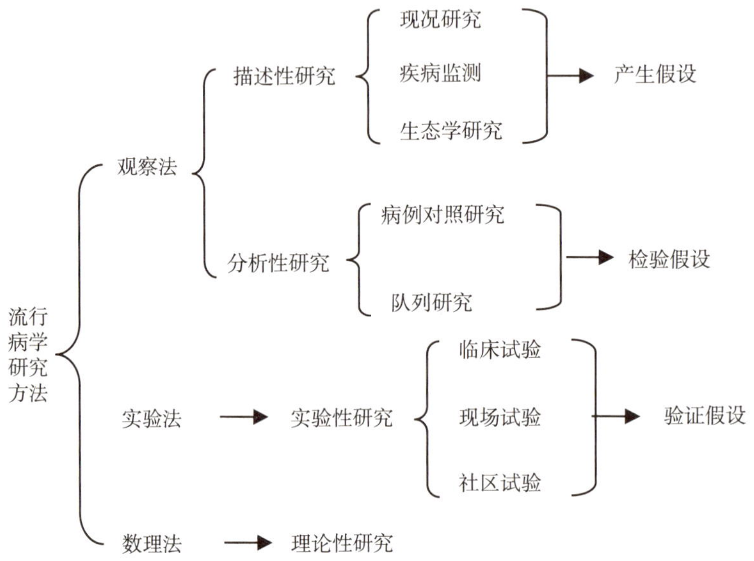

图5-1　流行病学方法分类

1. 观察法　也称观察性研究，是指不进行任何干预，观察研究对象在自然状态下的疾病和健康问题，从而获得资料的一种方法。观察法可分为描述性研究和分析性研究两种类型。

（1）描述性研究　也称描述流行病学，是流行病学调查的第一步，是利用已有的资料或通过观察和调查记载的资料，按照不同地区、不同时间及人群分布特征分组，对一个社区人群疾病或健康状态分布情况进行简单的描述，在此基础上提出病因假设。如对某疾病的情况了解不多的时候，往往从描述该病的分布特征着手，从而获得有关研究假设的启发，进而逐步建立研究假设，为分析流行病学提供线索。描述性研究是社区护理评估、社区诊断的常用方法。常用的描述性研究有现况研究、筛检和生态学研究。

1）横断面研究（cross - sectional study）　又称现况研究，是在特定时间内对确定人群中的所有个体或其代表性的样本进行调研。通常暴露信息和疾病信息同时确定，是一个时点上人群疾病与暴露情况的“快照”。所使用的主要指标是患病率。横断面研究的优点是结合专题设计的调查资料丰富，可以描述疾病或健康状态在某一时点上的流行病学分布特点，包括人群间分布和地点分布。缺点是无法判断因果的先后顺序，因为所调查的疾病或健康状况与某些特征或因素是同时存在的。因此该类研究不能得出有关疾病和暴露因果关系的结论，只能进行相关性分析，为病因研究提供线索。横断面研究主要包括普查和抽样调查。

普查，是在一定时间内，根据调查的目的对一定范围人群中的每个成员进行的调查。普查的优点是确定调查对象简单，缺点是不宜对患病率低、诊断技术复杂的疾病开展此项工作。比如社区可以针对高发的妇科疾病（炎症、宫颈疾病等）开展相应的普查工作，以早期发现高危人群。

抽样调查，是指从调查的总体中抽取一定数量的观察单位组成样本，通过对样本的调查，用样本的信息来推论总体的特征。抽样调查应根据实际情况选择不同的抽样方法，一般来讲，应遵循“随机化”的原则。由于抽样调查所涉及的观察单位较少，便于执行，利于更加深入细致地开展调查工作，因此，在实际工作中应用广泛。

2）筛查（screening）　也是描述性研究的一种，是指通过快速的检验、检查或其他措施，将可能患病但表面健康的人与可能无病的人进行区分。筛查有两个目的：①早期发现病人或高危人群，以便开展早期防治；②估计疾病流行情况并做描述性分析。需要注意的是，筛查试验仅是初步检查，对筛查试验阳性和可疑阳性的人，必须进一步确诊检查。

（2）分析性研究　也称分析流行病学，是描述性研究提出病因假设后，对所假设的病因或流行因素应用分析性研究，进一步在人群中探讨疾病发生的条件和规律，从而验证所提出的假设。分析性研究是纵向研究，常常要持续一段时间，并选定一个或多个供比较的对照组。常用的分析性研究方法有队列研究和病例对照研究两种。

1）队列研究（cohort study）　又称前瞻性研究或随访研究，是将研究对象按暴露因素的有无或暴露程度分为若干组，追踪观察一定期限，比较各组研究对象某病发病率或死亡率有无差别以及差别的大小，从而判断暴露因素与疾病有无关联的一种研究方法。如对基线特征相似的人群按照不同的吸烟量分为几组，追踪观察 1 年、5 年、10 年后该人群的肿瘤、呼吸道疾病等的发病率或死亡率的差异大小。

队列研究是从因到果的研究，由于原因发生在前，结局发生在后，故检验病因假说的能力较强；通过随访，不但可以了解疾病的自然史，还可获得一因多果的结局。另外，也可以用于疾病预防和控制规划的实施。缺点是长期随访会造成人力及物力的支出较大，病例失访率较高，因此不适合用于发病率很低的疾病的研究。

2）病例对照研究（case control study）　又称回顾性研究，是从研究人群中选择一定数量的某病病人作为病例组，在同一人群中选择一定数量的非某病病人作为对照组，比较这两组人群既往某些暴露因素出现的频率，并分析这些因素与疾病的联系。

病例对照研究是从果到因的研究，由于回顾容易产生回忆偏差，因此相对于队列研究而言，其检验病因假设的能力较弱。

2. 实验法 也是实验性研究（experimental study），又称干预研究，主要用于验证研究假设和考核干预措施效果。首先将研究对象随机分为实验组和对照组，然后向实验组施加某种干预措施，而对照组则采用空白对照或给予标准化的干预措施，通过比较干预措施后的实验组人群与对照组人群的结果，如发病率、死亡率、治愈率等，对比分析两组的效应差别，从而判断干预措施是否有效，也是一种前瞻性研究方法。

根据研究目的和研究对象的不同，通常把实验性研究分为现场试验、临床试验、社区干预试验。

（1）现场试验（field trial） 也称人群预防试验，干预对象为尚未患病的人，接受处理或某种预防措施的基本单位是个人，而不是亚人群。多为预防性试验，而且常在高危人群中进行试验。如乙型肝炎疫苗在母亲 HBsAg 阳性者的婴儿中进行预防乙型肝炎感染的现场试验效率较高，因为这种婴儿比母亲 HBsAg 阴性的婴儿感染乙型肝炎的机会大很多。

（2）临床试验（clinical trial） 是以病人为研究对象，干预措施通常是新疗法或者新的预防方法，以评价疾病新疗法的效应或寻找预防疾病结局（如死亡或残疾）的方法。临床试验应当遵循随机、对照和双盲的原则。

（3）社区干预试验（community intervention program，CIP） 干预对象为群体，是以人群为整体进行实验观察，常用于评价某种预防措施的效果或方法，如水中加氟、碘盐宣教等。

另外，当实际工作中不能满足随机分配的原则时进行的实验研究称为类实验研究，常用于研究对象数量较大、范围较广、不便于对研究对象随机分组的情况。

3. 数理法 也称理论性研究、理论流行病学研究（theoretical epidemiology），是在观察性研究和实验性研究的基础上，通过流行病学调查、分析所得资料，用数学公式定量描述病因与宿主之间的数量关系，模拟流行过程，并按实际的流行过程进行检验和修正，从而预测疾病的流行规律。同时，以正确反映流行过程的数学模型在计算机上预测各种可能发生的流行趋势，提出各种防治措施并加以筛选，从而推进防治理论研究。

上述流行病学方法因其严谨、实用等特点而在医学领域得到广泛应用。社区护士可以将其运用于社区护理工作中的四个方面：①作为社区公共卫生和健康研究团队的成员，协助收集资料、监测社区健康状态，如护士为社区居民建立健康档案，或在社区卫生服务中心收集病人的疾病资料等，均属于流行病学工作的一部分；②运用流行病学资料，正确阐释社区健康问题的原因或可能的影响因素，增加社区居民的健康知识，提高社区居民的健康意识；③根据社区人群的健康资料，合理规划工作人力及责任分配；④运用流行病学方法合理规划各种疾病的三级预防工作。

四、疾病流行强度

（一）疾病流行强度的概念

疾病流行强度（epidemic intensity）是指某种疾病在某地区一定时期内某人群中发病数量的变化及其病例间的联系程度。

（二）疾病流行强度的表示方法

描述疾病流行强度的术语常用散发、暴发、流行及大流行表示。

1. 散发（sporadic）　指某病发病人数不多，病例间无明显的相互传播关系，或在一定地区的发病率呈历年一般水平。散发适用于范围较大的地区，不同病种、不同时期散发水平不同。散发一般多用于区、县以上范围人群的某病流行强度，不适于小范围的人群，如一个幼儿园、工厂和学校等。在小范围人群中出现的病人称为散发病例或单个病例。确定是否散发，一般与同一地区、同一疾病前三年的发病率水平做比较，如当年的一般发病率未超过历年一般发病率水平时为散发。以下情况时，疾病分布常呈散发形式：①常年流行，病后免疫力持久，或因预防接种的结果使人群维持一定免疫水平的疾病，如麻疹；②以隐性感染为主的疾病，如脊髓灰质炎、乙型脑炎等；③传播机制难以实现的传染病，如斑疹伤寒、炭疽等；④潜伏期较长的传染病，如麻风。

2. 暴发（outbreak）　指在一个局部地区或集体单位的人群中，短时间内突然出现许多临床症状相似的病人。暴发的原因主要是有共同的传播途径或者传染源。大多数病人的症状出现在疾病的最长潜伏期内，如集体食堂的食物中毒、幼托机构的麻疹、手足口病、腮腺炎暴发等。

3. 流行（epidemic）　指某地区、某病发病率显著超过该病历年的散发发病率水平。有些传染病当它流行时，隐性感染占大多数，临床症状明显的病例可能不多，而实际感染率却很高，这种现象称为隐性流行。如流行性乙型脑炎和脊髓灰质炎常出现这种现象。流行与散发是相对比较的流行强度的指标，只能用于同一种疾病在同一个地区、不同时间的历年发病率之间的比较。

4. 大流行（pandemic）　指某疾病的发病蔓延迅速，涉及地域广，人口比例大，在短时间内可以跨越省界、国界甚至洲界形成世界性流行。如流行性感冒、霍乱，历史上曾发生过多次世界性的大流行。1918 年，在西班牙的流感是世界上最严重的一次流感大流行，历时 1 年多，全球累计发病达 10 亿多人，造成约 2000 万人死亡，被称为人类现代史上最大的瘟疫。当前新型冠状病毒肺炎的流行也是呈世界性的，均属大流行。

知识链接

爆发与暴发

1. 爆发　解释：①火山内部的岩浆突然冲破地壳，向四外迸出：火山爆发。②通过外部冲突的形式而发生重大变化，例如用革命的手段来推翻旧政权，建立新政权。③（力量、情绪等）忽然发作；（事变）突然发生：爆发战争。

2. 暴发　解释：①突然发财或得势（多含贬义）：暴发户。②突然发作：山洪暴发。

暴发与爆发两个词都是动词，都含有突然发作的意思，但又有细微区别，可以从以下几个方面去辨析。

（1）感情色彩不同　暴发多含有贬义。

（2）使用范围不同　爆发的使用范围比暴发广。

（3）适用对象不同　暴发多用于山洪、大水或疾病等具体事物。爆发用于具体事物，如火山；也用于抽象事物，如革命、起义、运动等重大事变；再如力量、情绪等。

（4）语意侧重不同　暴发强调事物发生的突然性和猛烈性。爆发强调因爆炸而迅猛发生，既然是爆炸，就有一个能量的积聚过程，当能量积聚超出一定的限度，猛然破裂或迸出，如火山、革命力量、情绪等。

五、流行病学预防策略与措施

（一）疾病自然史

疾病在个体中由潜伏期、前驱期、临床症状明显期和转归期（临床后期）的自然发生发展过程，称为个体的疾病自然史（natural history of disease）。典型的分期在急性传染病中尤为明显，而在有些疾病（如某些恶性肿瘤等）中则不明显。

1. 潜伏期　主要指病因入侵到该病症状出现的一段时间，潜伏期长短随病因的特异性、疾病的类型和机体本身的特征而不同。传染病的潜伏期比较明显，有一定的时间，但有些疾病无潜伏期，如创伤等。正确认识疾病的潜伏期有很重要的意义，如确定或怀疑某些个体已经感染某种传染病，以便及早隔离。

2. 前驱期　是指潜伏期后到开始出现明显症状前的一段时期。在此期间，疾病主要表现为一些非特异性症状，如全身不适、食欲减退、头痛、乏力、发热等一般性临床表现。前驱期的及时发现有利于疾病的早期诊断和早期治疗。

3. 临床症状明显期　这是出现该病特征性临床表现的时期。这个时期的特殊症状和体征往往是疾病诊断的重要依据，此期长短不一，主要取决于疾病的特异性和机体的反应性，临床表现有轻有重，或时轻时重。

4. 转归期　疾病的转归有康复和死亡两种形式。疾病的转归如何，主要取决于致病因素作用于机体后发生的损伤与抗损伤反应的力量对比，正确而及时的治疗可影响疾病的转归。

（二）三级预防

疾病的预防不仅仅是指预防疾病的发生，还包括疾病发生后阻止或延缓疾病发展及切断或减少其传播，最大限度地减少疾病造成的危害的所有措施。因此，预防疾病可以根据疾病自然史的不同阶段，相应地采取不同的措施，即疾病的三级预防。

1. 一级预防　又称病因预防，是指在疾病发生之前，对健康人群采取的控制和消除致病危险因素的预防措施。通过各种途径改善影响健康的因素，指导健康人群建立良好的生活行为方式，远离致病因素，消除威胁人群健康的潜在因素，达到控制疾病发生的目的。具体措施如下。

（1）针对个体健康的措施　包括健康教育、有组织的预防接种、做好婚前检查和禁止近亲结婚、注意妊娠和儿童期的卫生保健，以及对某些疾病的高危个体服用药物、预防疾病的发生等措施。

（2）针对人群健康的社会和环境措施　包括制定和执行各种与健康有关的法律、规章制度及有益于健康的公共政策；利用各种媒体开展公共健康教育，提高公众的公共健康意识和自控能力；防止致病因素危害公共的健康。例如，加强环境监测，开展卫生防护；加强食品卫生的执法监督；修建公共体育场所；禁止公共场所吸烟等措施。

（3）其他预防措施　意外伤害预防和自救技巧、用药安全指导、心理致病因素等危险因素的预防工作。

在疾病的三级预防措施中，一级预防是预防、控制和消灭疾病最根本、最积极的措施，是杜绝疾病发生，降低疾病发病率的关键环节。一级预防措施的落实情况，是社区卫生服务内容的直接体现，也是评价社区预防保健的指标。

2. 二级预防　又称临床前期预防，或“三早”或“五早”预防，是在疾病的潜伏期（临床前期）为了阻止或减缓疾病的发展、促使疾病好转或痊愈而采取的早期发现、早期诊断、早期治疗的“三早”预防措施。对于传染病，除采取“三早”预防措施外，还应采取早期报告、早期隔离的措施，以切断或减少其传播，即做到“五早”预防。

（1）早期发现　主要通过普查、筛检、定期健康检查、群众自我检查、高危人群的重点项目检查和设立专科门诊等方法。尽早发现有疾病的病人。所采用的检查方法一般较为低廉，一般群众可以接受。如为发现乳腺癌而采用的乳房自检和乳腺钼靶检查，为早期发现结肠癌而采取的结肠镜检查，为发现孕期糖尿病、高血压等妊娠期合并症而采取的一系列产前检查及普通群众定期的健康检查等均是早期发现疾病的二级预防措施。

（2）早期诊断　在早期发现的基础上，通过提高医务人员的诊断水平，尽早明确诊断。早期诊断是二级预防的核心。早期诊断后可以开始早期治疗，从而改善预后。

在有安全饮用水的前提下，口服补液疗法对于治疗婴儿腹泻是一种价廉且有效的方法。当母亲发现婴儿有脱水早期症状时，给其服用家庭自制的温开水、糖和盐组成的口服补液盐进行治疗就是在实施二级预防。同时，为做好二级预防工作，应向群众宣传防病知识。护士询问护理对象的癌症、心脏病、糖尿病和精神疾病的家族史，然后对其进行相应疾病筛查知识的教育，也是在启动二级预防的程序。

（3）早期治疗　疾病一经诊断，及时治疗，以利于疾病的转归。早期治疗措施包括早期用药、合理用药、心理治疗、做好护理工作等。

3. 三级预防　又称临床期预防，是在疾病的临床期（又称发病期），针对确诊的病人采取及时、有效的治疗和功能康复措施。其目的是防止伤残或死亡，促进功能恢复，力争病而不残、残而不废，提高病人的生存质量，延长其寿命，降低病死率。

三级预防干预最常应用于二级或三级的卫生机构（如专科诊所、医院或康复中心）。另外，也可以在社区和一级保健机构实施。主要措施包括对症治疗和康复治疗，例如对急性心肌梗死或严重心律失常者进行抢救和治疗，以防止冠心病危及生命；通过药物治疗和智能训练改善阿尔茨海默病病人的认知功能等均属三级预防。

三级预防措施贯穿于疾病的全过程。对不同类型的疾病，三级预防策略的侧重点有所不同。一级预防主要适用于病因较明显的疾病预防；二级预防主要是对病因不甚明确的疾病采取的措施；当疾病已不可逆转时，主要靠三级预防措施。

值得一提的是，人们在疾病预防与控制的长期实践中，认为三级预防并不完善，应在一级预防之前增加初始预防，也称零级预防。即公共卫生应该强调政府责任，而“初始预防”的责任主体就是各级政府。通过政策的干预、政府的行为等，减少或消除影响健康的危险因素。初始预防对预防工作起到关键性的作用，可看成预防工作的关口前移。

第二节　社区护理常用的评价指标

PPT

案例分析

某社区有10万居民，2020年因各种死因死亡者共1730人。流行病学资料显示，该年共有结核病病人426人，原有结核病病人573人，其中708例男性，291例女性。同年有109例结核病病人死亡，其中69例男性，40例女性。

问题

1. 什么是死亡率、病死率、发病率和患病率？
2. 如何计算该社区的病死率、死亡率、发病率和患病率？

一、社区居民健康状况评价指标

社区健康水平主要由描述人群健康及疾病分布特征的指标，尤其是疾病频率常用的测量指标来反映。正确描述社区内疾病的分布，有助于认识疾病的群体现象、分布规律及其影响因素，从而为临床诊断和治疗提供依据，为进一步探讨病因提供线索，并有助于政府确定卫生服务的工作重点，为合理制订疾病防治、保健策略和措施提供科学依据。因此，社区护士应了解相应的统计方法，尤其应熟知各项生命统计指标的含义及用法，以便在社区护理工作中，用这些指标来反映社区的健康水平和卫生服务的水平。

（一）社区健康水平测定所需的资料来源

除了掌握如何计算各种统计数据以外，社区护士还应该熟知相关流行病学资料的来源及其获取途径。目前流行病学资料主要源于三类：常规资料、工作记录和流行病学调查。

1. 常规资料　包括各级卫生及行政部门提供的常规报表，如卫生防疫机构提供的儿童基础疫苗接种、传染病发病、疾病监测统计报表，妇幼保健机构提供的婴儿、儿童、孕产妇死亡报表等，均可应用于社区的健康水平测定及相应的研究中。

出生及死亡等生命记录是出生率和死亡率主要的资料来源。另外，国家每 10 年进行一次全国人口普查，可以提供人口方面的一些基本资料，包括人口分布（年龄、种族、性别），地理分布和有关经济状况、住房条件和教育方面的信息等。这些数据均可以作为不同的率指标的分母。

2. 工作记录　医院、社区、卫生部门和医疗保险机构的保险记录可以提供疾病发病率和患病率的相关信息。社区人群健康档案也是了解社区居民健康状态的最佳素材。有些地方建立的疾病和死亡监测点也收纳了该地某种特定疾病的所有病例资料。此外，也可以从厂矿企业的人事部门获得职员的职业暴露情况。

3. 流行病学调查　既往的流行病学调查（如疾病的普查和筛查、卫生服务调查、开展卫生保健前的基线调查等）可以提供有关社区居民的健康状态、行为和疾病等情况。另外，也可以在执行特定的调查研究中获得准确可靠的第一手资料。

（二）人群健康的基本测量指标

社区人群健康的基本数字包括辖区内的基本人口学资料（出生人数、出生率、人口自然增长率、预期寿命）以及人群因病导致的患病天数、严重程度（卧床天数）与因病影响工作和学习的时间。人口统计指标是反映人口自然和社会经济属性的统计尺度，是人口统计的基本要素。

1. 出生率　又称粗出生率，表示某地某年平均每千人口中所出生的（活产）人数，是反映一个国家或地区人口生育水平的常用指标，一般用“‰”表示，计算公式为：

$$出生率 = \frac{某年出生人数}{同年年平均人口数} \times 1000‰$$

出生人数是指活产数。年平均人口数是指某一时期内各时点人口数的平均数。计算年平均人口数最常用的公式是算术平均法，即用年初人口数与年末人口数相加后除以2。

2. 死亡率 是指某人群在一定时期内死于所有原因的人数在该人群中所占的比例。死亡率是测量人群死亡危险最常用的指标，其分子为死亡人数，分母为该人群年平均人口数，常以年为单位。表示某地某年每千人口中的死亡人数，计算公式为：

$$死亡率 = \frac{某年死亡人口总数}{同年年平均人口数} \times k$$

式中，k＝1000‰或100000/10万。

死亡率可以按不同年龄、性别、职业、病种、地区、种族等分别计算死亡专率等。常用的死亡专率如下。

（1）粗死亡率 指死于所有原因的死亡率，是一种未经过调整的死亡率。粗死亡率反映一个人群的总死亡水平，是衡量人群因病伤死亡危险大小的指标，是一个国家或地区文化、卫生水平的综合反映。它不仅反映一个国家或地区在不同时期的居民健康状况和卫生保健水平，而且为当地卫生保健的需求和规划提供科学依据。

（2）死亡专率 指按疾病的种类、年龄、性别、职业、种族等分类计算的死亡率。疾病死亡专率可提供某病在时间、地区和人群上的死亡变化情况，常用于探讨疾病的病因和评价防治措施。

1）年龄死亡专率 表示某地某年龄组每千人口中的死亡人数，计算公式为：

$$年龄死亡专率 = \frac{某年某地某年龄组死亡人数}{同年该地同年龄组平均人口数} \times 1000‰$$

2）死因死亡专率 表示某年每10万人口中由于患有某种疾病死亡的人数，计算公式为：

$$死因死亡专率 = \frac{某年某地某病死亡人数}{同年该地平均人口数} \times 100000/10万$$

死因死亡专率是死因分析的重要指标，反映各类病伤死亡对居民生命的危害程度。

计算死亡专率时，分母必须是与分子相对应的人口数。例如计算某地40岁以上男性心肌梗死的死亡专率，分母应是该地40岁以上的男性人口数，而不能用全人口。比较不同地区、不同人群死亡率时，因人口的构成不同，不可直接进行比较，而需对率进行标准化处理后再进行比较。

中国卫生统计年鉴中常用的死亡专率指标包括孕产妇死亡率、婴儿死亡率、围产儿死亡率，新生儿死亡率、5岁以下儿童死亡率等，这些指标均是反映社会经济及卫生状况的敏感指标，不受人口构成的影响，不同的国家和地区可直接进行比较。

3）孕产妇死亡率 指年内每10万名孕产妇的死亡人数。孕产妇死亡指从妊娠期至产后42天内，由于任何妊娠或妊娠处理有关的原因导致的死亡，但不包括意外原因死亡者。按国际通用计算方法，“孕产妇总数”以“活产数”代替计算。

4）围产儿死亡率 指孕满28周或出生体重≥1000g的胎儿（含死胎、死产）至产后7天内新生儿死亡数与活产数（孕产妇）之比，一般以千分率（‰）表示。

5）新生儿死亡率 指年内新生儿死亡数与活产数之比，一般以千分率（‰）表示。新生儿死亡指出生至28天以内（0～27天）死亡人数。

6）婴儿死亡率 是指某年某地区不满1周岁婴儿的死亡人数与同年出生的活产数之比，一般以千分率（‰）表示。它是反映社会经济及卫生状况的一项敏感指标。

在婴儿死亡水平研究中，要注意人群中0岁组死亡率与婴儿死亡率是不同的指标，婴儿死亡率也不表示婴儿在出生后一年内的死亡概率。

7）5岁以下儿童死亡率 是指某年内5岁以下儿童死亡数与同年活产数之比，一般以千分率（‰）表示。这是近几年来WHO和联合国儿童基金会用来评价儿童健康状况的常用指标。该指标主要反映婴幼儿的死亡水平。

（3）潜在减寿年数 是指某病某年龄组人群死亡者的期望寿命与实际死亡年龄之差的总和，即死亡造成的寿命损失。这一指标在考虑死亡数量的基础上，以期望寿命为基础，进一步衡量死亡造成的寿命损失，强调了早死对健康的影响，定量地估计了疾病造成早死的程度。

潜在减寿年数是测量人群疾病负担常用的指标，也是评价人群健康水平的一个重要指标。该指标的用途包括：①可以反映出各种死因对人群寿命的危害程度；②有助于确定该地区（县）的重点疾病，并为制订适合该地区（县）的防治措施提供科学依据；③可用于评价疾病防治措施效果；④对不同疾病连续多年计算潜在减寿年数，可了解疾病的发展趋势。

（4）伤残调整寿命年 是指从发病到死亡所损失的全部健康寿命年，包括因早死所致的寿命损失年和疾病所致伤残引起的健康寿命损失年两部分。

伤残调整寿命年的主要用途包括：①有助于从宏观上认识疾病和控制疾病；②有助于确定危害人群健康的主要疾病，以及相应疾病的高危人群和高发地区，为正确制订防治对策与措施提供重要信息和依据；③用于进行成本效益分析，即以伤残调整寿命年的降低作为反映干预措施效益的指标，研究不同病种、不同干预措施挽救一个伤残调整寿命年所需的成本，从而确定并采用最佳干预措施来防治重点疾病，使有限的资源发挥最大的效益。

3. 病死率 表示一定时期内（通常为1年），患某病的全部病人中因该病而死亡者的比例，计算公式为：

$$病死率 = \frac{某时期内因某病死亡人数}{同期患某病的病人数} \times 100\%$$

该指标表示确诊疾病的死亡概率，病死率通常用于病程短的急性病，较少用于慢性病，如各种急性传染病、脑卒中、心肌梗死及肝癌等，以衡量疾病对人类生命威胁的程度，也可反映医疗水平和诊断能力。在不同场合下，病死率的分母是不同的，如计算住院病人中某病的病死率，分母为该病病人的住院人数；如计算某种急性传染病的病死率，其分母为该病的所有发病病人数。

4. 人口自然增长率 表示每年平均每千人口中自然增加的人数。一般用“‰”表示，计算公式为：

$$人口自然增长率 = 出生率 - 死亡率$$

5. 生育率 表示某地平均每千名15~49岁孕龄妇女中的生育情况，计算公式为：

$$生育率 = \frac{某年出生人数}{同年平均孕龄妇女数} \times 1000‰$$

该指标是说明一个地区人口生育水平的基本指标，受当地人口性别、年龄结构、婚姻状况和生育水平的影响。

6. 预期寿命 某年某地新出生的婴儿预期存活的平均年数，又称出生期望寿命、人均预期寿命。一般用“岁”表示。

7. 每千人患病天数 $\frac{调查前两周内病人患病天数之和}{调查人数} \times 1000$

8. 每千人卧床天数 $\frac{调查前两周内病人因病卧床天数之和}{调查人数} \times 1000$

9. 每千人休工天数 $\frac{调查前两周内病人因病休工天数之和}{调查人数} \times 1000$

10. 每千人休学天数 $\frac{调查前两周内病人因病休学天数之和}{调查人数} \times 1000$

（三）疾病统计指标

疾病统计指标主要用于对疾病与健康状况的测量，包括发病指标和反映疾病危害程度的指标。

1. 发病率 是指在人群中某种疾病发生频率的指标，表示在一定期间内、特定人群中某病新病例出现的频率。

$$发病率 = \frac{一定期间内某人群中某病新病例数}{同期暴露人口数} \times k$$

式中，k为比例基数，不固定，可以是100%、1000‰、10000/万、100000/10万等，相应的出生率分别为百分率、千分率、万分率、10万分率。比例基数可根据各指标的要求选用，原则上是使计算结果至少保留1位整数。

（1）分子的确定 发病率的分子为新发病例数，而新病例的确定则依据发病时间。但对发病时间不易确定的一些疾病，如恶性肿瘤、高血压、糖尿病和精神病等疾病，一般以初次诊断时间作为发病时间。新病例是指观察期间内发生某病的病人，有时一个人在观察期内可能多次发生同种疾病，例如，一个人在一年内可患几次腹泻或几次感冒，可分别计算为几个新病例。

（2）分母的确定 分母中所规定的暴露人口，是指在观察期间内，观察人群中所有可能发生该病的人。对观察人群中不可能患该病的人，如研究传染病的发病率时，对已获得特异性免疫者不应包括在分母之中。但是由于在实际工作中准确的暴露人数往往不易获得，因此，一般多使用年平均人口数（某年7月1日零时人口数，或年初、年末人口数之和除以2作为年平均人口）作为分母。

按疾病种类、年龄、性别、职业、地区等不同特征分别计算的发病率称为发病专率。对有些主要在一定的年龄和性别等特征中发生的疾病，计算发病率时，用发病专率更能反映实际情况。

（3）用途　发病率是一个重要的常用指标，对于描述死亡率极低或不致死的疾病尤为重要。流行病学中常用来描述疾病的分布，通过比较某病不同人群的发病率来探讨发病因素，提出病因假设，评价防治措施的效果等。

2. 罹患率　是测量新发病例的频率指标，计算公式为：

$$\text{罹患率} = \frac{\text{观察期内新病例数}}{\text{同期暴露人口数}} \times k$$

式中，k 为比例基数，可以是 100%、1000‰

罹患率与发病率相同之处是分子均是新发病例数。不同之处是罹患率一般多用于衡量小范围、短时间的发病频率，观察的时间是以日、周、旬、月或一个流行期为时间单位。罹患率的优点是可以根据暴露程度精确地测量发病概率，多用于描述食物中毒、职业中毒及传染病的暴发流行。

3. 患病率　亦称现患率或流行率，是指某特定时间内总人口中，曾患有某病（新、旧病例）所占的比例。根据时间不同可分为期间患病率和时点患病率。时点患病率的时间长度为不超过 1 个月，期间患病率通常超过 1 个月。

$$\text{时点患病率} = \frac{\text{某一时点一定人群中现患某病新旧病例数}}{\text{该时点人口数}} \times k$$

$$\text{期间患病率} = \frac{\text{某观察期间一定人群中现患某病的新旧病例数}}{\text{同期的平均人口数}} \times k$$

式中，k 为比例基数，可以是 100%、1000‰、10000/万、100000/10 万

期间患病率实际上等于某一特定期间内开始时的患病率加上该期间内的发病率。患病率通常用来表示病程较长的慢性病的发生或流行情况。

（1）患病率与发病率的区别　患病率与发病率是描述社区人群发生疾病状况最常采用的两个指标，其区别在于：①患病率的分子为特定时间内所调查人群中某病新旧病例的总和，而发病率的分子则为一定时期内暴露人群中某病的新发病例数；②患病率是由横断面调查获得的疾病频率，是衡量疾病的存在或流行情况的静态指标，而发病率是由发病报告或队列研究获得的疾病频率，是衡量疾病发生情况的动态指标。

（2）用途　患病率对于病程短的疾病价值不大，而能为病程长的一些慢性病的流行状况提供有价值的信息，可反映某地区人群对某疾病的疾病负担程度。可依据患病率合理地规划卫生设施、人力、物力等卫生资源，研究疾病流行因素及监测慢性病的控制效果等。

在中国卫生年鉴中常用的患病率指标还包括两周患病率和慢性病患病率。两周患病率即调查前两周内患病人数（或例数）/调查人数 ×1000‰。慢性病患病率有两种定义：①按人数计算的慢性病患病率，是指调查前半年内慢性病患病人数与调查人数之比；②按例数计算的慢性病患病率，是调查前半年内慢性病病例数（含一人多次得病）与调查人数之比。“慢性病患病”是指调查前半年内经过医生诊断确有慢性病（包括慢

性感染性疾病如结核等和慢性非感性疾病如冠心病和高血压等）；半年以前经医生诊断有慢性病，在调查前半年内时有发作，并采取了治疗措施如服药、理疗等。二者有其一者，即认为患慢性病。

4. 感染率 是指在受检查的人中某病现有感染的人数所占的比率，通常用百分率表示。

$$感染率=\frac{受检阳性人数}{受检总人数}\times 100\%$$

5. 续发率 也称家庭二代发病率，指在一定观察期内某种传染病在家庭易感接触者中二代病例的百分率。家庭中第一例病例称为“原发病例”，不计算在续发率的分子和分母中。自原发病例出现后，在该病最短潜伏期至最长潜伏期之间发生的病例称为续发病例，即二代病例。

$$续发率=\frac{一个潜伏期内易感接触者中发病人数}{易感接触者总人数}\times 100\%$$

（四）反映疾病防治效果的指标

1. 治愈率 是指受治病人中治愈的频率，主要用于急性病危害或防治效果的评价。

$$治愈率=\frac{治愈病人数}{受治病人数}\times 100\%$$

2. 有效率 是指治疗有效人数占受治病人人数的百分比，主要用于急性病危害或防治效果的评价。

$$有效率=\frac{治疗有效人数}{受治病人数}\times 100\%$$

3. 生存率 是指在接受某种治疗措施的病人或患某种疾病的人，经若干年的随访，到随访结束时仍存活的病人数所占观察病例总数的比例。

$$n\,年生存率=\frac{随访满\,n\,年尚存活的病例数}{随访满\,n\,年的病例数}\times 100\%$$

该指标反映的是疾病对生命的危害程度，常用于评价某些病程较长疾病的远期疗效，如某些慢性病、癌症、心血管疾病等的研究。应用该指标时，应确定随访开始日期和截止日期。开始日期一般为确诊日期、出院日期或手术日期，截止时间通常可为1年、3年、5年或10年，即可计算1年、3年、5年或10年的生存率。

二、社区卫生服务评价指标

完善科学的评价指标可提高社区卫生服务工作的效果和效率。通过对服务内容的评价，了解服务提供和责任落实的情况。社区卫生服务常用的评价指标包括基本医疗卫生服务指标、公共卫生服务指标和中医药服务评价指标。

1. 基本医疗卫生服务指标 包括门急诊人次数、病床使用率、均次费用、出入院诊断符合率、现场无菌操作考核合格率、抗生素处方比例、静脉点滴处方比例、合理用药处方比例等。

2. 公共卫生服务指标　居民健康档案管理评价指标（健康档案建档率、合格率和利用率及规范电子健康档案建档率）、健康教育效果评价指标、预防接种评价指标、慢性病病人健康管理评价指标、重点人群保健评价指标、传染病报告、卫生应急管理和卫生监督评价指标、计划生育技术指导评价指标。

3. 中医药服务评价指标　采用药物中医技术治疗比例、门诊使用中医药方法比例、门诊中药处方比例、病房采用中医治疗率。

目标检测

一、选择题

1. 疾病发生的三要素是指（　　）
   A. 致病因子、宿主、环境　　B. 传染源、宿主、环境
   C. 传染源、传播途径、易感人群　　D. 传染源、传播途径、传播机制
2. 反映疾病对生命的危害程度，用于评价某些病程较长疾病远期疗效的是（　　）
   A. 有效率　　B. 治愈率　　C. 生存率　　D. 续发率
3. 某地区有 100 万人口，新型冠状病毒肺炎确诊病例 5000 例，死亡 400 人。该地新型冠状病毒肺炎的死亡率为（　　）
   A. 500/100 万　　B. 40/100 万　　C. 0.08　　D. 92
4. 反映疾病流行强度的指标有（　　）
   A. 散发、流行和暴发　　B. 季节性、散发和周期性
   C. 长期趋势、短期波动和周期性　　D. 散发、暴发和长期趋势
5. 疾病的三间分布是指（　　）
   A. 时间分布、年龄分布和职业分布　　B. 人群分布、地区分布和季节分布
   C. 时间分布、人群分布、地区分布　　D. 职业分布、年龄分布和性别分布
6. 传染病之所以能传播、流行，有三个环节是非常重要的。新型冠状病毒肺炎在人群中流行的三个环节是（　　）
   A. 自然因素、社会因素、文化因素　　B. 人群分布、时间分布、空间分布
   C. 发病率、死亡率、病死率　　D. 传染源、传播途径、易感人群
7. 证实某病流行的根据是（　　）
   A. 现在的发病率比往年明显升高
   B. 现在的病人数超过往年的病人数
   C. 目前每月病人数超过 10 人
   D. 实验室检查发现大多数被检标本均为阳性
8. 不属于流行病学实验性研究方法的是（　　）
   A. 现场试验　　B. 队列研究
   C. 临床试验　　D. 社区干预试验

9. 某病发病人数不多，病例间无明显的相互传播关系，或在一定地区的发病率呈历年一般水平是（　　）
A. 散发　B. 暴发　C. 流行　D. 大流行
10. 流行病学的研究重点不包括（　　）
A. 揭示现象　B. 找出原因　C. 档案管理　D. 评价效果
11.（　　）是疾病在人群分布中最重要的因素
A. 年龄　B. 性别　C. 职业　D. 不良习惯
12. 在疾病的预防措施中，（　　）是预防、控制和消灭疾病最根本、最积极的措施
A. 零级预防　B. 一级预防　C. 二级预防　D. 三级预防
13. 不是反映疾病防治效果的指标是（　　）
A. 治愈率　B. 有效率　C. 生存率　D. 续发率
14. 描述时间分布的常用术语有（　　）
A. 短期波动　B. 季节性　C. 周期性　D. 长期趋势
15. 属于描述性研究的方法有（　　）
A. 普查　B. 队列研究　C. 抽样调查　D. 横断面研究
16. 描述疾病流行强度的常用术语有（　　）
A. 散发　B. 暴发　C. 流行　D. 大流行
17. 属于疾病统计指标的有（　　）
A. 罹患率　B. 发病率　C. 患病率　D. 续发率
18. 疾病自然史的发展过程包括（　　）
A. 潜伏期　B. 前驱期　C. 转归期　D. 临床症状明显期
19. 目前社区护士收集相关流行病学资料的主要来源有（　　）
A. 常规资料　B. 工作记录
C. 预防措施　D. 流行病学调查
20. 常用的居民死亡统计指标有（　　）
A. 粗死亡率　B. 死亡专率
C. 潜在减寿年数　D. 伤残调整寿命年

二、名词解释题

1. 流行病学　2. 疾病流行强度　3. 疾病分布
4. 致病因子　5. 散发　6. 暴发

三、简答题

1. 简述流行病学的特征。
2. 简述流行病学在社区护理中的应用主要有哪些。
3. 简述疾病流行强度的表示方法。

4. 简述社区卫生服务评价指标。
5. 简述疾病发生的要素。
6. 简述促使疾病好转或痊愈而采取的预防措施。

（吕　艳）

书网融合……

微课　　本章小结　　自测题

第六章 社区家庭护理

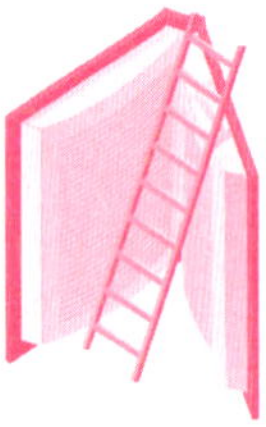

【学习目标】

知识目标

1. **掌握** 家庭访视的概念、类型及访视对象；家庭护理的内容及程序；居家护理的概念及服务对象。

2. **熟悉** 家庭、家庭病床、家庭护理的概念和特点；家庭访视程序；居家护理的目的。

3. **了解** 家庭的类型、结构和功能；家庭访视的目的、意义；家庭与健康的关系；家庭病床的组织管理制度。

能力目标

1. 在实际技能操作中严格无菌原则，规范操作流程，为培养良好的职业素养打下坚实的理论基础。

2. 学会家庭访视。

案例分析

病人，女，58岁，教师，瘫痪半年，老伴曾患有慢性支气管炎。女儿在外地工作，和儿子、儿媳住在一起，但因儿子、儿媳工作较忙，所以由一保姆照顾。因近期天气变化无常，再加劳累，老伴反复出现咳嗽、咳痰等症状，并逐渐加重，需住院治疗。在医院经过一周的治疗后病情好转出院，医生要求病人按时服药，注意保暖并在家休息1周。

问题

1. 该家庭属于哪种类型的家庭？
2. 作为社区护士，应如何对病人及其家庭进行护理？
3. 怎样指导保姆照顾病人并对其采取有效的家庭护理措施？

第一节 家庭与健康

PPT

家庭是构成社区的基本单位，是个体成员生活的场所，对每个家庭成员来说都非常重要。在家庭这个团体中，各成员之间有相互承诺、提供支持与扶助，共同分担生殖与照护的责任，而每个成员的价值观、生活习惯、卫生习惯及性格的形成，处理问题和解决问题的方式等在很大程度上也受家庭环境的影响。因此，家庭是个体生活的重要环境，对预防和护理家庭成员的健康问题有着重要责任。

一、家庭的概念

由于受不同历史环境和不同民族文化的影响，在不同国家、不同民族、不同生活背景下对家庭的认识都不尽相同，因此，“家庭”很难有一个标准的定义。但总体归纳有两种倾向意义，即传统意义的家庭和现代意义的家庭。

传统观念认为家庭是以婚姻、血缘为纽带的社会生活组织形式，是社会的基本单位。近年来，人们对家庭又提出了新的概念，家庭是由一个或多个有密切血缘、婚姻、收养或朋友关系的个体组成的社会团体，是家庭成员共同生活、彼此依赖的住所。

总之，对于家庭的内涵理解，一般认为，婚姻、血缘及经济供养是构成家庭的三个基本要素，也是家庭的三大支柱。生物学学者注重生殖和血统关系，法律认可的家庭需要确定结婚、离婚及领养关系；而社会学意义上的家庭更强调感情、养育、责任和承诺等因素。因此，社区护士了解家庭的含义，有助于正确分析家庭存在的健康问题，收集家庭资料，提供个性化的护理服务。

二、家庭的类型、结构及功能

（一）家庭的类型

是指由姻缘关系和血缘关系确定的家庭的具体形态。它是家庭结构的整体模式。按代系及人际关系划分为核心家庭、主干家庭、联合家庭、单身家庭、其他家庭等。在我国常见的家庭类型主要包括以下六种。

1. 核心家庭　是指由已婚夫妇和未婚子女或收养子女两代组成的家庭。核心家庭已成为我国家庭的主要类型。核心家庭的特点是规模小、人数少、结构简单，关系单纯，家庭内只有一个权力和活动中心，家庭成员间容易沟通、相处。

2. 主干家庭　又称直系家庭。主干家庭是指由父母、有孩子的已婚子女、未婚子女或未婚兄弟姐妹所组成的家庭。在我国，主干家庭曾为主要家庭类型，但随着社会的发展，此家庭类型已不再占主导地位。主干家庭的特点是家庭内不仅有一个主要的权力和活动中心，还有一个权力和活动的次中心存在。

3. 联合家庭　指包括父母、已婚子女、未婚子女、孙子女、曾孙子女等几代居住在一起的家庭。联合家庭的特点是人数多、结构复杂，家庭内存在一个主要的权力和活动中心，几个权力和活动的次中心。

4. 单亲家庭　是指由离异、丧偶或未婚的单身父亲或母亲及其子女或领养子女组成的家庭。单亲家庭的特点是人数少、结构简单，家庭内只有一个权力和活动中心，但可能会受其他关系的影响。此外，经济来源相对不稳定。

5. 重组家庭　指夫妇双方至少有一人已经历过一次婚姻，并可有一个或多个前次婚姻的子女及夫妇重组后的共同子女。重组家庭的特点是人数相对较多、结构复杂。

6. 丁克家庭 是指由夫妇两人组成的无子女家庭。目前，丁克家庭的数量在我国逐渐增多。丁克家庭的特点是人数少、结构简单。

总体上，我国家庭发展趋向小规模、多样化、简单化，夫妻制的核心家庭较多，老夫妇的家庭和老夫妇一方丧偶和子女一同生活的三代家庭也逐渐增多。这种变化使家庭关系及家庭功能发生改变。由于经济社会的迅速发展、人口流动性加大、老龄化等原因，家庭类型的变迁出现多元化，丁克家庭、单亲家庭、空巢家庭等也呈现出增多趋势。这就需要社区对家庭提供更多的帮助与关注，把家庭健康作为社区卫生服务的出发点和根本点。

（二）家庭的结构

家庭结构是指家庭的组成和家庭成员之间相互作用、相互影响的状态。家庭结构分为外部结构和内部结构，家庭的外部结构主要是家庭人口结构，即家庭类型；家庭内部结构表现为家庭的角色结构、权力结构、沟通结构和价值观结构。

1. 家庭角色结构 角色代表着家庭成员在家庭中的地位和位置。家庭角色是家庭成员在家庭中所应承担的责任与义务，即反映出其成员在家庭中的相对位置及其他成员之间的相互关系和相互作用。家庭的每一个成员都承担多种角色，如家庭中的一个女性可以同时承担母亲、妻子、女儿等角色。家庭角色赋予成员一定的职责和义务，如果不能履行好其行为，就会影响家庭健康。

2. 家庭权力结构 是家庭成员对家庭的影响力、控制权和支配权。家庭权力结构可分为传统权威型、情况权威型、分享权威型三种。

（1）传统权威型　是由家庭所在的社会文化传统规定而来的权威。如男性主导社会，家庭成员都以父亲为权威人物，而不考虑其社会地位、职业、收入、能力等。而在当今社会有些家庭中母亲的影响在不断提高，家庭的权力结构也在发生改变。

（2）情况权威型　是指家庭的权力会随着家庭情况的变化而使权力发生转移，即家庭中负责供养的成员为家庭的权威人物，可以是丈夫，也可以是妻子、父母或子女。如父母一方丧失劳动能力，自然权威就转移向另一方。

（3）分享权威型　家庭成员分享权威，共同协商按家庭成员各自能力来决定对家庭事务所承担的责任。

所以，每个家庭都有一种或多种权力结构，在不同时期，不同民族的家庭也可以有不同的家庭权威。

3. 家庭沟通结构 沟通是人与人之间通过语言和非语言所进行的情感、愿望、需求、信息与意见等方面进行交换的过程，是家庭成员之间相互作用的关键。

4. 家庭价值观结构 家庭价值观是指家庭判断是非的标准以及对某件事情的价值所持的态度。其形成受传统、宗教、教育水平、经济状况等因素的影响，在相同的社会环境中是不容易改变的。家庭的生活方式、保健意识与健康行为等，都受到家庭价值观的影响。特别是家庭的健康观和疾病观，直接关系到成员的就医与遵医行为、不良生活方式的改变及预防保健措施的执行等方面。因而帮助家庭树立正确的健康观，对维护和促进家庭成员的健康意义重大。

（三）家庭的功能

是指家庭在人类、生活和社会发展过程中所发挥的作用，即家庭对家庭成员所产生的作用与效能。社区护士了解家庭的功能，有利于在家庭发展过程中，有效地利用资源对家庭从各方面发挥作用，促进家庭健康，提高家庭成员的生活质量。

1. 情感功能 是维系家庭的重要基础，家庭成员之间通过彼此相互理解、相互支持、关心，缓解和消除社会生活中带来的压力和痛苦。从而满足爱与被爱的需要，维持均衡、和谐的生理、心理需要，使成员之间都能体会到家庭的归属感与安全感。

2. 社会化功能 家庭是每个成员的人生起点，是接受教育的开始，为子女提供社会教育，帮助完成社会化过程，并依据国家制订的法规和民族习俗约束家庭成员的行为表现，给予家庭成员学习语言、知识、社会规范和社会行为的教育，使其具有正确的价值观与人生观。

3. 经济功能 家庭为满足成员的衣、食、住、行、教育、健康等基本需求供给一定的经济资源，奠定其发展的基础。

4. 生殖功能 繁衍后代、培养子女，赡养老人是家庭的主要功能。通过生育子女、赡养照顾老年人，体现人类作为生物世世代代延续的本能与需要。

5. 健康照顾功能 家庭为促进和维护家庭成员的健康，可以为家庭成员提供卫生资源，进行医疗保健、疾病与康复的照顾，配合社区实施健康服务工作。

三、家庭与健康的关系

健康，包括个人健康、家庭健康和社会健康三个层次，其中最重要的是家庭健康。因为家庭健康承上启下、关系重大。家庭健康不仅能维护和提高家庭的健康水平及其家庭自我保健能力，还是社会健康的基石和保证。

（一）家庭健康的概念

家庭不仅影响个体健康，也是人群和社区健康的基础。目前，还没有一个统一的家庭健康定义，其原因是不同学科的学者从不同的角度去认识和理解家庭健康。认为家庭健康是指家庭存在的完整性，包括家庭生活的所有方面，如家庭的相互作用和家庭的健康保健。总之，家庭健康是以家庭为单位，但不单纯指家庭中每个成员的健康状态，而是复杂的、各方面健全的动态平衡状态。因此，健康家庭常指健全家庭或有能力的家庭。这种家庭的特点是家庭成员精神健全，相互间有承诺、有感情，并互相欣赏，积极交流，共享时光，同时，家庭有能力应对压力和处理危机。

知识链接

健康家庭应具备的条件

1. 良好的交流氛围　家庭成员中能彼此分享感觉、理想，相互关心，化解冲突和矛盾。

2. 增进家庭成员的发展　家庭给各成员足够的自由空间和情感支持，使成员有成长机会。

3. 能积极地面对矛盾及解决问题　对家庭负责并积极解决问题，不回避矛盾并寻求外援帮助。

4. 有健康的居住环境及生活方式　能认识到家庭内的安全、营养、运动、闲暇等对每位成员的重要性。

5. 与社区保持联系　不脱离社会，充分利用社区资源满足家庭成员的需要。

（二）家庭对健康和疾病的影响

家庭是每一位成员生活的场所，家庭与人的健康和疾病有着密切的关系。家庭主要从以下八个方面影响着每一位家庭成员的健康。因此，社区护理必须重视家庭与健康、疾病的关系。

1. 遗传和先天的影响　人的身高、体形、性格、心理状态等均受遗传因素的影响。人是父母基因遗传与环境之间相互作用的产物，母亲孕期受到各种因素的影响会产生某些疾病。有些疾病受家族遗传因素及环境的因素直接作用，如先天愚型；另外一些发病率高的疾病，如高血压、冠心病、糖尿病、乳腺癌等，也与遗传因素有密切的关系。

2. 对儿童身心发育及社会化的影响　家庭是人类生存的自然环境与社会环境，儿童的生长发育阶段基本在家庭度过，家庭完成的喂养、教育、行为培养等方式直接或间接地影响着儿童生理、心理的生长发育。儿童躯体和行为方面的异常与家庭状况有密切的关系。作为儿童，在家庭这个生活环境里，其可塑性相当强，极容易接受周围环境的影响。比如父母不和、丧失父母照顾、家庭暴力、酗酒和吸毒家庭、单亲家庭及长期有慢性病的家庭等对儿童的健康成长极为不利。

3. 对疾病传播的影响　疾病在家庭中的传播多见于传染病和神经官能症。家庭成员因居住、生活在一起，接触密切，疾病在家庭中有很强的传播倾向。如结核病、性病、肝炎、肠道寄生虫、呼吸道类疾病和皮肤感染等很容易在家庭中传播。

4. 对成年人发病率和死亡率的影响　对大部分疾病来说，丧偶、离婚、单亲家庭中的成年人，其疾病死亡率比结构完整的家庭高，丧偶男性尤其如此。有研究表明：丧偶男性的死亡率比普通对照组高；而当再婚后，他们的死亡率又低于普通对照组。这说明婚姻对健康有保护力。家庭因素不仅影响其成员的发病率和死亡率，还影响病人及其家庭对医疗服务的利用程度。

5. 对疾病恢复的影响　家庭的支持对各种疾病，尤其是慢性疾病和残疾的治疗和康复有很大的影响。家庭对慢性病病人的遵医嘱行为有重要的影响，如在糖尿病病人的饮食控制中，家人的配合与监督是至关重要的。如果家长漠不关心，可导致病人发生糖尿病失控和并发症的出现。

6. 对求医行为、生活习惯和行为方式的影响　家庭的健康观直接影响其成员健康信念的形成。一个家庭成员的求医行为会受到另一个家庭成员或整个家庭的影响。过频就医和对医护人员的过分依赖往往是家庭功能障碍的表现。现代研究表明，许多疾病与家庭不良行为生活方式、习惯有关，如癌症、高血压、糖尿病等。同一个家庭的成员会具有相似的生活方式与生活习惯，不良的家庭生活习惯会影响其成员的健康。

7. 家庭环境对健康的影响　家庭环境中比较重要的因素是家庭环境污染和居住的拥挤程度。家庭污染问题，主要有装修污染带来的甲醛、氡、TDI、生活垃圾等。过分拥挤的家庭环境不仅为疾病传播提供了条件，而且家庭成员间的活动和交往无法保持适当的界线和距离，由此引发的心理问题比其他疾病传播带来的健康问题更为严重。

8. 家庭生活事件对健康的影响　生活事件是指那些造成人们生活上变化，并要求对其适应和应付的社会生活情境和事件。它既包括生活中所遇到的许多具体事件，也包括人所处的自然环境和社会环境的变化。生活事件对人身体健康的影响，既有消极的一面，也有积极的一面。积极的生活事件可帮助人群识别是否患病，预防其对健康的影响。

知识链接

甲醛的主要危害

室内甲醛含量为0.1mg/m³时就会出现异味，并引起人的不适感；0.5mg/m³可刺激眼睛，引起流泪；0.6mg/m³可引起咽喉不适或疼痛；浓度高时可引起恶心、呕吐、咳嗽、胸闷、气喘，甚至肺水肿。长期接触低剂量甲醛可引起呼吸道疾病，甚至引起鼻咽癌。

第二节　家庭护理

PPT

为适应我国社区医疗卫生服务和老龄化社会的发展需要，结合目前医疗服务的现状，许多病人有病愿在家里进行治疗、护理和康复，这样既减少了去医院看病的劳顿，又得到了家庭成员温馨的照顾，许多医院开展了到家中进行医疗服务的业务，这一趋向已成为时尚。

一、家庭护理的概念

家庭护理是指社区护士以健康人、亚健康人和病人为中心，以家庭为单位，以护理程序为框架，在护理对象的家中为其实施身心方面的整体护理服务。家庭护理是对需要连续照顾的病人及其家庭，在自己居家环境中，得到连续性、综合性、专业性的护理服务。

家庭护理是以家庭为中心的护理，是社区护理的一个组成部分，是对病人实施非住院护理的方法。家庭护理与临床护理从形式和护理质量上有一定的差异。社区护士开展家庭护理时，要关注家庭成员的特性，为家庭提供各种健康信息，调动家庭的主观能动性，让家庭自己针对健康问题做出决策，从而促进和维护家庭的健康水平和自我保健能力，提高家庭的生活质量。

二、家庭护理的目的和原则

（一）家庭护理的目的

家庭护理的目的是促进和维护家庭的健康水平及其家庭自我保健能力。具体达到以下目的。

1. 协助家庭成员提高健康意识，发现健康问题　社区护士应深入家庭，和家庭成员共同分析家庭的结构和功能、家庭成员的身心健康状况和家庭健康行为，及时发现家庭现存的和潜在的健康问题，开展健康教育，提高家庭成员的健康意识。

2. 协助家庭开展保健　为了预防和解决家庭健康问题，社区护士应协助家庭成员积极利用对健康的有利因素，消除对健康的不利因素，充分发挥家庭成员的潜力，满足家庭的健康需求。

3. 协助培养家庭解决和应对健康问题　社区护士应协助家庭成员充分发挥家庭内部资源，并加强与社会沟通联系，提高家庭应对能力，获得家庭健康发展周期，满足家庭的健康需求。

4. 协助家庭调节环境　社区护士与家庭成员一起了解并分析家庭环境，寻找不利于家庭健康的环境因素，创造有利于家庭成员相互作用的健康环境。

（二）家庭护理的原则

1. 家庭的独特性　不同的家庭具有不同的习俗、文化背景和对健康的不同认识及态度，所以应对不同的家庭采用不同的护理措施和方法，以取得良好的护理效果。

2. 家庭健康的整体性　家庭健康不是简单的每个家庭成员不得疾病，而是家庭功能的整体发挥。

3. 家庭成员的主动性　社区护士应调动家庭成员的主观能动性，发挥家庭整体潜能，维护和促进家庭的健康水平。

4. 社区护士的协调性　社区护士应与其他有关部门密切合作，利用各种资源帮助家庭早期发现家庭健康问题，及时解决家庭健康问题，达到家庭健康的需求。

三、家庭护理的特点和内容

（一）家庭护理的特点

家庭护理服务的对象以慢性病病人、残疾人、高龄老人和临终病人为主，需要长期或在一定时期内开展连续性护理，这种护理的服务不仅局限在技术性的护理措施上，还有维持和提高家庭的健康水平及自我保健功能。家庭护理表现出以下几方面特点。

1. 服务地点 家庭护理实践的地点可在不同场所进行，如在家庭里或家庭认为合适的地方。个体、家庭单位、家庭群体可以提出健康保护和促进方面的护理需要。

2. 服务对象 家庭护理实践的重点是家庭中的个体、家庭单位和家庭群体。护士既可为有护理需求的家庭成员服务，也可为单个家庭和具有相同问题的一组家庭服务。

3. 服务目的 家庭健康护理的目的是帮助家庭成员预防疾病和维持家庭正常功能的发挥，主要是促进和维护家庭健康。

4. 服务内容 社区护士要帮助家庭适应急、慢性疾病，以及各种原因所致的家庭结构和功能的改变。

5. 服务连续性 家庭健康护理服务可根据病人的病情需要及个人需求，提供全面的、连续的家庭护理服务。

6. 服务长期性 在急性病症得到控制后，病人回到家中后的护理问题应由社区护士帮助解决，因此社区护士与家庭的关系通常持续较长时间。

7. 评估复杂性 评估不仅包括个人评估，还包括对整个家庭的结构和功能、发展任务、健康行为方式、健康状态、生活方式和心理社会变化等进行评估。

8. 制订服务计划 在制订家庭干预计划和做出决定时，社区护士是家庭的伙伴。家庭应参与计划和决定过程，并与护士就家庭健康计划和决定达成一致意见。

9. 合作关系 医务人员之间合作，与全科医生或其他社区组成机构保持联系，促进各组织间的密切配合。

（二）家庭护理的内容

为提高家庭健康护理的质量和疾病的治愈率，使家庭护理更具有针对性、典型性，加强重点，突破难点。包括以下内容。

1. 基础护理技术 根据病情需要测 T、P、R、BP 并记录，保持各种管道通畅，准确记录出入量，当日小结。掌握病人的诊断、病情变化、化验结果、治疗、饮食、护理措施。

2. 专科护理技术 针对不同类型疾病，开展呼吸系统疾病、心脑血管疾病、糖尿病等专科护理技术。

3. 健康教育与指导 教育病人及家属提高对健康的认知，使家庭成员能承担对病人照顾的责任。指导病人尽可能采取自我护理，教会家属一般护理技术，熟悉一般卫生知识与膳食指导。

4. 协调与咨询服务 协调、沟通、调动各类资源，提供与病人有关的资料，提供医疗、康复、心理咨询服务，帮助病人尽可能居家治疗，居家实现康复。

四、家庭护理的程序

（一）家庭护理评估

1. 评估内容 家庭护理评估是收集与家庭相关的资料（包括个人、家庭和社会资料），明确健康问题给家庭带来的影响及家庭自身应对问题的能力，是社区护士和家庭能共同实施应对问题所采取的方式方法。具体如下。

（1）家庭一般资料 包括家庭住址、电话，家庭成员基本资料（姓名、性别、年龄、家庭角色、家庭结构、职业、文化程度、婚姻状况、宗教信仰、社区环境、经济水平等）。

（2）家庭成员的健康状况 包括生理、心理、社会、精神、日常生活能力等。如有患有疾病成员，还应评估所患疾病情况。

（3）家庭生活周期与发展阶段 评估家庭目前的发展阶段及其发展任务是否顺利进行。

（4）家庭结构 包括家庭外部结构和家庭内部结构（角色结构、权力结构、沟通结构、价值观结构）的评估。

（5）家庭功能 包括情感、社会化、生殖、经济、健康保健功能。

（6）家庭环境 包括家庭居住环境及家庭安全卫生状况等。

2. 评估方法 家庭健康评估的主要方法是社区护士采用交谈、观察、查阅资料和护理体检等方法收集关于家庭的健康资料。

3. 评估工具 家庭健康评估工具主要包括家庭关系图和家庭关怀度指数。

（1）家庭关系图 是用一些专用符号来描述家庭结构、家庭关系、家庭成员及健康状况、家庭病史及家庭重要事件的图示（图 6－1）。

家庭关系图能清楚地显示家庭问题，便于社区护士全面评估社区家庭，识别家庭中的高危人员和危险因素，从而确定家庭健康护理的重要对象。它是家庭评估的重要工具之一。

（2）家庭关怀度指数 是运用家庭功能评估表来检测家庭功能的问卷。此问卷可以迅速地评价家庭功能，是自我报告法中比较简便的一种。家庭功能评估表反映了个别家庭成员对家庭功能的主观满意度。问卷共有五个问题，每个题目代表一项家庭功能，分别为适应度、合作度、成熟度、情感度、亲密度，简称为 APGAR 问卷（表 6－1）。

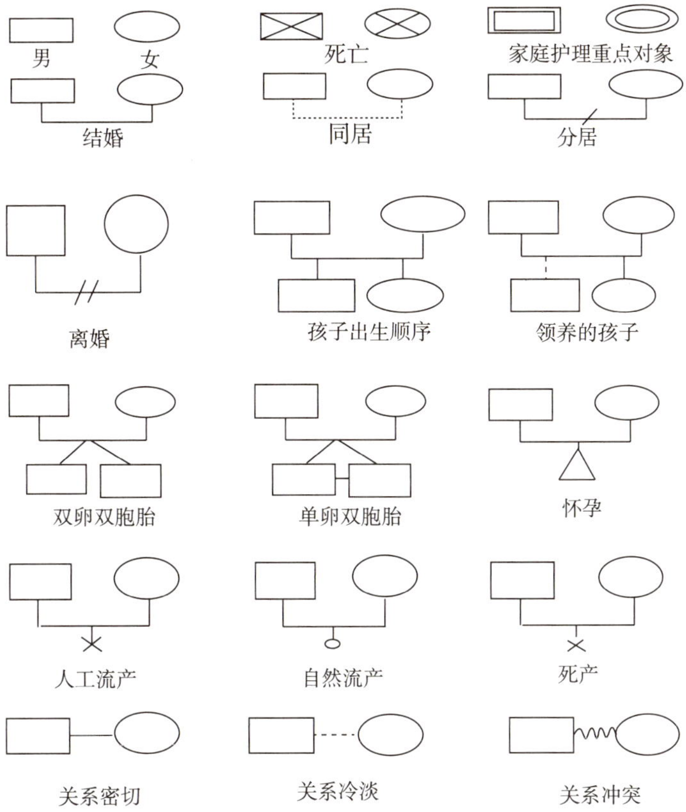

图 6-1　家庭关系标识图

表 6-1　APGAR 问卷

题目	经常（2 分）	有时（1 分）	几乎从不（0 分）
1. 当我遇到困难时，可以从家人处得到满意的帮助	□	□	□
2. 我很满意家人与我讨论各种事情以及分担问题的方式	□	□	□
3. 当我希望从事新的活动或发展时，家人都能接受且给予支持	□	□	□
4. 我很满意家人对我表达情感的方式及对我情绪的反应	□	□	□
5. 我很满意家人与我共度时光的方式	□	□	□

评价：根据合计分进行评价，0～3 分表示家庭功能重度障碍，4～6 分表示家庭功能中度障碍，7～10 分表示家庭功能良好。

（二）家庭护理诊断

家庭护理诊断是对家庭护理评估收集来的资料进行全面系统的分析及判断，确定家庭的主要健康问题，并根据其主要健康问题提出相应的护理诊断。

1. 确定家庭健康问题　根据评估的结果，将家庭中现存的或潜在的健康问题一一列出。

2. 确定家庭健康问题的优先顺序　可根据问题的严重程度、对家庭的影响程度、社区护士解决问题的能力、可利用的资源及解决问题的效果等因素来选择优先顺序。

3. 确定护理诊断 护理诊断要适当并且要符合客观情况，诊断必须以现有资料为依据，应真实反映家庭目前的健康问题，每个诊断合乎逻辑且确切。

（三）制订家庭护理计划

制订家庭护理计划是在确定家庭护理问题的基础上，制订具体护理目标、对策、措施的过程。

1. 制订护理目标 可分为总体目标和具体目标。

（1）总体目标 是指在实施护理计划后应达到的理想效果。

（2）具体目标 是指实现总体目标所要达到的具体结果。与总体目标相比较，具体目标应更加具体、明确且可测量。

完整的家庭护理计划应包含 who（护理对象）、what（完成目标的证据）、how long（周期）、when（完成目标的时间）、way（采用的方法）等。

2. 制订护理措施 护理目标确定后，社区护士应与家庭护理对象及相关人员一起协商，共同制订切实可行的护理措施。目标设立要符合家庭实际情况，制订的计划要结合家庭价值观和卫生保健信念，要切实可行，操作性强，对家庭护理有指导意义。

（四）实施家庭护理计划

根据家庭护理目标和计划，社区护士采取有效的护理手段，与家庭成员共同实施。

（1）帮助家庭应对各种问题，如疾病或家庭纠纷，为其提供情感支持和正确的应对方式，正确认识危机，避免过度消极。

（2）正确教育和指导其家庭成员，帮助家庭处理现存的和潜在的健康问题，提供所需的有关家庭正常成长、发展和适应的知识及消息。

（3）必要时为家庭联系、提供和协调切实可靠的卫生资源及信息。

（4）帮助家庭保持环境健康及应对不良环境，让家庭成员积极利用对健康有利的环境因素，控制和消除对健康不利的环境因素。维护和促进家庭健康，提高生命质量。

（5）根据实践经验提供有关信息，参与卫生保健决策的制订。

（五）家庭护理评价

家庭护理评价贯穿于整个家庭护理过程的始终，通过评价可以发现护理中存在的问题，并对问题进行分析，找出原因，及时修改或停止计划，或继续执行原计划，以保证整个护理过程的可行性。评价过程分为过程评价和效果评价。

1. 过程评价 在评估阶段应评价所收集的资料是否完整全面，是否有利于确定家庭主要的健康问题；在诊断阶段应评价是否围绕家庭健康的主要问题提出护理诊断；在计划阶段应评价家庭成员是否都以制订的计划执行；在实施阶段应运用评价标准衡量家庭护理的结果及计划执行是否顺利。

2. 效果评价 是针对实施护理措施后的近期结果和远期结果进行评价。如果目标尚未完全实现，则应找出原因，对不适当的诊断，计划、措施加以修改。

第三节　家庭健康护理方法

PPT

家庭健康护理是以家庭为中心的护理，是社区护理的一部分。社区护士把整个家庭视为服务对象，运用护理学、公共卫生学、家庭治疗和行为健康学等基础理论知识和技术，为整个家庭提供健康护理服务。家庭健康护理的主要方法有家庭访视和居家护理。

一、家庭访视

家庭访视是指在服务对象家里，为了维持和促进个人、家庭和社区的健康而对访视对象及其家庭成员所提供的护理服务活动。家庭访视是社区护士到社区居民家中开展有计划、有目的的健康指导和交往活动，是社区护理的主要服务形式之一。社区护士可以直接接触社区居民，了解社区居民的健康状况，对各家庭进行健康评估，完成对社区健康人群及居家病人的预防保健、健康促进、护理照顾和康复护理等工作，并充分运用护理专业知识和技术及家庭的内外资源，帮助社区居民解决现存的健康问题，预防和发现潜在的健康问题，真正达到维护和促进社区居民健康的目的。

（一）家庭访视的目的、意义及原则

1. 目的

（1）早期发现，尽快解决家庭健康问题　社区护士通过家庭访视，了解家庭及家庭成员的健康情况，收集家庭在生活过程中个人、家庭健康的相关资料，以便早期发现家庭的健康问题并尽快解决健康问题。

（2）促进有效的家庭支持系统　社区护士通过家庭访视，鼓励家庭充分利用和发挥家庭健康资源。

（3）充分发挥家庭功能　社区护士通过家庭访视，提高家庭及成员的自我保健意识，改变家庭及其成员的健康生活方式；提供有关促进健康和预防疾病的健康教育，促进家庭及其成员之间关系和谐融洽。

（4）提供护理服务　社区护士通过家庭访视，为居家的病、伤、残者提供各种合适、有效的保健和护理服务。

（5）促进家庭环境健康　社区护士通过家庭访视，了解家庭环境状况，减少家庭环境对健康的影响因素，确保家庭环境的健康。

（6）与访视对象建立良好的信赖关系　由于要深入访视对象的家庭中，社区护士应与访视对象进行充分的交谈，消除其紧张情绪，从而获得真实的资料。

2. 意义

（1）了解社区居民健康状况。

（2）掌握、评估家庭功能及结构，了解家庭成员的健康状况及家庭环境对其成员健康的影响，从而发现健康问题及病患的个案。

（3）利用家庭资源并服务于病人，适时地开展各项护理指导和其他各项护理活动。

（4）实施有针对性的预防保健和健康教育等预防性服务工作。

3. 原则

（1）保密原则　确保被访视家庭的秘密和个人隐私，这是社区护士职业道德的基本要求。

（2）规范服务原则　按社区护理职责和要求提供服务，履行社区护士的服务职责。社区护士不应向服务对象提供职责以外的服务内容和项目，特别不能做有害于服务对象的事情，如向病人推销药品、用品、医疗保健器械和器具等。

（3）安全原则　社区护士在家庭访视时必须注意安全问题。护理人员要有自我保护意识，注意自己的安全，同时也要保护家庭成员的安全。

（4）资源共享原则　社区护理与医院护理的区别之一是可利用资源的情况不同，资源的供应渠道、供应条件、供应机会等都有区别，社区护士要充分了解并学会利用家庭和社区资源，把社区内、外资源相结合，最大限度地开展好社区护理服务。

（5）协同原则　社区护士应与家庭共同制订护理计划并付诸实施。社区护理对象及其家庭的参与性对落实护理措施有重要影响，社区护士只有充分调动家庭积极因素，才能保证社区护理质量，提高护理效率。

（二）家庭访视的类型

1. 评估型访视　常用于对有家庭危机或心理问题的病人以及老年、体弱或残疾人的家庭环境考察，目的是对服务对象进行家庭评估，通常是一次性的。

2. 连续照顾型访视　主要用于患有慢性病或需要康复护理的病人及临终的病人，常定期进行，目的是为病人提供连续性照顾。

3. 急诊型访视　主要是对意外伤害及紧急情况的人提供帮助和支持。

4. 预防保健型访视　主要用于妇幼保健和计划免疫，目的是预防疾病和促进健康。

（三）家庭访视的程序

家庭访视可分为访视前的准备、访视阶段和访视后工作。

1. 访视前的准备　访视是否成功与访视前的准备工作密切相关。社区护士在访视前必须要做好充分的准备，准备内容主要包括：评估访视资料，确定访视对象，确定访视目标，准备访视用物，安排访视路线等。

（1）评估访视资料　社区护士依据前次访视记录和预约记录，或第一次的电话、网络等联络记录，初步收集访视对象的资料。尤其是初次访视时应仔细阅读访视对象的健康档案，并根据所在社区能提供的服务项目制订一个相对完整的访视计划。

（2）确定访视对象　社区护士根据所在社区、家庭健康需要确定访视对象。接受家庭访视的对象有婴幼儿、产妇、慢性病人、高危人群等。所以，安排好家庭访视的优先次序很重要，以便充分利用时间、人力、物力，有计划地安排访视的优先次序。

1）传染病是首要考虑的问题　若不优先加以控制，将会影响更多人的健康，如痢疾、甲型肝炎、非典型性肺炎等。

2）对健康的危及程度　对于社区致死率高的疾病，应优先访视。

3）是否留下后遗症　疾病的后遗症会造成病人家庭和社会的负担，例如中风、心肌梗死等病人，出院后仍需继续维持护理活动，应优先访视。

4）卫生资源的控制　对于预约健康筛查未能如期进行的病人，将会加重病人的痛苦和导致卫生资源的浪费，此类病人应优先访视。

上述顺序也可根据不同情况做出具体调整。

（3）确定访视目标　在访视前，社区护士对收集到的访视对象的资料进行分析，做出护理诊断，确定访视目标。目标必须明确、具体、切实可行。

（4）准备访视用物　根据访视对象及访视目的准备物品。

1）根据访视对象准备物品　访视个体的年龄、性别、健康状况不同，准备的访视用物也不尽相同。例如，访视婴儿，社区护士应准备秤、手电筒、有关母乳喂养、预防接种的材料等；访视卧床的老人，护士应准备体温计、血压计、听诊器等。

2）根据访视目的准备物品　访视目的主要有健康教育、健康普查、健康评价等。访视的目的不同，采取的访视措施会不相同，需准备的用物也不同。

（5）安排访视路线　根据优先访视原则，提前安排访视路线。一般个案的访视，可依交通路线安排，以节约时间，但感染型访视对象，应另行安排，避免访视护士将病原微生物带到其他个案家中，引起交叉感染；对情况紧急或时间性很强的个案应提前安排。

2. 访视阶段　访视可分为初次访视和连续型访视。初次访视是比较困难的，因为护士进入的是一个陌生的环境，其主要目的是建立关系，获取基本资料，确定主要健康问题。连续型访视是社区护士对上次访视计划进行评价和修订后，制订下次的访视计划并按新计划进行护理和指导。同时不断地收集资料，为以后的访视提供充分的依据。以下是访视中进行的具体工作。

（1）同访视对象及家庭成员建立关系　初次访视时，社区护士要向访视对象介绍自己所属单位的名称和本人姓名，向访视对象确认住址和姓名。注意态度亲切自然，首先谈论一些轻松的话题，这样可以使双方都放松，然后谈论有关家访的目的。被访家庭可以拒绝访视，以及决定什么时候、什么人访视家庭。但社区护士必须分析被拒的原因，更应向访视对象解释目的和必要性，了解其所需求，在必要时签署家庭访视协议。

（2）家庭评估和制订护理计划　按护理程序依次分别对个人、家庭、环境进行评估，发现现存及潜在的健康问题，最后制订护理计划。

（3）护理准备工作　打开护理箱，取出已准备的物品，但应注意护理箱周围的清洁，避免污染，并使其得到最大限度的应用。

（4）实施护理措施　进行健康评估、健康教育及护理操作等。在进行操作时，注意防止交叉感染，严格执行无菌技术操作原则和消毒隔离制度。操作结束后要妥当处理污染物，避免污染，整理用物并洗手。

（5）简要记录访视情况　在访视时，要对收集到的主、客观资料以及进行护指导的主要内容进行记录。记录时注意不要忽略了与访视对象的谈话，同时要排除其他事物的干扰。

（6）结束访视　依据访视对象具体健康问题，在需要和愿意的前提下预约下次访视时间。要告知其若有家庭健康问题该如何联系护士，给家庭留下访视者的有关信息，如联系电话、工作单位地址等。

3. 访视后工作

（1）消毒及物品的补充　访视回来后，要洗手，把使用过的物品进行必要的消毒处理，整理和补充访视包内的物品，以备下次访视时使用。

（2）访视记录　记录访视中计划的实施、目标的完成情况，书写访视报告。

（3）访视评价　访视中或访视后，社区护士应及时评价访视计划的执行情况，以便确定是否达到预期目的，并及时调整或修改访视计划，提高访视效果。

（四）家庭访视的注意事项

1. 着装要得体　身着适合社区护士身份的职业服装，仪表整洁、便于工作；随时携带身份证、工作证、手机等。

2. 态度要和蔼　社区护士要和蔼可亲、大方稳重，能充分体现对访视对象的关心和尊重，注意交流的方法与技巧，以便获得访视对象的信任，从而收集到真实的资料。

3. 保护家庭隐私　在访视过程中应按照社区卫生服务机构建立的有关规定开展工作，对被访视对象及其家庭的隐私进行严格保密，严防泄露。

4. 注意自身安全　严格遵守交通安全规则，做好自我防护。

5. 与被访家庭保持一定的距离　护士应客观判断被访家庭环境情况，注意避免自己的访视态度、价值观、信仰等影响访视对象做出回答，要与异性家庭成员保持一定距离，以免影响其家庭功能。

6. 做好相关记录和文件的签署　掌握职业范围，避免医疗纠纷，慎重对待无把握或没有定论的信息。

二、居家护理

（一）居家护理的概念和目的

1. 居家护理的概念　居家护理是在医嘱的前提下，社区护士直接到病人家中，应用护理程序，向社区中有疾病的个人，即出院后的病人或长期家庭疗养的慢性病病人、残障人、精神障碍者，提供连续的基本医疗服务。居家护理可使病人得到持续性医疗照护，减轻家庭负担，增进家属照顾病人的知识与技能。所以居家护理逐渐被社会所重视。目前，在我国多数以家庭病床的形式进行居家护理。

2. 居家护理的目的

（1）为病人提供连续性的医疗与护理，出院后病人仍可以在自己熟悉的家庭中获得全面的照顾，也可以增加病人及家属的安全感。

（2）为病人的居家生活提供保障，增强其生活自理的意识和能力，促进和维护家庭健康，提高家庭生活质量。

（3）为病人提供有效的护理服务，防止病人并发症的出现，延缓疾病的恶化，降低复发率及再住院率，减轻家庭的经济负担。

（4）使家属学会相关的护理知识及技术，增进照顾病人的意识，正常发挥家庭的功能，维持家庭的完整性。

（二）居家护理服务对象

居家护理的对象有直接对象和间接对象。直接对象是各年龄段的病人，间接对象则包括病人的家属（配偶、子女）、亲友、主要照顾者等。主要对象如下。

1. 居家的慢性病病人　病程长，需要长期医疗护理服务，如冠心病、高血压、糖尿病、慢性阻塞性肺疾病等。

2. 老年人　在社区中生活自理能力下降，有些子女不在身边的空巢老人等，需要社区护士定期上门进行全面的社区护理服务。

3. 病情稳定出院后还需继续治疗或康复的病人　如术后病人、脑血管意外病人等。

4. 重症晚期居家病人　如癌症晚期在家中进行化疗和缓解疼痛等支持疗法的病人。

5. 残疾人、精神障碍者　需要长期的社区康复护理，如高位截瘫、精神分裂症等病人。

（三）居家护理的形式——家庭病床

随着医学模式的转变，我国医疗卫生事业改革进一步发展，人们健康观念的转变和对社会医疗的更高需求，尤其是人口逐渐老龄化、慢性疾病增多、医疗卫生资源不尽合理，使病人因病床紧缺而无法入院治疗。因此，开设社区家庭病床是社会发展的需要，也是社区卫生服务中心的重要组成部分，更是弱势群体获得连续性医疗服务有效的、便捷的途径；同时对深化医药卫生体制改革、优化城市医疗卫生资源配置，降低城市居民医药费用负担，缓解城市居民看病难、看病贵问题具有重要意义。

1. 概念 家庭病床是以家庭作为护理场所，选择适宜在家庭环境下进行医疗或康复的病种，让病人在熟悉的环境中接受医疗和护理。开展家庭病床，既有利于疾病的治疗和康复，又可以减轻家庭的经济负担和人力负担，同时也缓解了医疗资源紧缺、看病难、住院难的问题。

2. 特点

（1）以家庭为单位 关注家庭中夫妻、父母、子女等社会文化背景对健康的影响。

（2）以各种适合在家庭内诊疗的病人为对象 如某些不能长期住院治疗的慢性病、老年病及一些疾病的后遗症病人等。

（3）病种多数是慢性病和老年病 这些病人的病程长，并发症多，反复发作，且伴有多种疾病，恢复力差，用一般常规治疗效果不满意，因此需要社区护士对病人进行家庭保健、家庭护理指导、家庭健康教育和康复护理等。

（4）都是医护人员在病人家庭独自完成的 家庭病床的医务人员必须具备很强的独立性和自律性，要有高度的责任心、敏锐的观察力和精湛的护理技术。

（5）存在变异性 家庭病床服务的医务人员在知识、经验、技巧、责任心等因素都会影响社区卫生服务内容的结果，同时家庭病床病人的个体差异、心理状态、配合程度、家庭环境因素等也会使社区卫生服务的效果产生较大的区别，因此，社区家庭病床服务的医务人员都必须具有强烈的质量概念，在每一个步骤、每一个环节上都要按照高质量的标准认真落实执行，绝不敷衍了事。

3. 优点

（1）方便病人 家庭环境有利于免除病人对医院环境的生疏而产生的不安心理，使病人在自己家中即能得到治疗和护理。

（2）缓解医院病床紧张 作为医院病床的补充，可缩短病人住院时间，加快病床周转，节省住院费用。

（3）防治结合、连续治疗 有利于防病、治病和管理相结合，使病人经常可以在医务人员的监护下，体现科学的管理；保证治疗、护理的连续性，保证医嘱顺利执行；也可以对疾病实施早期干预、早期预防，以维护健康为目标。

（4）医护患融合，实践生活家庭化 家庭病床的病人在自己居住的家庭内接受医疗和护理服务，医患之间随时保持联系，根据病情需要定期进行家庭治疗，使治疗、护理、康复融于病人的生活之中。

（5）改善医德医风 家庭病床有利于医务人员树立良好的医德和医风，对提高人民群众卫生保健知识也有促进作用。

4. 组织管理 现代管理学的发展给社区家庭病床的管理注入了新的活力，对于提高人力资源的管理水平，解决老百姓看病难、看病贵等问题，都已有成功的尝试和应用。为了把这项利国利民的卫生政策实施好，社区卫生服务中心应加强家庭病床的组织管理，使家庭病床自始至终为民服务、为社会解忧。

（1）家庭病床的组织　建立家庭病床是卫生保健事业的一项重要举措，是医疗护理的一个重要组成部分，落实和健全组织机构，加强领导和规范管理制度等是巩固和发展家庭病床的重要保证。

1）卫生行政主管部门要有具体管理办法，明确家庭病床的工作计划、具体任务、各项指标、收费标准、福利待遇等，落实卫生人力、物力、财力资源，定期督导检查，依法依规管理。

2）所属医院或社区卫生服务中心应成立家庭病床部门，由医疗、护理技术骨干担任社区家庭病床工作人员，负责管理家庭病床以及医疗质量控制等工作。

3）要制订和完善社区家庭病床疾病诊治、护理和各项技术操作规程，家庭病床建床的审批和质量控制标准，并认真督促落实。

4）要建立健全社区家庭病床管理制度，加强对社区家庭病床的管理。

5）进行社区家庭病床服务的医护人员，应具备执业医师和注册护士资格，并参加地市以上卫生行政部门举办的社区卫生岗位培训。

6）社区卫生服务中心要与辖区内上级医院建立技术协作和技术指导关系，根据病人病情需要，及时做好转、会诊工作，建立和完善双向转诊关系。

7）社区卫生服务中心要向社区居民公示社区家庭病床服务联系电话。

（2）家庭病床的管理

1）家庭病床的建立　有开设家庭病床需求的家庭到所在社区卫生服务机构家庭病床科（组）登记，由科（组）安排全科医生上门建立家庭病床并制订治疗方案，确定上门查访周期，并约定首次上门日期。家庭病床的数量应根据社区居民的需要与医院工作能力设置。专职家庭病床医护人员由家庭病床的数量而定，一般在 1∶（15～20），兼职家庭病床医生一般为 1∶8。

2）家庭病床的服务项目　随着社区居民的需要，家庭病床的服务项目逐渐增多。除定期上门诊疗外，其他常见的项目有静脉输液、肌内和静脉注射、针灸和按摩、外科换药、取化验标本、化疗、心电图检查、小型理疗、灌肠、雾化吸入治疗、B 超检查、眼底检查、胃肠检查、心理咨询和健康咨询等。

3）建立分级查床制度，提高家庭病床质量　家庭病床查床应和医院住院病人一样，实行分级查床制度。每位病人由固定的 1 名医生负责日常查床工作并完成病程记录，为确保查床质量，每日查床数不超过 8 位病人，以便使每个病人都有足够的查床时间。主治医生在新病人建床 1 周后完成第二级查床，主要审定和修改治疗方案。第三级查床由副主任医师及以上的高级医生查床，任务是进一步完善治疗方案和了解各类服务情况并听取病人及其家属意见，以改进工作。

4）家庭病床的服务报酬　合理适度的家庭病床服务报酬是提高家庭病床质量和健康地持续开展家庭病床工作的有效方法。家庭病床医务人员要付出一定的技能和体能，且要承担一定责任，故合理报酬是无可非议的。不同职称的医务人员，承担不同责任，领取不同的报酬。

5）家庭病床的综合评价　家庭病床的综合评价分主观和客观评价，主观评价包括病人满意度、病人家属满意度、医护人员满意度及卫生科技人员支持等内容；客观评价包括病人生理功能、社会心理功能以及经济学评价，此外还包括家庭病床的效果和效益评价。

目标检测

一、选择题

1. 家庭的三大支柱是（　　）
   A. 婚姻、血缘、经济供养　　B. 婚姻、子女教育、情感
   C. 婚姻、血缘、生活方式　　D. 婚姻、子女教育、生活方式
2. 在我国最多见的家庭类型是（　　）
   A. 单亲家庭　　B. 丁克家庭　　C. 主干家庭　　D. 核心家庭
3. 以下不符合健康家庭的说法是（　　）
   A. 发挥家庭的整体功能
   B. 家庭成员妥善处理家庭各阶段的发展任务
   C. 家庭中各成员健康之和等于家庭整体的健康
   D. 家庭能很好地利用社会资源
4. 下列不属于家庭内在结构描述的是（　　）
   A. 家庭角色　　B. 家庭义务和责任　　C. 家庭权利　　D. 家庭沟通
5. 下列不属于家庭健康护理评估相关性内容的是（　　）
   A. 家庭生活发展阶段
   B. 家庭居住的社区
   C. 家庭日常生活能力和应对问题的能力
   D. 家庭成员交流方式
6. 家庭健康护理中最重要的护理说法是（　　）
   A. 以家庭病人为单位的护理　　B. 以家庭成员为单位的健康护理
   C. 以家庭为单位的健康护理　　D. 筛查和指导家庭计划生育对象
7. 家庭护理中健康问题的决策者是（　　）
   A. 全科医师　　B. 社区护士
   C. 社区卫生服务工作者　　D. 家庭自己
8. 由父母、一对已婚子女及其子女组成的家庭称为（　　）
   A. 联合家庭　　B. 多种家庭　　C. 主干家庭　　D. 核心家庭

9. 在制订家庭健康护理计划时错误的做法是（ ）
A. 有家庭的共同参与
B. 与其他医务工作者合作，有效利用资源
C. 有相同健康问题的家庭实施护理援助的方法不尽相同
D. 当计划与家庭成员的价值观念冲突时，以护士的专业意见为准

10. 以下不属于家庭访视类型的是（ ）
A. 评估型家庭访视
B. 预防保健型家庭访视
C. 全面型家庭访视
D. 急诊型家庭访视

11. 以下不属于家庭病床的服务对象的是（ ）
A. 老、弱、病、残者
B. 慢性病病人
C. 急性传染病病人
D. 康复期病人

12. 家庭护理的重点是（ ）
A. 家庭中的病人
B. 家庭成员
C. 家庭妇女
D. 家庭成员和家庭整体

13. 家庭访视的准备内容不包括（ ）
A. 确立访视对象
B. 预防疾病
C. 确定访视目标
D. 安排访视路线

14. 关于家庭权力结构的说法正确的是（ ）
A. 传统权威型，指经济占主导地位
B. 工具权威型，指性别占主导地位
C. 分享权威型，指男权主义
D. 是家庭成员对家庭的影响力、控制权和支配权

15. 社区护士在制订家庭护理计划时应遵循的原则是（ ）
A. 以护士的建议为主
B. 尊重家庭决策者的意见
C. 注重家庭健康问题的普遍性
D. 家庭与保健人员共同参与

16. 社区护士制订家庭护理计划时不应（ ）
A. 以护士的建议为主
B. 鼓励家庭成员参与
C. 考虑家庭成员的想法，价值观与健康观
D. 与其他义务工作者合作

二、名词解释题

1. 家庭　2. 核心家庭　3. 主干家庭　4. 家庭结构
5. 家庭访视　6. 家庭病床　7. 居家护理　8. 家庭护理

三、简答题

1. 我国家庭类型有哪几种？

2. 家庭护理的原则有哪些？
3. 家庭护理评估的内容是什么？
4. 家庭访视的目的是什么？
5. 简述家庭访视的主要内容。
6. 家庭访视的注意事项有哪些？
7. 居家护理的对象有哪些？
8. 简述家庭病床的特点。

（王临萍）

书网融合……

微课　　本章小结　　自测题

第七章 社区重点人群保健与护理

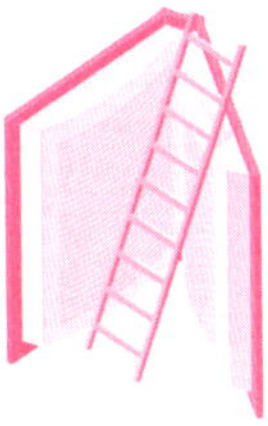

【学习目标】

知识目标

1. **掌握** 各年龄段儿童的保健与护理措施；各时期妇女的保健与护理措施；老年人常见的健康问题。

2. **熟悉** 儿童预防接种程序；社区儿童、妇女保健的基本内容；老年人的生理、心理的保健与护理措施；社区精神障碍病人的护理与管理。

3. **了解** 儿童生长发育的特点。

能力目标

能为社区各时期妇女、各年龄段儿童、老年人、精神障碍病人提供保健指导。

第一节 社区儿童保健与护理

PPT

案例分析

产妇，26岁，5天前顺产一女婴，出生后接种了卡介苗和乙肝疫苗，现母女已出院回家。社区护士对辖区内的产后家庭进行首次访视。社区护士评估发现：该产妇因乳汁分泌不足略显焦虑，睡眠欠佳，宫底高度脐下一横指，血性恶露；新生儿体重3200g，身长49cm，有生理性黄疸，现为母乳和牛奶混合喂养。

问题

1. 新生儿和产妇在健康保健方面存在哪些问题？
2. 作为社区护士，应为新生儿预防接种疫苗做何指导？
3. 作为社区护士，应为新生儿和产妇提供哪些护理援助？

一、概述

（一）社区儿童保健的概念及意义

儿童是家庭的希望，是国家、民族和世界的未来，其健康状况是衡量一个国家或地区经济状况、卫生水平及社会发展的重要指标之一，也是社区卫生保健的重点人群之一。社区儿童保健是指社区医疗机构和医疗卫生人员，以促进健康、预防为主、防治结合原则，针对各年龄期儿童生长发育规律及其影响因素，依据其生长发育的特点，实施系统、连续的保健服务。通过开展社区儿童保健，对儿童群体和个体采取有效的干预，预防儿童常见病、多发病，降低儿童患病率和死亡率，促进儿童健康成长，是社区护理工作的重要部分。

（二）社区儿童年龄分期

儿童的生长发育是一个连续渐进的动态过程，随着年龄的增长，根据生理结构和心理行为，把儿童分为新生儿期、婴幼儿期、学龄前期、学龄期、青少年期五个阶段。其中，新生儿期、婴幼儿期和学龄前期的儿童又统称为学龄前儿童；学龄期和青少年期的儿童统称为学龄期儿童。各年龄期之间既有联系又有区别，并不是截然分开的。

二、学龄前儿童保健与护理

（一）新生儿期保健指导

新生儿期是指自胎儿娩出脐带结扎至生后28天。

1. 新生儿期生长发育特点　新生儿脱离母体后所处的内外环境发生了根本变化，因此其解剖、生理也会出现巨大的变化，加之新生儿各系统器官尚未发育完善，对外界环境适应性差，免疫功能低下，因此该期是儿童发病率和死亡率较高的时期。故新生儿保健重点应放在生后第1周。

2. 新生儿期的保健

（1）家庭访视　主要是社区卫生服务中心的妇幼保健人员定期对新生儿进行访视，其目的在于早发现问题，及时指导处理，从而降低新生儿发病率、死亡率，预防控制病情的进展。访视的主要内容包括咨询新生儿出生、预防接种情况；指导母乳喂养，宣传新生儿期的家庭护理知识；进行生长发育监测及健康检查，包括测头围、身高、体重，检查前囟、皮肤有无黄疸，脐部感染等。

（2）喂养指导　母乳是婴儿最理想的食物，社区医护人员应在产前就要积极宣传母乳喂养的有关知识，树立并不断增强母亲用母乳喂养的信心。婴儿娩出后，应尽早接触、早吸吮、早开奶，通过皮肤的接触，刺激乳汁分泌，为成功母乳喂养奠定基础。每次哺乳的量根据婴儿的饥饿情况，按需喂养，指导母亲观察乳汁分泌是否充足，新生儿吸吮是否有力。若乳汁分泌不足，可指导母亲采取混合喂养或人工喂养的方法。若新生儿吮吸力弱，可挤出母乳，用奶瓶喂养，一次的量不宜过大。在哺乳期间，指导母亲合理用药，防止药物通过母乳分泌影响婴儿生长发育，必须使用对于对乳儿影响不明确的药物时，必要时可暂停哺乳。

（3）注意保暖　新生儿体温调节中枢尚未发育完善，易受环境的影响，环境温度过低可使新生儿（特别是低出生体重儿）体温不升，影响代谢和血液循环，甚至发生新生儿寒冷损伤综合征，因此新生儿在寒冷季节要特别注意保暖。另外，要保证新生儿房间阳光充足，温湿度适宜，室内温度保持在 22～24℃，湿度 55%，随着气温、环境温度的变化，增减衣物、包被。此外，应指导家人正确使用热水袋或代用品保暖，防止烫伤，使用期间应严密监护。

（4）日常护理　指导家长观察新生儿的精神状态、面色、呼吸、体温、哭声和大小便等情况。新生儿皮肤娇嫩，且新陈代谢旺盛，为保持皮肤清洁，应每日沐浴及抚触。介绍正确的眼睛、口腔黏膜、鼻腔、外耳道、臀部和脐部的护理方法。新生儿脐带未脱落前要注意消毒，且保持局部清洁干燥。用柔软、浅色、吸水性强的棉布制作衣服、被褥和尿布，避免使用合成制品或羊毛织物，以防过敏。衣服式样宜简单，易于穿脱，宽松不妨碍肢体活动。尿布以白色为宜，便于观察大小便的颜色；且应勤换勤洗，保持臀部皮肤清洁干燥，以防尿布性皮炎。冬季，新生儿不宜穿得过多、过厚，包裹不宜过紧，更不宜用带子捆绑，应保证新生儿活动自如及双下肢屈曲（此状态利于髋关节的发育）。存放新生儿衣物的衣柜不宜放置樟脑丸，以免引发新生儿溶血。

（5）早教指导　新生儿的视、听、触觉已初步发展，在此基础上，可通过反复的视觉和听觉训练，建立各种条件反射，培养新生儿对周围环境的定向力以及反应能力。父母在教养中起着重要作用，一方面，应鼓励父母与新生进行眼与眼交流、皮肤与皮肤接触，促进父母与新生儿的情感连接以及其感知觉发育；另一方面，父母对新生儿说话和唱歌等，可促进新生儿的智力发育。

（6）预防保健指导　保持室内空气清新，定时开窗通风。新生儿有专用用具，食具用后要消毒，勤洗衣物、被褥和尿布，并置于阳光下晾晒。母亲在哺乳和护理新生儿前应洗手。家人患感冒时必须戴口罩才能接触新生儿。尽量减少亲友探视和亲吻新生儿，避免交叉感染。凡患有皮肤病、呼吸道和消化道感染及其他传染病者，不能接触新生儿。按时接种卡介苗和乙肝疫苗。新生儿出生后应及时补充维生素 D_3，以预防佝偻病的发生。注意防止因包被蒙头过严、哺乳姿势不当、夜间哺乳时乳房堵塞新生儿口鼻等造成新生儿窒息。新生儿早期应进行先天性遗传代谢性疾病的筛查。

知识链接

新生儿抚触

1. 目的

（1）增强抵抗力。

（2）增加婴儿睡眠，改善睡眠质量。

（3）促进母亲与婴儿情感交流，促进乳汁分泌。

（4）促进婴儿消化吸收和激素的分泌。

2. 准备

（1）环境准备　保持房间安静，温湿度适宜。

（2）用物准备　婴儿润肤油、毛巾、包被、尿布、替换衣物等。

（3）操作者准备　提前洗净双手，将婴儿润肤油倒一些于掌心，揉搓使双手温热。

3. 步骤与手法

（1）头部　两手拇指指腹从眉间向两侧滑动；两手拇指从下颌下部中央向外侧、上方滑动。

（2）胸部　两手指指腹分别从胸部的外下方向对侧上方交叉推至肩部，避开乳头。

（3）腹部　示、中指依次顺时针方向画半圆，避开脐部。

（4）四肢　两手从腋窝至手腕轻轻滑行，在滑行的过程中从近端向远端挤捏。对侧及双下肢的手法相同。

（5）手足　用拇指指腹从婴儿手掌面或脚跟向手指或脚趾方向推进，并抚触每个手指或脚趾。

（6）背、臀部　婴儿俯卧位，两手掌分别于脊柱两侧由中央向两侧滑动。

（二）婴儿期保健指导

婴儿期是指自出生到1周岁以内。

1. 婴儿期生长发育特点　这个阶段婴儿生长发育特别迅速，是人生中发育最旺盛的阶段。体重可以达到出生时的3倍，身长在1岁时可达出生时的1.5倍左右，1岁左右胸围约等于头围，大脑处于迅速发育期，脑神经细胞数目不断增加，需要充足、均衡、合理的营养素（特别是优质蛋白）的支持，因此对热量、蛋白质及其他营养素的需求特别旺盛。但婴儿消化和吸收功能尚未发育完善，易出现消化功能紊乱和营养不良等问题。随着月龄的增加，婴儿从母体获得的被动免疫抗体逐渐消失，而自身的免疫功能尚未成熟，故易患各种感染性疾病和传染病。

2. 婴儿期的保健

（1）生长发育监测　定期测量婴幼儿体重、身高、头围、胸围等，动态评价其生长发育趋势，及早发现生长发育缓慢的儿童，找出影响因素，及时指导家长采取相应干预措施。目前我国规定测量体重的时间：出生后的第1年内测量5次，即出生后第1、3、5、8、12个月；第2年监测3次，即第15、20、24个月；第3年2次，即出生后第30、36个月，到3岁以后每年检查1次。内容包括体格测量评价、健康喂养情况咨询和医学检查，在此基础上实施婴幼儿的系统管理。

（2）喂养指导

1）添辅食的时间　应提倡纯母乳喂养至4～6个月，部分母乳喂养或人工喂养婴儿则应选择配方奶粉，随着婴儿的生长发育，消化能力逐渐提高，单纯乳类喂养已不能完全满足婴儿生长发育需求，可对6个月以上婴儿适量添加辅助食物，选择在两次喝奶中间进行，特别是婴儿处于饥饿状态的时候，更容易接受。

2）添辅食的原则和种类　由少到多、由稀到稠、由细到粗、由一种到多种逐渐添加。即在6～7个月，应选择能满足生长需要，易于吸收、不易过敏的谷类食物，以强化铁的米粉为主，米粉可用奶调配。其次，逐渐引入蔬菜泥、水果泥、鱼泥等，软硬度适宜，最好以清淡多汁为主；7～9个月，可选择的食物较多，如豆腐、蒸蛋、肉末、面包片、烂面条等；9～12个月，以碎菜、小块肉、全蛋摄入为主，选择种类多样、营养丰富的食材，口味以清淡、无盐、少油最佳。在添加辅食期间，母亲应注意观察婴儿的粪便情况，对辅食摄取做出一定的调整；注意避免食物过敏的发生。

3）进食技能训练　食物转换有助于婴儿神经心理发育，通过不同质地的食物，培养儿童的进食技能，如自己抓取食物的能力；尽早让婴儿学习自己用勺进食，增进婴儿进食的兴趣，促进眼、手协调，有益于其手部肌肉发育，同时也使婴儿的独立性、自主性得到发展；另外，用奶瓶喝水喝奶，可促进咀嚼、吞咽及口腔协调动作的发育。

（3）日常护理

1）睡眠　充足的睡眠是保证婴儿健康的先决条件之一，如睡眠不足，婴儿会烦躁、易怒、食欲减退、体重下降，且不能熟睡，造成恶性循环。婴儿的睡眠时间与自身的月龄成正比，睡眠时间会随着宝宝的成长逐渐缩短，觉醒时间会变长。一般来说，1～2个月小婴儿尚未建立昼夜生活节律，每天的睡眠时间在20小时左右，4个月左右逐渐停止夜间哺乳，大约要睡16小时，到1周岁时，睡眠时间已经缩短为13～14小时。婴儿的睡眠环境不需要过分安静，白天光线柔和，夜间熄灯睡觉。为了保证婴儿能尽快进入睡眠，可安排睡前沐浴，不仅可保持婴儿清洁、舒适，增加活动量，抚触还可改善睡眠质量。婴儿应有固定的睡眠场所和睡眠时间，独自睡觉，可利用固定的乐曲催眠，不拍、不摇、不抱，养成独自睡觉的好习惯。

2）牙齿　4～10个月乳牙开始萌出，婴儿会有一些不舒服的表现，如吸手指、咬东西，严重的会表现为烦躁不安、无法入睡和拒食等。可选择稍硬的磨牙棒、饼干、馒头片等供其咀嚼，使其感到舒适。乳牙萌出后，每晚用指套牙刷或软布清洁乳牙。

由于婴儿长期使用鸭嘴杯、奶瓶、安抚奶嘴，上下颌骨发育不良，所以易导致牙齿咬合不正、畸形等问题。因此，不良吸吮习惯可对口腔产生异常压力，要注意吮吸奶嘴的正确姿势，或建议尽早过渡到使用手柄水杯。

3）户外活动　家长应每日带婴儿进行户外活动，呼吸新鲜空气和晒太阳；有条件者可进行空气浴和日光浴，以增强体质和预防佝偻病的发生。

（4）早教指导

1）大小便训练　儿童控制排便的能力与神经系统的成熟度有关，存在个体差异，且受遗传因素的影响。随着食物性质的改变和消化功能的成熟，婴儿大便次数逐渐减少至每日 1 ~2 次时，即可开始训练定时大便。婴儿会坐后，可以练习大便坐盆，每次 3 ~5 分钟。婴儿坐盆时不要分散其注意力。

2）语言、听觉、视觉能力训练　从婴儿出生就要开始注重感官的训练，家长要利用一切机会和婴儿说话或逗引婴儿“咿呀”学语，利用日常接触的人和物，引导婴儿把语言同人和物及动作联系起来。用婴儿床上悬吊颜色鲜艳、能发声及转动的玩具，逗引婴儿注意，经常对婴儿唱歌、说话，鼓励婴儿发声模仿，培养婴儿对声音的分辨力，促进其逐渐认识和熟悉周围的人和事。9 个月开始注意培养婴儿有意识地模仿发音，如“爸爸”“妈妈”等。

（5）预防保健指导　随着月龄的增加，婴儿通过胎盘从母体获得的免疫物质逐渐减少，而自身的免疫功能尚未成熟，故易患各种感染性疾病和传染病。为保证婴儿的健康成长，必须切实完成计划免疫程序的基础免疫，预防急性传染病的发生，并注意尽量避免婴儿到人群拥挤处。同时，要定期为婴儿做体格检查，进行生长发育监测，以便及早发现问题，及时干预和治疗。一般检查频率为 6 个月以内婴儿每月一次；7 ~12 个月婴儿 2 ~3 个月一次；高危儿、体弱儿适当增加。

（三）幼儿期保健指导

幼儿期是指自满 1 周岁到满 3 周岁之前。

1. 幼儿期生长发育特点　相对于婴儿期，幼儿期生长速度减慢，但幼儿期身高平均仍可以增加 10 ~13cm，每月体重增加 0. 25kg；到了 3 岁，其身高可达到他们成年时身高的一半。此阶段从母体获得的先天免疫已消失，幼儿期免疫功能仍不健全，加之幼儿与周围环境接触的机会增多，自主性和独立性不断发展，对周围环境充满好奇，乐于模仿，故应注意感染性和传染病疾病的发生，防止意外伤害。另外，处于幼儿期的儿童智能、语言、思维、动手能力和人际交往能力逐步增强。如在 1. 5 ~2 岁时能独立行走、区别各种形状、叠 2 ~3 块积木、翻书，能用勺吃饭，能说出家庭成员的称呼，能玩简单的游戏如“躲猫猫”“骑滑行车”，能模仿家人的动作或语言，能用简单词语跟周围的人交流，会按简单的指令做事，能表达自己的情绪如开心、难过、气愤等。学习能力也随着年龄不断增强，到 3 岁，能独立骑童车、洗手等，能做精细动作如系纽扣，能逐渐控制自己的情绪，可与小朋友做游戏。

2. 幼儿期的保健

（1）合理安排膳食　幼儿正处在断奶之后、生长发育仍较快的时期。应注意供给足够的能量和优质蛋白，保证各种营养素充足且均衡。由于乳类是优质蛋白和钙的重要来源，因此牛奶或配方奶仍是断奶后婴幼儿的主要食物。每天应摄入 350～500ml 乳类，与此同时，搭配辅食品种多样化，菜色美观，以增进幼儿食欲，提倡天然食品、均衡膳食。由于幼儿期生长速度较婴儿期减缓，需要量相对下降，以及受外界环境的影响，18 个月左右可能出现生理性厌食，幼儿明显表现出对食物缺乏兴趣和偏食。社区护士应帮助家长了解幼儿进食的特点，指导家长掌握合理的喂养方法和技巧。例如：幼儿自主性增加，应鼓励幼儿自己进食，并为其提供小块、可以用手拿的食物；在幼儿碗里不要一次放入大量的食物，有效的办法是先放少量食物，吃完后再添加，使其不感到家长的强迫；保持愉快、宽松的就餐环境，不要惩罚幼儿，以免影响食欲。幼儿还喜欢将各种食物分开，吃完一种再吃另一种。他们就餐时比较注重仪式，如喜欢固定时间用固定的碗、杯和汤匙等。

在注意幼儿膳食质量的同时，还要注意培养幼儿良好的进食习惯。1～2 岁应分餐进食，2 岁后可独立进食。应定时、定点、定量进餐，每次进餐时间为 20～30 分钟。进食过程中避免边吃边玩、看电视，不要追逐喂养。成人自己要改正不良饮食习惯，为幼儿树立良好榜样。此外，还要注意培养幼儿的就餐礼仪，如吃饭时不讲话，不将自己喜欢的菜拿到自己面前等。

（2）日常护理　幼儿期应该延续婴儿期的好习惯，定时洗澡、剪指甲、勤换洗衣物、饭前便后勤洗手，早晚刷牙、为防治龋齿尽量少吃糖果、甜点、零食等，坚持每晚喝牛奶、定期去医院做口腔检查等。随着幼儿的自理能力不断增强，家长在不断培养幼儿独立生活的同时，也要保证安全和卫生。

（3）早教指导

1）大小便训练　1～2 岁随着神经系统的逐步完善幼儿开始表达便意，理解应在什么地方排泄，此阶段家长应该做好排便训练的准备，如方便排便的便盆、给幼儿穿方便穿脱的裤子。在训练过程中，家长应多采用赞赏和鼓励的方式，保持环境安静，集中注意力，若训练失败，也不能表示出失望或责备幼儿，由于大便较小便规律，而且幼儿对排大便的感觉更强烈，因此大便常较小便训练先完成。2～3 岁幼儿多已能控制膀胱排尿，如 5 岁后仍不能随意控制排尿则应就诊。训练大小便也能为下一步入园做好准备。

2）社会适应能力的培养　儿童社会适应能力是神经、心理发展的综合表现，与家庭环境、育儿方式，以及儿童的性别、性格及年龄等密切相关。通过训练儿童独自进食、独自睡觉、自己穿衣服等，逐步培养儿童的独立能力；在日常生活、游戏、学习中应培养儿童克服困难的意识，增强其自觉、坚持、自制的能力；应从小就给予儿童愉悦的感受和足够的安全感，如与孩子对视微笑、竖大拇指、抚摸、拥抱，经常与孩子交谈、唱歌，跟孩子做游戏、讲故事，鼓励孩子多说话等。锻炼幼儿丰富的语言表达能力，增强孩子与周围环境和谐一致的生活能力。

（4）预防保健指导　继续加强预防接种和防病工作，每6个月为幼儿做健康检查一次，进行生长发育监测，预防营养不良、单纯性肥胖、缺铁性贫血、龋病、视力异常等疾病。指导家长防止事故发生，如异物吸入、烫伤、跌伤、溺水、中毒、电击等。

（四）学龄前期保健指导

学龄前期是指自满3周岁到6～7岁入小学前。

1. 学龄前期生理特点　此期儿童体格发育速度进一步减慢，达到稳步增长，而智能发育更趋完善，好奇、多问、好模仿，语言和思维能力进一步发展，自理能力和初步社交能力得到锻炼。因此期儿童具有较大的可塑性，应加强早期教育，培养其良好的道德品质和生活自理能力，为入学做好准备。学龄前期儿童防病能力有所增强，但因接触面广，仍可发生传染病和各种意外，也易患急性肾炎、风湿病等免疫性疾病。应根据这些特点，做好预防保健工作。

2. 学龄前期的保健

（1）合理安排膳食　学龄前儿童饮食接近成人，要保证足够的能量和蛋白质的摄入，选择食材多样化，营养搭配，注意培养儿童健康饮食习惯和良好的进餐礼仪，也可借此机会进行营养知识、食品卫生和防止烫伤等健康教育。

（2）日常护理　这个阶段儿童已逐渐养成独立和自理能力，如进食、洗漱、穿衣、上厕所、洗袜子等。尽管做事的动作缓慢、不协调，也要鼓励儿童自己完成，不能包办；此期儿童想象力极其丰富，可导致其怕黑、做噩梦、梦游等，儿童不敢一个人睡觉，缺乏安全感，更不愿意和家长分床睡，需要家长陪伴。事实上，从心理角度来讲，并不利于儿童独立性、自信心的建立。家长可在儿童入睡前与其进行一些轻松、愉快的活动，以减轻紧张情绪。还可在卧室内开一盏小夜灯。

（3）社会适应能力的培养　此期儿童入园后开始集体生活，应帮助儿童熟悉幼儿园的环境和规定，尽快融入集体生活中，帮助儿童学会理解、学会协商、学会谦让。培养儿童的学习兴趣与良好习惯、丰富其想象与思维能力，应通过游戏、体育活动增强体质，同时在游戏中，尝试与他人建立友谊关系，培养儿童克服困难的意识，社会交往是个体心理健康发展的必要条件，家长要注意培养儿童互相友爱、互相帮助、善良的品德。

（4）预防保健指导　儿童每年进行1～2次体格检查，3岁后每年测视力、血压一次，筛查与矫治近视、缺铁性贫血、龋齿、寄生虫感染等疾病，继续监测生长发育情况，预防接种可在此期进行加强。在集体机构的儿童应特别注意传染病的预防，如水痘、痢疾等。进行健康教育和健康促进，防止交通事故、溺水等意外事故的发生。

三、学龄期儿童和青春期儿童保健与护理

学龄期是指自6～7岁入小学始到进入青春期前。进入学校教育阶段的儿童和青少年，其体格、体质、心理和智力的发展都处于一生中的关键时期。社区护士应与学校

和家长加强联系与沟通，关注儿童青少年德、智、体、美、劳的全面发展，共同促进身心健康，帮助其适应学校的学习和生活环境。

（一）学龄期保健指导

1. 学龄期生理特点　此期儿童体格生长仍稳步增长，除生殖系统外，各器官发育已接近成人水平，智能发育较之前更成熟，理解、分析、综合能力逐步增强，可以接受系统的科学文化教育。这个时期儿童感染性疾病的发病率较低，但要注意预防近视眼和龋齿，端正坐、立、行姿势，安排有规律的生活、学习和锻炼，保证充足的营养和休息，防治精神、情绪和行为等方面的问题。

2. 学龄期的保健

（1）合理安排膳食　保证足够的营养摄入，膳食中各营养成分必须满足其生长发育的需要。应合理地指导就餐，一日三餐时间应规律，其中早餐营养要充足，午餐和晚餐营养均衡，量适宜，要清淡饮食，尽量选择易消化、少调料、少油炸的食物，合理选择零食，能够及时补充水分，培养良好的饮食习惯，不偏食、不挑食、不暴饮暴食。学龄儿童的饮食习惯和方式受大众传媒、同伴和家人的影响较大，学校应开设营养教育课程，进行营养卫生宣教。随着生活水平的不断提高，避免因营养过剩而导致的肥胖症。

（2）行为习惯的培养　家长要教会孩子合理地安排学习、睡眠、游戏和运动时间。制订寒暑假计划表，避免终日沉溺于电视、网络游戏中。注意孩子的个人卫生、饮食和口腔卫生，养成不吸烟、不饮酒、不随地吐痰的良好习惯。另外，儿童期是骨骼成长发育的重要阶段，长时间弯腰、歪头、歪肩等会影响孩子脊柱、骨骼的正常发育，甚至造成畸形。所以，培养良好的坐、立、走姿势和习惯尤为重要。学龄儿童应特别注意保护视力，教育孩子读书、写字与书本要保持 30cm 以上的距离，并保证正确姿势，避免不良用眼习惯，并教会儿童简单有效的视力保健方法，定期进行视力检查，以利于尽早发现弱视、斜视、近视等，并及时就诊。

（3）预防保健指导　保证学龄儿童每年体格检查一次，继续按时预防接种，宣传常见传染病的知识，并对传染病做到早发现、早报告、早隔离、早治疗。

（二）青春期保健指导

青春期又称青春发育期，是指青少年生理发育和心理发展急剧变化的时期，是儿童到成年人过渡的时期，也是人生观和世界观逐步形成的关键时期。此期体内发生一系列形态、功能、代谢以及心理、智力、行为的显著变化，这一系列变化都是在神经内分泌的调控下完成的。由于生理和心理、行为方面不同步的发育，青春期发育过程会出现特有的问题，应给予高度重视。

1. 青春期生理特点　进入青春期后，睾丸、卵巢开始迅速发育。成熟卵巢一方面具有周期性的排卵功能，另一方面主要分泌雌激素和孕激素。其中，激素可促进女性第二性征的形成，如乳房发育、毛发分布、体态丰满、骨盆宽大、声音细润等女性特有的体貌特征；也可促进月经初潮来临；此外，雌激素还可加速骨的生长，促进长骨骨骺的愈合，提高血中高密度脂蛋白含量，降低低密度脂蛋白含量，改善血脂，预防动脉粥样硬化。

2. 青春期心理特点 青春期是人一生中极为特殊的时期，此期间青少年身体正处于加速发育阶段，认为他们已经是成年人，对人对事的态度、情绪以及为人处事的方式方法都发生了明显的变化。往往带着片面的、表面的思维方式和未健全的三观看待并解决问题，并渴望学校、社会和家人给予高度的肯定和尊重。但由于心理和社会适应能力发展相对滞后，极易形成复杂的青春期心理问题，如焦虑、抑郁等。这些问题绝大多数是暂时现象，若不及时解决，持续时间长，问题可能会变得复杂、严重，造成心理缺陷，甚至影响青少年一生的健康、学习、工作和行为，严重者还可能危及家庭和社会。因此及早发现、尽早调整青春期的心理、情绪及行为问题，对身心的正常发展具有重要意义。

3. 青春期常见的问题

（1）痤疮 又称青春痘、粉刺，是青春期常见的毛囊皮脂腺的慢性炎症性皮肤病。好发于颜面部、颈部、胸部、背上部及肩部，临床上以黑头、粉刺、丘疹、结节、脓疱、囊肿为特征，常有油性皮脂溢出、色素沉着、毛孔粗大甚至疤痕等皮肤损伤。多无自觉症状，如炎症明显时，会引起疼痛和触痛。其发病的主要因素可能与内分泌因素、皮脂的作用、毛囊内微生物等有关。近年来，有人认为痤疮与免疫有关，多吃动物脂肪及糖类食物，消化不良或便秘等胃肠障碍，精神紧张，湿热气候等因素对痤疮可产生不利影响。青春期后，大多数人均能自然痊愈或症状减轻。通过多吃富含纤维和维生素的食物，少吃动物性脂肪、甜食和刺激性食物等方法调节饮食，可有效预防痤疮；保持皮肤清洁是防治痤疮的有效措施。

（2）遗精 指在没有性交或手淫的情况下射精。遗精多发生于夜间睡眠中，也可在清醒状态下发生。遗精是青春期的一种正常生理现象。因为男性到了青春发育期，睾丸不断分泌大量的雄激素，同时产生大量精子，精子与精浆共同组成精液。精液不断产生并积聚在输精管内，当达到饱和状态时，便会通过遗精的方式排出体外。遗精的间隔日期没有规律，一个月遗精在 7 ~ 8 次内均属正常。遗精次数过于频繁，尤其是梦遗，可能会扰乱睡眠，引起心理紧张、头痛、头晕、无精打采、胃纳不佳、浑身无力等症状。

（3）痛经 是妇科最常见的症状之一，好发于妇女各个年龄阶段，主要与月经时子宫内膜前列腺素含量增高或失衡有关。临床上以下腹部耻骨上，痉挛性剧烈疼痛为主要症状，可放射至腰骶部和大腿内侧，伴随腰酸、头痛、乏力、头晕、恶心等其他不适，严重者可影响生活和工作质量。这些症状也会引起心理变化，如有些人烦躁、易怒、与人易发生口角、不被理解等，一般持续 2 ~ 3 日后上述症状减弱或消失。因此，保持乐观而稳定的情绪将有助于减轻和消除症状。

（4）乳房发育 是女性第二性征中最早出现的征象。发育过程中，有可能出现乳房过小或过大、双侧乳房发育不均、乳房不发育、乳房畸形以及乳房包块等现象。因此，青春期要注重乳房保健。乳房发育后，要及时配戴乳罩，以防乳房下垂，但不要束胸；保持正确的站、卧、坐、走姿势；保持乳房清洁，避免外伤；加强体育锻炼，同时保持充足的营养，利于乳房发育；必要时在医师指导下进行适当治疗。

（5）心理问题　青春期生理与心理发育不同步，心理发育相对滞后、过度用脑和不良习惯是形成青春期综合征的重要原因。青春期常见异常心理行为表现有记忆力下降、注意力分散、思维迟钝、学习成绩下降；自卑自责、忧虑抑郁、烦躁焦虑、敏感多疑、缺乏学习兴趣，甚至出现自暴自弃、厌学、离家出走；自我约束、自我控制能力丧失，依赖沉迷于网络、烟草、某些药物等。青春期是人生的黄金时期，这个时期正是学知识、长才干、树立远大理想、塑造美好心灵的关键时期。因此，应集中精力，努力学习，健康地度过这人生的金色年华。

4. 青春期的保健

（1）合理饮食　保证营养均衡，选择高热量、高蛋白，富含维生素、易消化的食物，鼓励青少年多饮水，保持大便通畅，从而减轻盆腔充血。

（2）劳逸结合　过度劳累易发生月经过多、经期延长，甚至崩漏等。故经期应避免过重的劳动及剧烈的运动，注意劳逸结合。

（3）注意经期卫生　不宜盆浴、阴道洗涤，以免发生感染，加重病情。同时注意外阴清洁，卫生巾和内裤要柔软，勤更换。

（4）注意保暖　经期身体抵抗力下降，应避免冷水洗头、洗脚、洗澡，避免摄入生冷的食物；痛经较严重者，可选用暖宫贴、热水袋局部热敷。

（5）开展性生理、心理教育　广泛开展青春期教育，不但可以指导青少年正确认识自身的生理与心理特点，从中掌握卫生保健常识，提高其身心健康水平。而且可以促进社会、学校、家庭和教师引起对青春期青少年生理、心理变化的重视，正确引导青少年尽早走出青春期带来的各种困扰、苦恼和心理阴影，有助于提高我国社会文明水平。

四、预防接种

计划免疫是指根据某些传染病的发生规律，将有关疫苗，按科学的免疫程序，有计划地给人群接种，使人体获得对这些传染病的免疫力，从而达到控制、消灭传染病的目的。

（一）儿童计划免疫与预防接种程序

儿童出生后，来自母体的抗体逐渐消失，对各种传染病的抵抗力降低，需实施预防接种才能产生免疫能力。为了使儿童获得良好的免疫力，需要科学地安排接种对象及时间，计划接种。儿童免疫程序时间表见表 7-1。

1. 宣传组织工作　社区护理人员应全面掌握所管地段儿童的免疫情况，为儿童建立预防接种卡片或手册，对接种对象及接种项目要做到及时、准确、不遗漏、不重复，采取预约、通知单、电话、手机短信、微信群、QQ 群等方式，通知儿童监护人，告知接种疫苗的种类、时间、地点和相关要求。保证每个儿童得到及时、科学的预防接种。

表 7－1　儿童疫苗免疫程序时间表

接种年龄	接种疫苗
出生	乙肝疫苗、卡介苗
1 月龄	乙肝疫苗
2 月龄	脊髓灰质炎疫苗
3 月龄	脊髓灰质炎疫苗、百白破疫苗
4 月龄	脊髓灰质炎疫苗、百白破疫苗
5 月龄	百白破疫苗
6 月龄	乙肝疫苗
8 月龄	麻疹疫苗、乙脑减毒活疫苗
18 月龄	甲肝减毒活疫苗
18～24 月龄	百白破疫苗、麻腮风疫苗
2 周岁	乙脑减毒活疫苗
3 周岁	A＋C 群流脑疫苗
4 周岁	脊髓灰质炎疫苗
6 周岁	白破疫苗、A＋C 群流脑疫苗

2. 接种前的工作　接种工作人员在对儿童接种前应查验儿童预防接种证（卡、簿）或电子档案，核对受种者姓名、性别、出生日期及接种记录，确定本次受种对象、接种疫苗的品种。询问受种者的健康状况以及是否有接种禁忌等，告知受种者或者其监护人所接种疫苗的品种、作用、禁忌、不良反应以及注意事项，可采用书面和（或）口头告知的形式，并如实记录告知和询问的情况。

3. 接种时的工作　接种工作人员在接种操作时再次查验核对受种者姓名、预防接种证、接种凭证和本次接种的疫苗（包括标签、名称、批号、生产日期、生产厂家及有无变质等异常），核对无误后严格按照《预防接种工作规范》规定的接种月（年）龄、接种部位、接种途径、安全注射等要求予以接种。

4. 接种后的工作　告知儿童监护人，受种者在接种后应留在观察室观察 30 分钟，无反应方可离开。个别儿童在接种后可能出现局部红肿、发热、乏力、不适等一般反应，极个别可能发生轻微过敏反应等，一般不需任何处理即可恢复。儿童接种疫苗后，要告知监护人适当休息，多喝水，不吃刺激性食物，避免剧烈运动，注射部位保持干燥，3 天内暂不洗澡。接种后及时在预防接种证、卡（簿）上记录，有条件的地区录入计算机并进行网络报告。与儿童监护人预约下次接种疫苗的种类、时间和地点。

（二）预防接种的禁忌证

每种接种疫苗都有其严格的禁忌证。分为一般禁忌证与特殊禁忌证。

1. 一般禁忌证　有急性传染病接触史而未过检疫期者、活动性肺结核、较重的心脏病、风湿病、高血压、肝肾疾病、慢性病急性发作者，有哮喘及过敏史者，或有严重的化脓性皮肤病者等。

2. 特殊禁忌证　有过敏史者使用动物血清制品易发生过敏性休克或出现血清病；儿童患发热性疾病，体温在37.5℃以上者，禁止服用脊髓灰质炎活疫苗糖丸；正在接受免疫抑制剂治疗者，不能常规接受接种。

（三）预防接种的反应及护理措施

预防接种对人来说是一种外来的刺激，活菌苗、活疫苗的接种，实际上是一种轻度感染，死菌苗、死疫苗对人体是一种异物刺激。因此，在接种后会有不同程度的全身或局部反应。

1. 常见反应

（1）全身反应　接种后5～6小时或24小时出现体温升高，如为活疫苗则有一定的潜伏期后才出现体温升高。有些儿童可能出现头晕、全身不适、疲倦、恶心、呕吐、腹痛、腹泻等反应。此类反应如较轻微，则可以不做处理，注意休息，多饮水，或给予对症处理。如高热不退或症状较重，则应去医院就诊。

（2）局部反应　接种后数小时至24小时注射局部出现红、肿、热、痛等反应，有时会伴有局部淋巴结肿大，局部反应一般持续2～3天。活疫苗接种后局部反应出现较晚，持续的时间也较长。局部反应时，可以用干净毛巾热敷，并抬高患肢。

2. 异常反应　极少数儿童在接种后可出现严重反应，如发现疑似预防接种异常反应，接种人员应按照相关要求进行报告和处理。同时应及时向所在地的县级卫生行政部门、药品监督管理部门报告，并填写疑似预防接种异常反应报告卡。

（1）过敏性休克　在注射后数分钟至2小时后出现面色苍白、烦躁不安、呼吸困难、脉搏细弱、出冷汗、四肢冰凉、恶心呕吐、大小便失禁甚至昏迷等过敏性休克的表现，如不及时抢救，会出现生命危险。需让患儿平卧，头部放低，立即皮下注射1∶1000的肾上腺素0.5～1ml，保暖，吸氧，并采用其他抗过敏性休克的措施。

（2）晕针　儿童由于恐惧、精神紧张、疲劳、空腹等原因可在注射时或注射后数分钟出现头晕、心慌、面色苍白、出冷汗、手足冰凉、心跳加快等晕针的表现。应立即使患儿平卧，饮少量的热水，并注意鉴别是否为过敏性休克。

（3）过敏性皮疹　一般见于接种后数小时至数天内，遵医嘱应用抗组胺类药物。

第二节　社区妇女保健与护理

PPT

案例分析

病人，女，54岁，慢性咳嗽10余年，阴道口脱出肿物2年余。妇科检查：阴道前壁膨出，宫颈脱出于阴道外，宫体仍在阴道内，子宫略小，水平位，两侧附件未触及。

问题

1. 该病人的诊断是什么？
2. 作为社区护士，应如何对该病人进行护理指导？

一、概述

（一）社区妇女保健工作的目的及意义

社区妇女保健工作应该坚持“以保障保健为中心、以保障生殖健康为目的，保健与临床相结合，面向群体、面向基层和预防为主”的工作方针。为妇女提供连续的生理、心理服务与管理工作，开展从青春期到老年期的各项保健工作，有效地降低孕产妇及围生儿死亡率，减少患病率和伤残率，控制性疾病的传播。加强妇女预防保健工作，其意义在于维护和促进民族健康，增强人口综合素质，提高家庭幸福指数，满足广大妇女健康需求，指导妇女健康服务机构建设，探索规范化管理模式，推动妇幼健康服务机构健康发展。

（二）妇女保健工作的优化服务模式

2015 年，国家卫生与计划生育委员会发布的《关于妇幼健康服务机构标准化建设与规范化管理指导意见》明确提出：妇幼健康服务机构应按照保健与临床相结合原则，按照服务人群来优化服务流程，整合服务内容。加强业务部门主要包括孕产保健、妇女保健和计划生育技术服务间功能的衔接与合作。选择优势领域加强妇幼保健专科建设，规范业务管理和技术服务，促进妇幼保健学科发展。以妇女健康为中心，创新服务模式，提供安全、便捷、温馨服务，体现妇幼保健特色，提高卫生服务绩效，保障妇女的合法权利。

二、妇女各期预防保健服务

随年龄的增长，医学上将女性一生分为新生儿期、婴幼儿期、青春期、围婚期、围生期、围绝经期、老年期。由于各阶段的生理和心理特点不同，因此保健的重点也不尽相同。本节重点介绍青春期、围婚期、围生期、围绝经期保健指导。

（一）青春期保健指导

青春期是个体由儿童过渡到成人的时期，是儿童生长发育的最后阶段，也是人的一生中决定体格、体质、心理和智力发育和发展的关键时期。

（二）围婚期保健指导

围婚期是指从确定婚配对象到婚后受孕为止的一段时期，包括婚前、新婚及孕前三个阶段。围婚期保健的目的是保障健康婚配、防止各种疾病的传播、促进和谐夫妻生活、计划适时生育和提高出生人口素质，要求开展检查、咨询与指导的综合保健服务。围婚期保健的主要内容有婚前医学检查、婚前卫生指导、婚前卫生咨询等。

1. 婚前医学检查 是对准备结婚的男女双方是否患有可能影响结婚和生育的疾病

所进行的医学检查，包括病史询问、体格检查及相关医技检查等。

（1）病史询问

1）做家系调查和分析，初步判断双方是否有血亲关系、直系血亲或三代以内旁系血亲，近亲婚配的弊端在于存在遗传病的风险，其子代中常染色体隐性遗传病的发生率升高。表兄妹结婚是民间最常见的近亲婚姻，他们的遗传基因大约有 1/8 是同源的，如果他们具有相同的隐性致病基因，其子代具有此基因纯合子的机会将增加，即导致遗传病的发生概率增加。因此，为降低出生缺陷，限制近亲婚配是一项有效的措施，必须认真做好此项询问，了解其真实情况。

2）询问婚检对象及其家庭成员的健康状况，重点询问与婚育有密切关系的遗传性疾病、精神疾病及传染病（如性病、病毒性肝炎、结核病等）史，询问可能影响生育功能的工作和居住环境、烟酒嗜好、饮食习惯等，询问其月经史有助于发现某些可能影响婚育的妇科疾病，以及询问其妊娠分娩史和家族史等情况。

3）在对婚检对象询问与交谈的同时，观察其神态、动作、逻辑思维与对答表达能力，对疑似有异常状况的婚检对象拟定初筛方案，在随后的体检和医技检查过程中进一步甄别。

在婚前医学检查中对遗传病和精神病的筛查主要依赖病史询问这个环节，获得受检对象及家族病史的信息。因此，婚检医师应本着尊重对方的态度，取得服务对象的信赖，并运用人际交流技巧，亲切、耐心地与对象交流，才能获得足够的信息。

（2）体格检查　包括综合体检、生殖器官和第二性征的检查。

1）综合体检　根据全身体检常规要求，按照头部、颈部、胸部、腹部、脊柱、四肢顺序循序进行。在婚前医学检查中，患遗传性疾病者应是重点关注的对象，如发现有下列 16 种体征之一者，应考虑遗传性疾病的可能。具体为精神状态异常；智力低下；特异面容，五官异常；先天性聋哑；先天性视力低下；先天性眼畸形；先天性四肢、手、足畸形伴功能异常；先天性头颅畸形、小头或大头；发育迟缓；先天性骨骼畸形；四肢震颤、痉挛、麻痹、共济失调；肌张力异常，过高或过低；肌肉萎缩或假性肥大，肌萎缩多表现在四肢、肩胛部、腰部，假性肥大多表现在四肢；严重贫血，久治无效；明确的非感染性肝、脾大；皮肤病变或颜色异常，久治无效。

2）生殖器检查　检查外生殖器，观察是否有炎症、溃疡、赘生物、异常分泌物等。此外，女性在做阴道检查用棉拭子探入并取分泌物时，务必先向受检者本人或其亲属说明理由，征得同意并本人签字后方可进行。检查动作要轻柔细致，避免损伤处女膜。必要时可做染色体核型分析、激素测定或性腺活检等，以确定性别及性发育异常的类型。

（3）医技检查

1）常规检查项目　血常规、尿常规、梅毒筛查、血清丙氨酸氨基转移酶（ALT）、乙型肝炎病毒表面抗原（HBsAg）、女性阴道分泌物常规检查及胸部透视。

2）其他检查项目　乙型肝炎病毒血清学标志、淋病、艾滋病、支原体、衣原体、精液常规、乳腺及染色体检查等。

2. 婚前卫生指导 是有关结婚、生育、预防出生缺陷、减少疾病遗传和传播等医学知识的健康教育和指导。一般包括性健康教育指导、生育指导及新婚避孕指导等。

（1）性健康教育指导 作为婚前卫生指导的重要内容之一，通过性健康教育，使年轻的未婚夫妻对性生活有一个正确的认识，能够保持在道德、观念、社会适应能力、生理和心理等各方面的性健康状态。性健康教育包括性道德教育和性保健教育。其中，性道德教育要遵循四个要点：专一性、诚实性、非占有性和原则性。而为了更好地预防生殖道疾病，在进行性保健教育时，应指导年轻新婚夫妇养成良好的性卫生习惯，如保持外阴部的清洁卫生、月经期禁止性生活、控制好性生活的频度、尽量选择合适的性交时机。婚前的性健康教育工作不仅能起到正面宣教的作用，还能树立对于性和性生活的正确态度。

（2）生育保健指导 生殖健康还要求人们能够按自己的意愿有计划地调节生育。生育保健应指导婚检对象了解受孕过程、男女双方必备的受孕条件、计划受孕的方法和受孕前的准备等知识。

1）受孕条件 必须具备三大基本条件：健康的生殖细胞；良好的运输通道；适宜着床和发育的环境。

2）排卵时机 计划受孕除了具备以上三个条件外，还需要选择最佳受孕的时机，即排卵期，把握并识别排卵期的方法非常重要，观察排卵的征兆有许多方法，自我判断的常用方法有四种（表7－2）。

表7－2 自我判断排卵期的常用方法

方法	推算排卵日	评价
日程表法	具体推算公式： 月经周期为30天，易受孕期就在周期第11～19天 最短月经周期天数－19＝易受孕期开始 最长月经周期天数－10＝易受孕期结束	实用性不强
宫颈黏液法	从外阴部有湿润感开始到黏液高峰日（拉丝最明显的那天）后3天为止的期间	切合女性生理，有较强的实用性
基础体温法	正常排卵的周期，基础体温表现为双相，即排卵前体温为低温相，大约36.5℃；排卵后为高温相，大约36.9℃，持续12～16天。因此排卵一般发生于体温上升前1天	基础体温的变化发生于排卵后，所以无法预测排卵日
排卵试纸法	从月经周期第10天后或接近排卵期开始，每天测3次，直到试纸出现两条线，代表排卵即将开始	比较费时，价格较高，有时试剂还不太稳定，影响准确度

四种自我观察排卵的方法各有其特点，如能结合运用则判断会更加准确，能够帮助夫妇顺利实现受孕计划。

3）思想准备 计划怀孕应当在孕前做好充分准备，如选择最佳生育年龄、调整为健康的生活方式、备孕期避免服药等。

3. 婚前卫生咨询 对有关婚配、生育保健等问题提供医学意见。

（三）围生期保健指导

围生期保健是妇女保健的重要阶段，包括孕前、孕期、分娩期、产褥期（哺乳期）、新生儿期为保障孕母和胎婴儿健康所进行的一系列保健措施，以保障母婴安全，降低孕产妇和围产儿死亡率。

1. 孕前保健

（1）准备　在孕前6个月对有生育意愿的夫妇需要接受孕前保健服务指导。

（2）保健流程　通过在社区门诊接受问诊、一般体检和实验室检查等基本的健康评估，医护人员对孕前妇女做出相应指导，具体保健流程如图7－1所示。

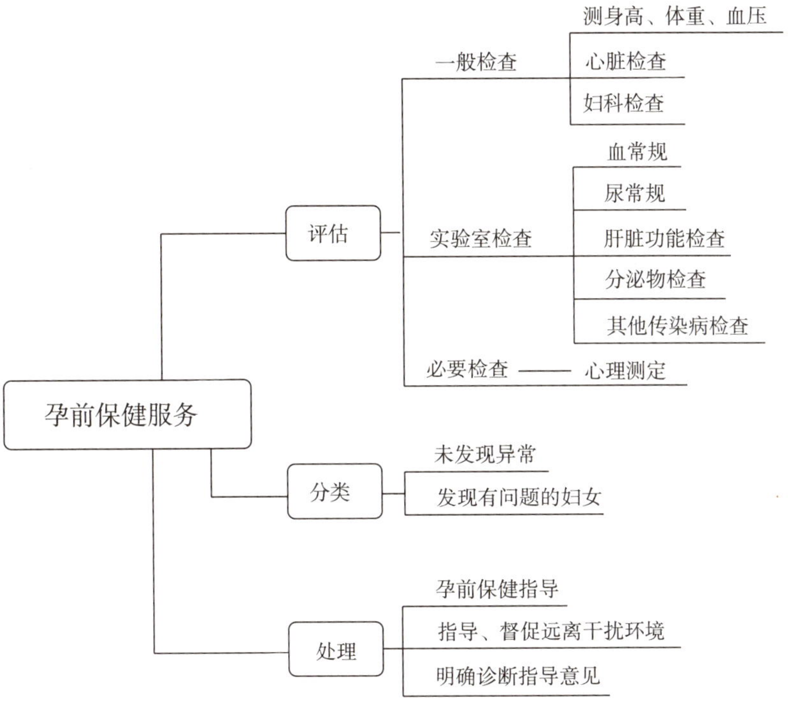

图7－1　孕前保健服务

（3）保健指导

1）饮食指导　重视健康生活方式的培养，合理营养，膳食平衡，不偏食、挑食，食用加碘盐。孕前补充叶酸对预防神经管畸形有重要意义。培养良好的饮食习惯，注意饮食卫生，食物应洗净烹饪熟后食用，避免食用变质食物。

2）环境指导　避免接触宠物；避免接触影响胎儿生长发育的物质，如烟草、酒精、重金属、化学原料、有害气体、致癌物质等。

3）生活指导　培养良好的作息习惯，避免紧张、劳累、剧烈运动，平时多散步、听舒缓音乐，保持心情愉悦。

2. 孕期保健

（1）孕早期　指从妊娠开始到妊娠13周末前，这是胎儿各器官发育形成的重要时期。

1）建档

①建档时间　孕妇在孕12周前到居住地所在的社区卫生服务中心接受第一次产前保健服务。

②建档目的　登记建册，将孕妇及早纳入社区的健康管理；进行孕早期保健指导，避免致畸因素和疾病对胚胎的不良影响；对不适宜妊娠者可及早终止妊娠。

③服务内容　社区卫生服务机构通过问诊、一般体检和实验室检查按初筛分类表进行评估分类和处理指导。

2）保健指导

①饮食指导　开展健康教育，保证足够的热量、蛋白质的摄入，提倡多食富含维生素的新鲜水果、蔬菜，多吃肉类、鱼类、豆制品等；避免高盐饮食、烟熏和腌制食品，避免油炸不健康食物摄入。

②生活指导　指导孕妇规律起居，保证充分的睡眠，劳逸结合，适量运动。散步、听音乐，可保持愉悦的心情，但长时间地坐着（如旅行），会增加静脉血栓的风险。避免接触烟草、酒精、毒品；避免接触放射线、铅、苯、甲醛等；避免接触宠物。

③检查指导　早期、定期进行产前检查，及时建立孕期保健手册，进行高危妊娠初筛并及时治疗各种内科合并症。

④心理指导　娠期虽然是育龄妇女正常、自然的生理过程，但作为特殊的生活事件，也会使孕妇在生理、心理上发生一系列的应激反应，如容易出现焦虑、抑郁、强迫、敌对、恐惧等心理健康问题。因此，家人和朋友的陪伴、理解、支持、关注、有效的沟通可使孕妇找到安全感、幸福感，同时也可预防孕期及产后心理问题的发生。

3）孕早期常见健康问题的处理

①妊娠呕吐　妇女妊娠后受激素水平的影响下，身体出现适应性改变。最早和最突出的表现就是恶心、呕吐、厌食等妊娠反应，程度因人而异。但大多数孕妇在妊娠6周左右出现早孕反应，12周左右消失。对于妊娠反应较重的孕妇，应注意多饮水，多吃青菜和水果，可以少食多餐。在口味上选择适合自己口味的食品。家属要多理解，多安慰，通过精神的鼓励，改善孕妇妊娠反应。

②尿频　由于增大的子宫压迫膀胱所致。12周左右，增大的子宫进入腹腔，症状自然消失。

③阴道流血　妊娠早期出血，主要原因可能是先兆流产、流产、异位妊娠、葡萄胎等。通常B超可以进行鉴别，针对不同的原因及时送入医院积极处理。

（2）孕中期　是指妊娠14～27周，此期胎儿生长迅速。

1）保健指导

①饮食指导　孕中期胎儿迅速生长，需要大量的营养物质，建议孕妇加强营养，保证足够的热量、蛋白质的摄入，多食富含维生素的新鲜水果、蔬菜，及时补充钙、铁、锌、碘等元素；避免高盐饮食、烟熏和腌制食品，戒烟、戒酒，减少咖啡、饮料

及浓茶等摄入。

②生活指导　指导孕妇规律起居，保证充分的睡眠，做适量运动，有助于增进肌张力和促进新陈代谢，如每天坚持做孕妇体操，活动关节，可使全身轻松，精力充沛。避免剧烈的跑、跳、打球等活动。避免长时间地坐着（如旅行），会增加静脉血栓的风险。因孕妇在此期体重逐渐增加，重心前倾，可选择宽松、舒适、透气、棉质衣物及平底、轻便鞋。此外，由于孕妇新陈代谢旺盛，汗腺及皮脂腺分泌增多，经常洗澡能促进血液循环，勤更换内衣，可让人感到清洁和舒适。避免接触放射线、铅、苯、甲醛等；避免接触宠物。

③检查指导　妊娠16～24周彩色多普勒超声，在产前筛查及诊断中极大地提高了胎儿畸形的检出率，如先天性心脏畸形、神经管畸形、唇裂以及肢体内脏畸形。建议进行唐氏综合征筛查、妊娠期糖尿病筛查等检查项目。

④心理指导　孕中期妊娠反应减轻，孕妇情绪相对稳定。在18～20周母亲首次感受到胎动，随着胎动增加，对胎儿的期望也愈发强烈，从而建立起母子一体的亲密感。

⑤自我监护　此时社区护士应多提供有关怀孕、分娩以及与胎儿相关的宣教片，并指导孕妇及家属数胎动、听胎心音、监测胎儿的健康状况。每天数3次，每次数1小时，每小时胎动3～5次，静坐或侧卧，注意力集中，做好记录，最后计算12小时的胎动次数。如在30次以上，反映胎儿情况良好；如不足30次或继续减少，多有宫内缺氧情况，应及时到医院就诊，采取措施。指导家属用听诊器听胎心音，正常胎心率为110～160次/分钟，过快或过慢均属异常，应随时到医院就诊。

⑥胎教　现代的科学证明，胎儿已完全具备听觉、感觉、视觉、触觉、味觉五种感觉，同时又具有感知和记忆两种能力。科学地、适度地采用各种方式给予早期人为干预，可以使胎儿各感觉器官在众多的良性信号刺激下，功能发育得更加完善，同时还能起到发掘胎儿心理潜能的积极作用，为出生后的早期教育奠定良好基础。目前，胎教已经得到越来越多人的认识和接受，社区护士更应该指导父母双方共同参与。国内外的有关胎教资料显示，以下四种胎教效果较为显著：避免刺激、稳定情绪、腹部按摩、听觉训练。

2）孕中期常见健康问题的处理

①便秘　妊娠期间容易发生便秘，是由于孕激素水平升高，导致胃肠道蠕动减慢，食物在肠道停留时间延长，但可能也与不合理饮食有关。若出现便秘，首要的指导方法是调节饮食，补充富含膳食纤维的食物，如根茎类蔬菜、水果、粗粮、木耳、海带、全麦粉、燕麦等，适量饮水，适当运动。当食疗效果不好时，可考虑使用开塞露，或对胎儿副作用较小的缓泻剂。

②白带增多　在妊娠期间，妇女阴道分泌物增加呈糊状。阴道上皮细胞含糖原增加，乳酸含量增加，使得阴道pH降低，不利于致病菌生长，有利于防止感染。但是如果伴有浓烈的异味、外阴瘙痒、红肿或者伴有尿痛，则可能合并细菌性阴道炎、真菌性阴道炎、滴虫性阴道炎。而且其他生理或病理条件下也会导致阴道分泌物增加，如

阴道过敏反应等。必要时经医师指导，选用适当的药物，切不可滥用抗生素、抗肿瘤药、激素类和解热镇痛药物等。

③腰背痛　大部分孕妇在第20~28周出现此症状，而且晚上症状较重。妊娠期间背痛可能是由于子宫重量的增加及位置的改变，妊娠激素松弛素影响盆底肌肉松弛。在水中进行健身运动、合理休息可以明显缓解妊娠背痛症状，按摩疗法、脊柱推拿均对治疗背痛有效，但是目前尚缺乏循证医学评价依据。

④头晕　孕妇出现血压增高、头晕头痛、严重恶心、呕吐、下肢水肿、视物不清及尿蛋白阳性时，要考虑妊娠高血压疾病、子痫前期或肾炎的可能。此外，妊娠贫血也常会头晕。

⑤贫血　孕妇由于生理的变化出现血液被稀释，约有1/4的孕妇会发生不同程度的贫血，但重症贫血并不多见。孕妇发生贫血除了生理因素外，还与膳食有关，蛋白质、铁摄入不足，不能满足生理需要，容易造成缺铁性贫血；也有些孕妇是由于患有慢性萎缩性胃炎、慢性肾炎等。孕妇贫血可导致血液中的氧含量降低，轻度时不会有不适感，但严重时不仅可导致自身心肌损害、充血性心力衰竭等疾病，还会使胎儿缺氧，影响胎儿重要器官的生长发育，导致出生后婴儿智力发育不健全等。

（3）孕晚期　是指妊娠28周及以后至临产。

1）保健指导

①生活指导　在孕晚期随着胎儿对营养的需求量不断增加，孕妇的食欲也增加，但由于腹部膨隆，可以选择少量多餐，每天保证足够的热量、蛋白质、维生素等的摄入，及时补充钙、锌、碘等元素。尤其是在孕晚期，孕妇储备铁约500mg，为了适应红细胞的增生及胎儿成长，满足孕妇各器官生理变化需要，容易出现缺铁，在孕晚期应补充铁剂，以防出现贫血。孕晚期子宫明显增大，往往因为生理、心理因素出现睡眠障碍，出现对分娩产生的疼痛而焦虑等精神异常状态，因此安静、舒适的居住环境，能保证足够的睡眠，从而减轻此症状。

②生理变化及指导　母体的子宫逐渐变大，总重量可达1000g，容量达5000ml，其内容纳胎儿、胎盘和羊水。肌壁变薄，足月时不足1.5cm。子宫峡部足月时可达7~10cm。到足月时子宫开始规律地收缩，在临产前的一两周可出现每10~20分钟一次的收缩，并可引起孕妇感到不适，这种宫缩称为“假临产”。初产妇子宫颈到妊娠晚期逐渐变软，经产妇子宫颈在临产前即可消退，这些变化有利于临产时宫颈的扩张。妊娠晚期，特别是在接近分娩期时挤压乳房，可见少量淡黄色稀薄液体自乳头流出，称为“初乳”。临近分娩，应重点指导产妇识别分娩先兆：孕妇在分娩前，常会出现假临产，其特点为宫缩持续时间短（<30秒）且不恒定，间歇时间长而不规则；随着胎先露下降入骨盆，宫底随之下降，出现胎儿下降感，进食量增加，呼吸轻快，但压迫膀胱，孕妇常出现尿频症状；在分娩前24~48小时，阴道排出少量血液，称为“见红”。

③心理指导　妊娠晚期由于胎儿的生长，孕妇的生理负担达到高峰，孕妇的心理负担也加重，出现情绪不稳定，对分娩感到恐惧、焦虑和不安。因此，社区护士应鼓励

孕妇说出自己的紧张原因，有针对性地进行心理护理。指导孕妇在分娩过程如何应对，包括第一产程中胸式呼吸、腹式呼吸运动法、松弛法、压迫法，第二产程中增加腹压的方法等。让孕妇了解分娩的知识，以减轻其焦虑和害怕的心理，提高自然分娩率。

④分娩准备　除了要做好以上心理准备和应对措施外，还要准备分娩时的用物。产妇用物：足够的消毒卫生纸、卫生巾，产褥期护理垫、一次性绵柔内裤、乳垫、吸奶器、舒适保暖居家服、软毛牙刷、牙膏，孕妇帽、舒适保暖拖鞋等。新生儿用物：柔软舒适半背服、隔尿垫、包被、纸尿裤、毛巾、备用奶粉、奶瓶、湿巾、肚脐贴、消毒棉签等。

⑤骨盆测量　妊娠晚期测量骨盆对预测分娩方式有一定的帮助。骨盆是产道的最重要组成部分，分娩能否顺利进行，会不会发生难产，同骨盆的形态和大小密切相关。若骨盆形态正常，但各条径线均小于正常径线最低值 2cm 以上，则可能发生难产。若骨盆形态轻微异常，但各径线均大于正常径线最低值，则可能经阴道顺利分娩。通过骨盆内测量和外测量可以了解骨盆的大小和形态。但在生产过程中，对胎儿大小的估计并不十分准确，胎儿娩出的过程中，经过产道时的相对位置不同径线也有差别。鉴于上述原因，目前对于头盆不称的诊断要慎重，建议只要不是骨盆存在明显的畸形或狭窄，均可允许孕妇试产，产程中如出现进展缓慢再酌情处理。

⑥检查指导　凝血功能检查、复查肝肾功能，建议做梅毒血清学检测、艾滋病病毒检测，必要时复查超声检查筛查胎儿严重畸形，36 周后行胎心电子监护、心电图及胎盘功能检查等。

2）孕晚期常见健康问题的处理

①妊娠水肿　妊娠晚期最常见的水肿部位是足部。指导产妇降低饮水量，减少盐摄入，抬高水肿的肢体，穿宽松的鞋袜。此外，询问病史，若有无子痫前期的先兆，应尽快就医。

②腰背疼痛　由于孕晚期子宫增大、重心前移、脊柱过度前凸、背伸肌持续紧张造成腰背痛。孕妇在日常走路、站立、坐位及提物等活动时，应尽量保持腰部挺直。必要时家属给予轻柔的按摩，可减轻酸痛症状。孕晚期尽量休息，严重者应严格卧床，适时补钙也是有必要的。

③胸闷心悸　在妊娠晚期导致胸闷、心悸的因素很多，如增大的子宫上推膈肌，引起呼吸困难；孕妇体内储存铁量不足，发生缺铁性贫血，引起心悸；孕妇久站、空腹、过度劳累、过量运动容易发生头晕心悸；患有某些心肺疾病。出现这种情况，应多注意休息，摄取含丰富铁剂的食物，如绿色蔬菜、动物肝脏及芝麻等，依医嘱服用铁剂。

④腹痛下坠　孕晚期时，随着胎儿不断长大，孕妇腹部以及全身负担也逐渐增加，出现生理性腹痛、病理性腹痛和非妊娠因素引起的腹痛。

Ⅰ. 生理性腹痛：随着子宫逐渐增大，增大的子宫不断刺激肋骨下缘，可引起孕妇肋骨钝痛。一般来讲这属于生理性的，不需要特殊治疗，左侧卧位有利于疼痛缓解；

在孕晚期，孕妇夜间休息时，有时会因假宫缩而出现下腹阵痛，通常持续仅数秒钟，间歇时间长达数小时，不伴下坠感，白天症状即可缓解。

Ⅱ. 病理性腹痛：如胎盘早剥，多发生在孕晚期，孕妇可能有妊娠高血压、慢性高血压、腹部外伤。下腹部撕裂样疼痛是典型症状，多伴有阴道流血。腹痛的程度受早剥面积的大小、血量多少以及子宫内部压力的高低和子宫肌层是否破损等综合因素的影响，严重者腹痛难忍、腹部变硬、胎动消失甚至休克等。所以在孕晚期，患有高血压的孕妇或腹部受到外伤时，应及时到医院就诊，以防出现意外。若孕妇忽然感到下腹持续剧痛，有可能是早产或子宫先兆破裂。应及时到医院就诊，切不可拖延时间。

Ⅲ. 非妊娠因素引起的腹痛：一般与妊娠无直接关系，如阑尾炎、肠梗阻、胆石症和胆囊炎等。因为在孕期出现腹痛比较常见，所以有时出现了非妊娠原因的腹痛，容易被孕妇忽视。如急性阑尾炎可发生在妊娠任何阶段，往往右下腹压痛，随妊娠月份的增加，压痛部位逐步上移。由于孕妇发生阑尾炎后病情发展更为迅速，所以要及时到医院检查治疗。孕妇出现胆石症和胆囊炎时会出现上腹疼痛、恶心、呕吐、发热等症状，可能因饮食引起或加剧，所以孕妇应注意饮食，以清淡流质饮食为主，少量多餐，细嚼慢咽、低脂低油，并及早去医院检查。以上非妊娠因素引起的腹痛务必要与妊娠引起的腹痛进行鉴别。

⑤胎动异常　胎动可以作为监测胎儿宫内安危情况的初步指标，建议孕妇在 28 周以后开始注意胎动的情况。胎动是由胎儿自己的肌肉运动引起的，在胚胎的后期即表现出运动活性，并随着胎儿的发育发生变化。当神经受到刺激时肌肉出现运动。最早的胎动并非反射性的，而是脊髓神经自发产生的。当神经系统成熟后，肌肉开始对刺激产生反应。通常胎动可以分为诱发的和自然产生的，自发的胎动可能是大脑或脊髓触发的。尽管在超声监测下 7 周的胚胎已经出现胎动，但要出现孕妇能够感知的胎动，初产妇通常在孕 20 周，经产妇在孕 18 周左右，由于孕妇腹壁脂肪厚度及自我感觉的差异，首次感到胎动的时间也因人而异。每个人对胎动的描述也不一样，有的感觉像“金鱼在吐泡泡”，有的感觉像腹部在抽筋一样。随着胎儿的长大，到孕晚期，胎儿的动作幅度明显增大，孕妇感觉胎动更为明显。对于月经不规律又没有在妊娠早期行 B 超确定胎龄的孕妇，初次感到胎动的时间可以用于胎儿孕周的粗略估计。每个胎儿有其自己胎动的模式，目前无法确定一个胎动正常的特定界限。建议社区护士向每一位孕妇强调从孕 28 周开始每天计数胎动的重要性，并告知孕妇在既定的时间内胎动减少至最低限度时应采取的措施。常用的方法是计数 1 小时胎动大于 10 次正常，如果小于 10 次，再数 1 小时，如果 2 小时胎动少于 10 次，应警惕。胎动计数作为最简单的孕妇自我监测胎儿安危的方法，已经被广泛采用，但其准确性还较为局限。

（四）围绝经期保健指导

围绝经期是指妇女从生育期的规律月经过渡到绝经的阶段，目前大多数学者认为卵巢功能减退引起的内分泌紊乱是导致更年期综合征的主要原因。一般将更年期定义为 40 ~ 60 岁妇女，每个人经历绝经的过程、时间和症状是不同的。社区护士应正确评估围绝经期妇女的生理、心理和社会状况，有针对性地进行保健指导，使妇女顺利度过这一转变时期，保持绝经过渡期及绝经后的良好健康状况。

1. 健康教育　开展围绝经期科学知识讲座，让妇女了解围绝经期的正常生理、心理特点，掌握必要的卫生保健常识，正确对待围绝经期，消除绝经变化所产生的恐惧心理；同时学会并加强自我监测能力，定期进行自我监测并记录。

（1）生理特点　随着年龄的增长，卵泡数目减少，雌激素水平下降，子宫肌层和内膜层逐渐萎缩，子宫也随之变小。外阴皮肤干皱，皮下脂肪变薄。

（2）心理特点

1）焦虑心理　紧张、焦虑是围绝经期妇女常见的一种情绪反应，是自主神经系统受到刺激的结果。有的妇女甚至以“生气”“敌对”的情绪来反映焦虑。

2）悲观心理　以脑力劳动为主的妇女往往因记忆力减退，影响工作而产生悲观的想法，表现为易激动、情绪低落、情感脆弱。

3）行为改变　个性改变及情绪不稳定，包括忧虑、多疑、自私、孤独及情绪不稳定、唠叨、急躁，甚至有自杀的念头。严重者极有可能出现精神障碍，如抑郁症、嫉妒妄想症、疑病妄想症。

2. 心理指导　广泛开展围绝经期妇女健康教育和咨询服务，让妇女了解更年期的卫生保健知识，以积极乐观的态度对待年龄变化，消除无谓的恐惧和忧虑。鼓励其以平静的心态、愉快的心情对待所出现的各种生理和心理上的变化。同时，家庭和社会要给予围绝经期妇女更多的关心、安慰、理解、支持和鼓励。

3. 生活指导　围绝经期妇女调整好日常生活，建立规律的生活方式，对改善症状，降低血脂，防止糖尿病、心血管疾病和骨质疏松都可起到积极作用。具体包括以下内容。

（1）合理饮食　围绝经期妇女的基础代谢率下降，适应这一代谢变化特点，需要平衡膳食，合理营养。重视蛋白质的摄入，以鱼、鸡、蛋等优质蛋白为主，同时防止摄入过量会加重肾脏负担等；积极补充矿物质、维生素，可有效地预防骨质疏松、心脑血管疾病、缺铁性贫血等疾病。尽量不吸烟、不酗酒，建立良好的生活习惯。

（2）定期锻炼　指导围绝经期妇女多参加各项体育活动、社区组织的集体活动，参加老年大学等，培养广泛的兴趣爱好，选择自己喜欢的运动，坚持每周 3 次。既能锻炼身体，又能增进人际交往，保持乐观良好的心理状态，营造良好的生活环境，不断提高生活质量。

（3）定期健康检查　因激素水平下降的原因，围绝经期妇女易患宫颈癌、子宫内膜癌、乳腺癌、心血管疾病等。定期检查能够达到早期发现、早期诊断、早期治疗、提高疗效与生存率的目的。每年做一次全身检查；每 1 ~ 2 年进行一次妇科常见疾病及肿瘤的筛查；经常自查乳房，至少每月一次，发现块状物应及时就诊。

第三节　社区老年人保健与护理

PPT

案例分析

一对年过七旬"空巢家庭"的老年夫妇，丈夫因突然发生"脑梗死"导致右侧肢体偏瘫，伴有运动性失语而住院治疗。1个月后病人病情稳定，于是转入康复中心进行肢体康复和语言康复训练。3个月后肢体功能障碍程度减轻，在医护人员和家属的协助下能够站立，但行走困难，语言功能改善不明显。病人经常情绪激动、心情沮丧，给家属和照顾者带来较重的照顾负担。回到家中，老人面临着日常生活需要照顾的困境，而其子女均因工作繁忙而无力照顾老人。

问题

1. 这对老年夫妇现存的和潜在的健康问题有哪些？
2. 社区护理人员应如何解决这对老年夫妇的健康问题？
3. 作为社区护士，应选择哪种养老照顾模式？此种模式有哪些优点？

随着社会的进步与经济的发展，我国已经进入人口老龄化快速发展时期，这是社会发展的必然结果，也是当今世界人们普遍关心的重要公共卫生和重大社会问题。据有关部门预测分析，到2025年前后，中国60岁以上的老龄化人口占总人口比重将超过20%。联合国《2012年世界人口展望》报告预计，到2025年，中国60岁以上的老龄化人口比例将达到32.8%。因此，研究老年人的健康问题，满足老年人的健康需求，提高老年人的生活质量，维护和促进老年人的身心健康，实现健康老龄化的战略目标，无疑是医护领域的重要课题。

一、老年人与人口老龄化的概念

（一）老年人

每个人都要经历人生的不同年龄阶段，而"老年"在生理意义上讲，是组织器官和生理功能都走向衰退的一个阶段。实际上"老年"只是个广义上的名词，并没有明确进入老年的具体时间，对老年人年龄的划分也尚无统一的标准。为了科学研究和医疗护理工作的方便，世界卫生组织根据现代人生理、心理结构的变化，将人的年龄划分如下：44岁以下为青年人；45～59岁为中年人；60～74岁为年轻老年人，75～89岁为老老年人，90岁以上为长寿老年人。

（二）人口老龄化

人口老龄化是指老年人口系数不断上升的一种动态过程。老年人口系数是老年人口占总人口的比例，即老年人口系数＝老年人口数/人口总数×100%，是评价人口老龄化程度的重要指标。以60岁以上为老年人为例，老年人口系数＝（60岁以上人口数/总人口数）×100%。就一个国家或地区而言，老年人口系数越大，则老龄化程度越深；老年人口越多，老龄问题就越突出。影响人口走向老龄化的直接原因是出生率和死亡率的下降，平均寿命的延长。

二、老年人的生理与心理特点

随着年龄的增长，人体各器官和组织细胞逐渐发生形态、功能和代谢等一系列退行性变化或功能衰退变化。了解老年人各系统的老化特征，对于维护和促进老年人的健康具有重要意义。

（一）老年人的生理变化特点

1. 体表外形变化　老年人须发变白，皮下脂肪、汗腺逐渐减少，皮肤松弛，出现皱纹、鱼尾纹、眼袋等。随着年龄增长，老年人鼻唇沟逐渐加深，颈部皱褶变化更明显。多在颜面部、颈部、四肢等暴露部位出现老年色素斑。因年龄不断增长，老人的视觉因泪腺分泌泪液减少，出现眼干“老花眼”“飞蚊症”，听力下降、伴有耳鸣，味觉功能逐渐减退，造成消化不良、食欲减退、便秘，嗅觉也随之减退，对气味分辨能力下降，影响机体对营养的摄取。

2. 循环系统变化　心脏进入老年期，心肌收缩力逐渐减弱，心输出量逐渐降低，供应组织器官血流量相应减少，使老年人缺血、缺氧，同时发生各种心律失常。由此可见，老年人易发生动脉硬化、冠心病、脑血管意外等。

3. 呼吸系统变化　老年人鼻黏膜变薄，鼻黏膜的防御功能下降，气道黏膜及腺体萎缩，支气管扩张，气管黏膜纤毛运动减弱，对气流的过滤和加温功能减退或丧失，易引起上呼吸道感染。随着年龄的增加，老年人肺活量逐渐下降，残留气量增多，肺泡的通气和换气功能出现异常，易发生呼气性呼吸困难。在体格检查时，老年人因骨质疏松、椎体下陷、脊柱后凸等原因，出现桶状胸，由于生理性无效腔增多，肺部叩诊多为过清音。因胸廓的变形、活动受限及呼吸肌的肌力下降，导致呼吸运动功能降低，肺部听诊呼吸音减弱。

4. 消化系统变化　老年人唾液腺的退行性改变，引起唾液分泌功能减少，产生口干，导致吞咽困难等症状。老年人牙齿脱落、松动，咀嚼能力下降，影响营养的吸收。老年人胃腺体萎缩，胃酸不足，蠕动减慢，易引起消化不良、便秘、慢性胃炎等；同时易发生营养不良、缺铁性贫血、骨质疏松等。老年人由于肝功能减退，引起代谢的能力下降，解毒能力下降；胰腺分泌减少，对脂肪的消化能力明显减退。

5. 泌尿及生殖系统变化　随着年龄增大，肾血管硬化，肾血流量减少，肾小球滤过率下降，肾小管功能减退。老年女性尿道腺体分泌黏液减少，抗菌能力减弱，使其泌尿系统感染的发生概率增大。老年男性由于前列腺增生，压迫尿道引起尿路梗阻，更容易发生排尿不畅，甚至造成排尿困难。

6. 内分泌系统变化　老年人内分泌功能减退，使得性腺（睾丸、卵巢）系统的活动减弱、甲状腺功能降低、肾上腺皮质功能下降，导致激素分泌受影响。

7. 运动系统变化 由于老年人骨骼、肌肉、关节软骨、椎间盘及韧带等随年龄的增长而发生退行性变化，易导致骨质疏松、骨关节退行性变化、运动受限、椎间盘脱出等表现。

8. 神经系统变化 随年龄增大，脑组织逐渐萎缩，脑供血不足，约半数65岁以上的正常老人出现缺血性病灶；多种神经递质的功能皆有所下降，致使老年人记忆力减退、注意力不集中、智力减退、睡眠欠佳、精神性格改变、动作反应迟缓、动作协调能力下降、痴呆等。

（二）老年人的心理特点

1. 认知能力低下和智力衰退 老年人身体机能衰退，大脑功能发生改变，导致意识性差、反应迟钝、注意力不集中等，因感觉功能逐渐减退，导致视力下降、听力减退、灵敏度下降、动作不灵活、协调能力差、行动笨拙。社交方面，伴随老年人社交圈的缩小，他们主动参与社会公共活动的意愿降低，缺乏很多认知、判断、洞察能力，也跟不上不断发展的科技社会，学习新鲜事物的能力也逐渐下降。不过，无论是认知能力的下降还是智力的衰退，生理的变化不仅给老年人的生活和社交活动带来诸多不便，也会造成或多或少的心理影响。例如敏感、猜疑，甚至出现偏执理念。

2. 记忆变化 神经递质乙酰胆碱影响人的学习记忆，老年人可能是由于神经递质的功能减退，导致记忆能力减退。记忆包括瞬时记忆、短期记忆和长期记忆（远程记忆）。随年龄增长，老年人瞬时记忆和长期记忆可保持不变，但短期记忆，即可保持几分钟到几天的记忆下降。

3. 人格变化 到了老年期，人格也逐渐发生相应改变，如老年人由于记忆减退，说话重复唠叨，再三叮嘱，总怕别人和自己一样忘事；办事保守、固执、刻板，而且易怀旧和发牢骚等，并对健康和经济过分关注与担心，易产生不安与焦虑。

三、老年人常见的健康问题和预防

目前中国已经步入老龄社会，我们也要对老人更好地关心和照顾，让老年人的生活老有所养，老有所乐，老有所依。应该多关心老年人的生活和健康，让辛苦多年的老年人快乐、幸福地生活，积极实施老年人的健康管理与护理，可有效预防老年人健康问题的发生，提高老年人的生活质量，降低医疗成本，节约医疗康复和护理费用。下面就老年人常见的健康问题，如跌倒、听力障碍、视觉障碍、便秘及其护理进行介绍。

（一）跌倒

跌倒是一种不能自我控制的意外事件，指个体突发的、不自主的、非故意的体位改变，而脚底以外的部位停留在地上、地板上或者更低的地方。老年人跌倒发生率高，是老年人伤残和死亡的重要原因之一。老年人跌倒死亡率随年龄增长急剧上升，跌倒严重威胁着老年人的身心健康，也增加了家庭和社会的负担。但是，老年人的跌倒事件因为存在可预知的潜在危险因素，所以是可以通过评估和干预进行预防和控制的。

1. 跌倒的原因

（1）环境因素　发生跌倒最常见的因素是环境因素，如室内昏暗的灯光，湿滑的地面，转角有障碍物，卫生间无把手，楼梯旁无扶栏；室外雨雪天地面湿滑，穿着衣物过长、鞋底易滑，照顾小孩（注意力在小孩身上），路面不平整，走路速度过快等因素都可能导致老年人跌倒，但这些危险因素也容易控制。

（2）神经系统　随着年龄增大，老年人智力、肌力、肌张力、反应能力、反应时间、平衡能力、步态及协同运动能力随之降低，同时脑卒中、脑梗死、帕金森病、脊椎病、小脑疾病、前庭疾病、外周神经系统疾病等成为引发老年人跌倒较常见的病理性跌倒的因素。此外，精神类药物如抗抑郁药、抗焦虑药、催眠药、抗惊厥药等会通过影响人的神志、精神引起跌倒。

（3）感觉系统　老年人的视力、视觉分辨率能力逐渐下降，或患有白内障、偏盲、青光眼、黄斑变性等眼部疾病从而影响视力；老年性传导性听力损失、老年性耳聋甚至耳垢堆积导致老年性耳聋，老年人很难听到有关跌倒危险的警告声音；老年人触觉下降，前庭功能和本体感觉退行性改变，导致平衡能力降低。因此，感觉器官功能性障碍或疾病，均易增加跌倒的危险性。

（4）骨骼肌肉系统　老年人骨骼、关节、韧带及肌肉的结构、功能损害和退化也是引发跌倒的常见原因之一。老年人骨质疏松会引起其步态稳定程度下降，平衡能力降低，从而造成步幅变短、行走不连续、脚不能抬到一个合适的高度，加之中枢控制能力下降，于是增加了跌倒的危险性以及跌倒导致骨折的发生率。

（5）其他疾病因素　体位性低血压、小血管缺血、贫血、昏迷、眩晕、惊厥、偏瘫、痛风等导致机体的稳定能力受损，从而增加跌倒的危险。

（6）心理因素　沮丧、抑郁、焦虑、情绪不佳均可增加跌倒的危险。沮丧可能会分散老年人的注意力，潜在的心理状态混乱也与沮丧相关，都会导致老年人对环境危险因素的感知和反应能力下降。另外，害怕跌倒也会使行为能力降低、活动受限，影响步态和平衡能力，从而增加跌倒的危险。

2. 跌倒的处理

（1）紧急处理　检查伤情，判断意识，咨询跌倒情况，了解病人病史，若跌倒导致外伤、出血，应及时拨打救护电话，同时进行止血包扎观察。

（2）一般护理　严密监测病人生命体征、神志、瞳孔对光反射，警惕有无颅内出血及休克的征象。病情较为稳定的老年人，判断跌倒的严重程度，对导致长期卧床病人需要提供长期护理，如日常生活需求，预防压疮、感染等并发症。指导并协助老年人进行功能锻炼、康复训练等，促进老年人身心功能康复，回归健康生活。

（3）健康指导　积极开展预防老年人跌倒的指导干预，将有助于减少老年人跌倒的发生，减轻老年人跌倒所致伤害的严重程度。主要指导内容如下。

1）防范意识指导　增强防跌倒意识，加强相关跌倒知识和技能的宣教，并告知老年人发生跌倒时的紧急处理措施，发生跌倒后如何寻求帮助等。

2）合理锻炼指导　指导老年人平时坚持参加适宜的、规律的体育锻炼，以增强其肌肉力量、柔韧性、协调性、平衡能力，从而减少跌倒的发生。适合老年人的运动包括太极拳、散步、慢跑、广场舞等。

3）日常生活指导　创造安全的环境，保持室内明亮，地面干燥、平整、整洁；老人穿舒适、合体、防滑的衣物，洗澡区域放置板凳、把手、防滑垫等；安装老人房小夜灯、智能家居、楼梯护栏、卫生间把手等设备；注意家具、植被的摆放位置；指导老年人调整生活方式，如上下楼梯，上厕所起伏度，转身幅度，走路速度。避免去人多拥挤的地方，上下公交车停稳了再下车，避免夜晚上厕所次数，可放置床旁小便器，避免起床过猛等；指导老人加强膳食营养，适当补充钙剂。

（二）感觉器官障碍性疾病

1. 老年性耳聋　是指随着年龄的增长，双耳听力进行性下降，高频音的听觉困难和语言分辨能力差的感应性耳聋。老年性耳聋是老年人最常见的听力障碍，部分老年人在耳聋刚开始时可伴有耳鸣。

（1）耳聋的原因

1）疾病因素　老年人常见疾病如高血压、冠心病、高脂血症、糖尿病对人体血供不足，影响耳的供血，此外老年人有中耳炎病史也可引起耳聋。

2）用药情况　常见的药物如链霉素、卡那霉素、多黏菌素、庆大霉素、新霉素、万古霉素、奎宁、阿司匹林等，都有不同程度的耳毒性、肾毒性、肝毒性，致使听力下降。

3）接触噪声史　比如生活工作的环境长期噪音刺激，有戴耳机听广播的习惯，这些长期的过度刺激不仅会使听觉器官产生疲劳感，也会导致血管痉挛、缺血，致使神经衰弱，从而影响听力。

（2）耳聋的处理

1）一般护理　保持在安静环境中交流，在交流过程中正视对方，对老年人说话要清楚且慢，不高声喊叫，使用简单语句表达意思，在接打电话时，调大听筒音量，交流语速放慢，保证老年人听懂听清，没有误解。清淡饮食，减少动物性脂肪的摄入，多吃新鲜蔬果，多吃核桃仁、山药、芝麻、黑豆等滋肾聪耳的食物。

2）用药护理　注意避免服用具有耳毒性的药物，必须服用时尽量选择耳毒性低的药物，同时嘱咐老年人及其家属严格遵照医嘱执行。用药剂量不可过大，时间不可太长，并加强观察药物的副作用。

3）健康指导

①定期接受听力检查　目前尚无有效的手段治疗老年性耳聋，若发现老年性耳聋，

应尽早检查，尽早治疗，减轻对生活带来的困扰。

②指导佩戴助听器　经专业人员测试后，根据老年人的要求和经济情况选戴助听器，但总体来看，老年人适用于具有操作方便、外观隐蔽、不用频繁更换电池等特点的助听器。近些年科技不断进步，新推出很多较为高端的产品，如眼睛式助听器、耳背式助听器、新型的动态语言编码助听器等，但普遍存在价格昂贵的弊端。因此，应根据个人需求与实际经济情况进行选择。

③环境指导　日常生活和外出时注意加强个人防护，尽量注意避开噪声大的环境或场所，避免长期的噪声刺激。

2. 视觉障碍

（1）视觉障碍的原因

1）生理因素　与老化有关的视功能的变化主要有老视、视敏度和对比敏感度开始下降，表现在视物的精细感下降、暗适应能力下降和视野缩小等方面。

2）疾病因素　如白内障、青光眼、糖尿病性视网膜病变、老年性黄斑变性等疾病，使老年人的视力明显减退甚至失明。

（2）视觉障碍的处理

1）一般护理　保持合理膳食，宜选择高维生素、低脂饮食。戒烟、限酒，减少含咖啡因食物的摄入，保证充足的睡眠。研究证实，运动和正常的饮食可以降低黄斑变性的风险。

2）健康指导

①定期接受眼科检查　指导老年人每年接受一次眼科检查，如果发觉自觉视力减退或眼球胀痛伴头痛，应该尽快检查，明确病因。

②指导正确使用滴眼剂　滴眼前清洁双手，用示指和拇指分开眼睑，眼睛向上看，将滴眼剂滴在下穹窿内，轻轻闭眼，以防止药液流出，影响吸收，滴药时注意滴管不可触及角膜，药膏剂选择在睡前使用。

③注意护眼　病人的外出活动尽量安排在白天进行。在光线强烈的户外活动时，宜佩戴抗紫外线的太阳镜。

（三）便秘

1. 便秘的原因　引起老年人便秘的原因很多，需从生理因素、不良的饮食习惯、生活方式、心理因素以及是否有并发症等方面进行评估。

（1）生理因素　随着年龄增加，老年人的食量和体力活动明显减少，胃肠道分泌消化液减少，蠕动减弱，使食物在肠内停留过久、水分过度吸收从而引起便秘。

（2）不良习惯

①膳食纤维摄入不足　日常生活中动物性食物多，也因牙口的原因，谷类食物、膳食纤维的摄入量减少，使得肠道蠕动缓慢、排便不畅而造成便秘。

②不良饮食行为　如饮酒、辛辣刺激食物摄入过多、饮水量减少、偏食等不良的

饮食行为，均与便秘的发生有关。

③不良生活方式　久坐不动、缺乏运动，生活起居无规律，或没有养成良好排便习惯的老年人容易发生便秘。

2. 便秘的处理

（1）一般护理

1）饮食指导　食疗是最基础的治疗方案，应多饮水，保证每日的饮水量达2000～2500ml，养成清晨空腹喝温开水或蜂蜜水的习惯，尽量减少浓茶、咖啡等饮料的摄入，避免生冷、辛辣刺激、油炸、膨化食品的摄入。补充富含膳食纤维的食物，如粗粮、豆制品、水果、杂粮、全麦粉、燕麦、木耳、海带，多食含根茎类蔬菜的食物。

2）运动指导　坚持每天半小时以上的锻炼，以慢跑、太极、散步、广场舞等有氧运动为主，养成按时排便、规律生活的良好习惯。

3）精神指导　老年人出现便秘后，不情愿诉说，因长期排泄不畅，排便次数减少，排便时间延长，为了缓解老年人的紧张，不用陪同、更不要催促，防止便秘加重。

（2）健康指导

1）合理锻炼指导　适当运动和锻炼；避免久坐久卧，如果不能自行活动，可以借助辅助器械，帮助其站立或进行按摩；腹部按摩，可做腹部按摩，取仰卧位，用手掌从右下腹开始沿顺时针方向按摩，力度适宜，每次20分钟左右，每日2～3次，站立时亦可进行；做收腹运动和肛提肌运动。

2）建立健康的生活方式　培养良好的排便行为，指导病人在晨起或早餐前排便或用餐后1小时如厕，即使无便意，也要坚持蹲厕3～5分钟；纠正不良饮食习惯，多食粗纤维含量高的食物，多饮水；患有高血压、冠心病、脑血管疾病的病人应避免用力排便，若排便困难，要及时告知医务人员，采取相应措施，以免发生意外。

3）合理用药指导　老年病人常用简易通便剂，如开塞露、甘油栓、肥皂栓等，经肛门插入使用，通过刺激肠蠕动、软化粪便，达到通便效果。此方法简单有效，方便教会病人及家属；也可选择药效温和的泻药，如麻仁丸、液状石蜡等，若便秘有所改善，尽量通过饮食、锻炼调节，指导病人不要长期服用泻药，防止药物依赖性的发生。

四、老年人预防保健服务

（一）心理健康保健

由于对老年人的陪伴等心理健康关注不够，导致很多老年人会情绪低沉、心情郁闷，常常受“消极事件”的影响。在社会和家庭中，老人找不到自己的价值所在，认为自己对社会已经没有贡献，对家庭是拖累，导致心理悲观失望、焦虑不安、精神不振、生活兴趣低下等，使老年生活质量大大下降，诱发或加重躯体疾病，并加速生理衰老。老年人要克服这些心理障碍，应该注意心理保健。

1. 调整好心态　老年人应客观地认识到岁月不饶人，事事不能逞强，也不应把自己贬得一无是处，要调整好心态，克服消极情绪，积极面对生活，利用自身优势努力创造自身价值；虽然社会和家庭不再是靠老年人来支撑，但老年人可以发挥余热，做到思想开朗、心胸开阔、精神愉快地面对生活，老人能坚持“三乐”（自得其乐、助人为乐、知足常乐）对健康长寿将会有很大益处。

2. 积极参与社会活动，保持良好人际关系　老年人通过各种途径参与到社会经济、文化生活中去，利用个人的兴趣爱好重新建立社会关系，找到适合自己的老年圈，重新找回自身价值，消除或缓解不良情绪，也可以开阔眼界，舒缓身心，促进身体健康，可以满足老年人的心理需求，达到心理保健的目的。

3. 坚持适度脑力和体力活动　“活到老，学到老”，老年人适当地安排一些时间用于学习，不仅可以满足精神需要，还可增长知识，提高认识，开阔眼界，端正老年人的价值观。现代医学证实，“勤脑可以防止脑衰”“大脑越用越灵”，适当进行脑力运动，能有效地延缓心理功能的减退。老年人可以参加各种合适的体育运动，增强自己的体质，克服或延缓各器官功能的衰退，根据自己的体质和兴趣，有选择、有规律地进行运动，如跑步、打球、爬山、太极拳等。

4. 心理健康教育　社区可以开展老年心理咨询门诊或心理健康教育等活动，使老年人学会控制情绪，调节心理，保持最佳心理健康状态，减少不良因素对心理健康的损害。

（二）合理饮食

随着年龄的增长，机体的生理功能将发生渐进性衰退。改善营养，合理地调配饮食，以防止早老和老年性疾病，延年益寿，成为目前的一个重要课题。

1. 合理搭配，营养均衡　由于各种食物所含营养素成分不同，营养价值各异，所以膳食中应包含多种食物种类，才能满足人体的需要。食物应强调粗细搭配，如燕麦、玉米棒所含膳食纤维较多，可提高食物营养价值，还有促进肠道蠕动的好处；动、植物性食物应该合理搭配，动物蛋白质为优质蛋白质，必需氨基酸比例适宜，植物性脂肪含不饱和脂肪酸多，能提供较丰富的膳食纤维、维生素、矿物质等营养素。

2. 养成良好饮食习惯　老人需定时、定量、定质规律进食，细嚼慢咽，少盐、少油、清淡易消化，适量甜食、适度饮酒，进餐七成饱。三餐间隔为4～6小时，以“早餐要吃好，中餐要吃饱，晚餐要吃少”为原则，培养良好的饮食习惯。

（三）合理的体育运动

生命在于运动，保持适当的运动，可以预防老年性疾病，促进身体健康，延缓衰老的过程，还有助于保持积极的生活态度，起到调节精神、陶冶情操、愉悦身心、丰富生活的作用，达到强身健体、延年益寿，提高生活质量的目的。老年人应提倡有氧运动，如散步、慢跑、骑车、游泳、健身操、跳舞及打太极拳等。

（四）安全用药

1. 遵医嘱服药　不滥用药物，不随意更改药物剂量和服药时间。需终身服药者应在家中备少量药物，以防中断治疗。

2. 用药种类不宜过多 老年人身患多种疾病，需常年服用多种药物，药物不良反应发生率随之明显加大，用药安全性变小，用药种类应尽可能少。

3. 注意观察药物的不良反应 要了解常见药物的不良反应，避免意外发生。

（五）定期健康检查

人到老年，身体各组织器官形态和功能都会有一定的改变，为了保持健康，老年人应该定期到医院进行健康检查，了解自己身体各主要脏器的功能状况，全面地估计自己的健康状况，也可以对原有的疾病进行定期复查。老年人定期体检一般每年进行1～2次，常规性检验项目最好每季度检查一次，要保管好每次的体检记录和化验单，以便进行比较。

另外，注意老年人的外出安全，高龄老人外出要有人陪伴，记忆力减退的老人外出应携带能表明其身份的证件，为行动困难的老人提供生活的辅助工具，如助听器、拐杖等；老年人要养成良好的生活习惯，生活有规律，戒烟限酒；做好老年人性生活保健的指导，指导老年人学习相关知识，提醒老年人注意性安全。

第四节　社区精神障碍病人保健与护理

PPT

案例分析

病人，男，62岁，10年前诊断为帕金森综合征，一直在正规医院积极配合治疗。近两年儿子因失恋患上抑郁症、自闭症，成天把自己关在房子里，不和外界接触、打交道，后在朋友劝说下，送到当地精神病医院接受长期治疗和康复。与此同时，病人因操心儿子的病情，渐渐忽视自己的治疗，服药也不规律，精神状况差，成天闷闷不乐、郁郁寡言、失眠，家属带其去精神科检查，查出有轻度抑郁，住院治疗一段时间后病情有所好转，医师建议家属带病人去社区康复服务中心系统疗护。

问题

1. 该病人在精神状况方面存在哪些问题？
2. 作为社区护士，应为病人的病情做怎样的系统性个体化疗护方案？

一、概述

研究指出，我国精神疾病占全国疾病负担的20%，居各项疾病总负担之首。据我国疾控中心公布的数据显示，我国各类精神障碍数量已超过1亿，重症精神障碍病人人数超过1600万人，患病率居高不下，且因病致残、致贫现象十分突出。

知识拓展

我国社区精神卫生服务与护理的发展趋势

我国社区精神卫生起步于1958年全国第一次精神卫生工作会议，此次会议提出了“积极防治，就地管理，重点收治，开放治疗”的工作方针，把社区精神卫生服务列入工作重点之一。

2004年9月，国务院办公厅转发《关于进一步加强精神卫生工作的指导意见》，强调我国精神卫生工作是按照“预防为主、防治结合、重点干预、广泛覆盖、依法管理”的工作原则，建立健全精神卫生服务网络。

2015年6月4日，由国家卫计委联合多部门出台的2015—2020年全国精神卫生工作规划指出，到2020年，各地要按照“应治尽治、应管尽管、应收尽收”的要求，积极推行“病重治疗在医院，康复管理在社区”的服务模式。

2017年10月26日，民政部会同财政部、国家卫计委、中国残联起草的《关于加快精神障碍社区康复服务发展的意见》（民发〔2017〕167号）明确提出，到2025年，基本建立家庭为基础、机构为支撑、“社会化、综合性、开放式”的精神障碍社区康复服务体系。

精神障碍病人的社区康复服务是精神医学的重要组成部分，以社区为基础，居民健康为主导的综合性服务，把预防、保健、诊疗、护理、康复、健康教育等融为一体，将居民的常见病、多发病放在社区内解决。在社区内开展疾病的预防和护理，根据病人病情特点，制订个体化康复计划和措施，促进病人恢复生活自理能力和社会适应能力，摆脱疾病、回归社会，并维护该地区正常人群的精神健康的精神卫生服务工作。

二、精神障碍病人护理与管理

（一）社区精神障碍护理

1. 社区精神障碍护理对象及特点 社区中精神障碍病人以轻症的精神障碍病人（如神经症、人格障碍、适应障碍及发育障碍）、慢性精神障碍病人、精神残疾和智力残疾的病人居多，这些病人日常生活不能自理，人际关系交往障碍，心理应变能力低等，最重要的问题是病人的社会功能障碍或缺陷。因此，社区精神障碍病人将以康复护理为主导，建立防治结合、健康教育为一体的护理服务理念，提供系统的、持续的、全方位的医疗护理服务过程，同时调动和利用各社区基层保健机构、学校团体、志愿者、病人单位及亲友家属等社会各界支持，妥善利用人力和物力是护理服务中重要的资源。

2. 精神障碍病人的社区康复护理

（1）护理目的 通过各项康复护理措施，使精神障碍病人因患病丧失的家庭社会功能得到最大限度的恢复，使精神障碍病人的残疾程度降至最低，使其剩余能力得到最大的发挥。康复的目的主要如下。

1）早发现、早预防、早治疗　精神障碍病人的病情早发现、早预防，是康复的关键，早期治疗选择的药物较单一，小剂量即可达到治疗效果，可减少药物带来的副作用。同时由于治疗及时，症状缓解很快，可减少疾病带来的各种损害，达到最好的治疗效果，使病人达到治愈和缓解，巩固疗效，防止精神残疾的发生。

2）通过康复护理，加快恢复社会适应能力　对已出现精神残疾的病人，应设法逐步恢复病人的生活自理能力，减轻精神残疾程度。通过康复训练改变病人的精神活动，最大限度地恢复其社会适应能力，使病人具有代偿性生活和工作技能，使其尚存的能力得以充分发挥。

（2）护理原则

1）做好早期性、连续性和终身性的治疗准备　早期性指从服务对象患病开始，或在判定精神残疾或智力残疾出现时即进行康复护理。连续性是因社会功能和智力水平提高显效缓慢，治疗护理时间长，而需要连续地坚持康复护理，还包括对病人从医院转回社区后的康复护理衔接性。终身性康复护理主要是对一些不能恢复到病前社会功能及智力水平的病人，需要给予终身的补偿性护理。

2）要以渐进性、全面性、综合性的护理为主　渐进性康复护理指先易后难，先少后多和急需先行的、有计划的循序渐进性护理。全面性康复护理则指康复护理内容包含服务对象心身健康和心身疾病的需求。综合性康复护理为综合多学科理论知识与护理技能设计和实施医学的、心理的、教育的、家庭的康复护理。

3）应从教育者、照顾着、治疗者的角度出发　社区服务人员在康复护理活动中是集教育者、照顾者、治疗者多重身份于一身的特殊服务群体，从不同的角度帮助病人回归社会。

（3）护理内容　部分精神障碍病人由于受精神症状的影响出现伤人或自伤甚至自杀的行为，同时病人由于自知力受损可能导致治疗依从性差；另一方面由于行为的改变导致自我照护能力缺陷、社交能力下降，明显影响其社会功能。精神障碍病人的病情轻重不一，需要护士根据病人的具体情况，制订个性化的护理方案。

1）全面评估　采集精神障碍病人的一般资料、现病史、既往史、个人史、疾病治疗情况，按照综合评估情况，制订个体和整体的康复护理计划。

2）基础护理

①个人卫生　由于精神症状的影响，部分病人表现为生活懒散、无规律、不料理个人卫生甚至不知冷暖。因此，护士要指导病人每天洗脸、洗手、梳理头发、做好口腔卫生，督促其定时沐浴、更衣，及时修剪指甲、理发、剃须等，指导病人保持皮肤清洁，长期卧床者要预防压疮的发生，指导并督促病人整理床单位，保持病室环境整洁。自我照护是部分病人康复训练的重要内容之一，对有自理能力者，护士要指导、督促并鼓励其完成，对于不能自理者，护理人员要协助其完成。

②饮食护理　首先，要指导病人及家属每天摄入足够的营养物质，尤其是纤维素的摄入。对于集中进餐的病人，进餐前要评估每位病人的进食状况，在进餐过程中要

密切观察有无藏匿、拒食、抢食、暴食等异常行为。对于暴食症病人要按一定的时序提供食物，不可一次全部给完，并及时督导其减缓进食速度。对于不能进食者，必要时可通过鼻饲给予营养。对于个人单独进食的病人，向家属交代病人适宜食物的种类及量，若有禁忌食物，需交代禁忌食物的名称。还要注意食物容器的安全性，避免容器成为病人自伤或伤人的工具。

③睡眠护理　对精神障碍病人来说，睡眠护理是护理工作的重要护理之一。需为病人创造良好的睡眠环境，包括环境安静、清洁、光线适宜，床铺清洁、平整、舒适，兴奋躁动病人需单独安排住宿。保证正常的作息时间，病人使用的药物多数有一定的镇静作用，病人往往白天睡眠增多，夜间却不能入睡。因此，要协助病人制订合理的作息时间表，白天组织督促病人多参加社区娱乐活动，尽量减少白天休息的时间。指导病人养成良好的睡眠习惯，睡前避免剧烈活动，观看惊险刺激的小说、影视剧等；不讨论影响病人情绪的话题；睡前避免饮浓茶、咖啡、酒精等兴奋性饮料。睡前用温水泡脚以促进入睡。心理方面，精神障碍病人往往对睡眠质量期望过高，对睡眠过度关注，可以运用心理学的知识改善病人对睡眠的认知，调整心理状态。

3）用药护理　药物维持治疗是预防某些重性精神疾病，如精神分裂症、情感障碍等复发的主要措施之一。因病人群体的特殊性，给药时需做到“送药到手、看服到口、咽下再走”的措施，保证有效服药。因患有精神疾病的病人用药周期较长，缺乏相关知识是停药的主要原因。因此，社区护士应向病人及家属进行用药指导，确保病人与家属能够真正地认识到坚持服药对于精神康复的重要性。常见药物的副作用有口干、视力模糊、便秘、排尿困难、吞咽困难、体位性低血压等，应对不同的症状采取不同的护理措施。待病情有显著的转变时，可适时调整服药剂量，降低副作用，也可提高病人服药的依从性。

4）安全护理　精神障碍病人由于自知力受损，或受精神症状的支配，可出现暴力、冲动行为，威胁自身及周围环境安全，最严重的是自杀、自伤、伤人、走失等意外事件。“安全第一”是精神科护理的首要目标。应需要注意以下问题。

①环境设施安全　门窗要有安全装置，窗户、楼梯要安装防盗网；房间内设施简洁、不存放任何危险品（封闭病房不放床旁桌、椅），地面干燥、防滑，卫生间、洗漱间用防滑地砖，禁止卫生间内乱拉晾衣绳；严禁电源插座外露，病房内电源统一管理，配电箱加锁管理。

②物品管理　病人必须禁止使用有可能带来危险的物品，如剃须刀、指甲剪、自备药、手机充电器等，必须由护士统一保管，需要时由护士监督使用，用后及时收回。

③用药安全　注意防止病人藏药、扔药，还要避免病人积攒药物自杀，应看着病人把药服下，方可离开。对恢复期病人需不断对其加强坚持服药重要性的指导。

5）康复训练　针对病程较长的慢性精神衰退、行为萎缩病人，有必要帮助病人进行康复训练，最常见的如日常生活自理能力训练，侧重于病人个人卫生、饮食、衣着、排便等方面，可采用示范、讲解、模仿练习、阳性强化手段、督促指导的多种形式，让病人重获日常生活技能与信心；此外，社会交往技能训练、学习行为训练、职业技能训练等有效的康复训练，不仅能帮助病人重新投入家庭、工作及社会，还能改善其生活质量。

6）心理疏导　由于精神障碍病人的特殊性，需要专业的心理咨询师，为不同的病情制订个体化治疗方案。通过正规治疗与病人及其家属建立足够的信任，使病人放下戒备心理，坦诚地与医护人员交流，能更好地配合治疗，期间医护人员能耐心倾听、认真解释病人提出的各种问题，尊重、鼓励、肯定病人的每一点进步，时常利用闲暇时间陪同外出散心、聊天，以朋友的身份介入病人的家庭生活，根据其各个方面的心理状态进行针对性心理疏导，使其树立信心，改善心理环境。

（二）社区康复管理

精神障碍病人在疾病恢复期及缓解期可以回归家庭进行统一管理，以利于早期发现疾病复发先兆，及时处理。

1. 社区组织管理　当前精神障碍病人的社区组织管理方式为三级管理，即省、市、县三级管理。社区护理人员依靠社会各方面的力量，开展药物治疗、工作娱乐治疗及心理治疗；调整周围环境和社会条件，为病人提供必要的支持，促进病人康复，适应社会环境。

2. 发病报告管理　精神科执业医师是严重精神障碍发病报告的责任报告人。精神科执业医师首次诊断严重精神障碍病人后，应当将病人相关信息及时报告负责信息报告工作的科室。责任报告单位在严重精神障碍病人确诊后 10 个工作日内将相关信息录入信息系统。

3. 社区干预管理　为辖区内新发现的精神障碍病人建立一般居民健康档案，并按要求填写精神疾病病人个人信息补充表。对重性精神障碍病人每年至少随访 4 次。按病人精神症状是否消失、自知力是否完全恢复等，进行分类干预。依据病人病情，在监护人和病人本人同意后，每年进行一次健康体检。

目标检测

一、选择题

1. 小儿出生后，生长发育最快的阶段是（　　）

A. 新生儿期　　B. 婴儿期
C. 幼儿期　　D. 学龄前期
E. 学龄期

2. 生长发育遵循的规则有（　　）

A. 自下而上　　B. 由远到近
C. 由细到粗　　D. 由简单到复杂

E. 由高级到低级

3. 评价小儿生长发育最常用的指标是（ ）

A. 肢体运动能力　　B. 体重、身高、头围、胸围等

C. 语言发育程度　　D. 智力发育情况

E. 对外界的反应能力

4. 小儿乳牙出齐的时间是（ ）

A. 0 岁到 1 岁　　B. 1 岁半到 2 岁

C. 2 岁到 2 岁半　　D. 2 岁半到 3 岁

E. 3 岁到 3 岁半

5. 小儿出生后满 1 岁至 3 岁前称为（ ）

A. 婴儿期　　B. 幼儿期

C. 学龄前期　　D. 学龄期

E. 新生儿期

6. 我国采用的计算围生期死亡率的围生期是（ ）

A. 从妊娠满 28 周至产后 4 周

B. 从胚胎形成至产后 1 周

C. 从妊娠满 28 周（胎儿体重≥1000g 或身长≥35cm）至产后 1 周

D. 从妊娠满 20 周（胎儿体重≥500g 或身长≥25cm）至产后 4 周

E. 从胚胎形成至产后 4 周

7. 以下可确诊早孕的是（ ）

A. 恶心、呕吐　　B. 停经

C. 乳房增大　　D. 子宫增大

E. B 超显示胎心

8. 下列促进母乳喂养成功的措施中，错误的是（ ）

A. 向孕产妇宣传母乳喂养的好处　　B. 帮助产妇尽早开始哺乳

C. 哺乳前用温水擦洗乳头、乳晕　　D. 实行母婴同室

E. 实行按时哺乳

9. 按我国年龄界限，一般中年期的年龄界限为（ ）

A. 35 ~ 54 岁　　B. 45 ~ 59 岁

C. 45 ~ 64 岁　　D. 60 ~ 89 岁

E. 50 ~ 69 岁

10. 老年人血管变化的特点是（ ）

A. 脉压降低　　B. 收缩压升高

C. 主动脉壁变薄　　D. 周围动脉壁变薄

E. 血管软化程度增加

11. 为了改善睡眠质量，老年人睡前应注意（　　）
    A. 加餐　　B. 多饮水
    C. 加强活动　　D. 用热水泡脚
    E. 读兴奋书籍
12. 病人，女，78 岁，瘫痪 3 年，为预防老人发生压疮，应采取的措施是（　　）
    A. 睡木制硬床　　B. 每周一次物理治疗
    C. 定期更换体位与局部按摩　　D. 局部置热水袋促进循环
    E. 每日更换衣服与被服

二、名词解释题

1. 老年人口系数　2. 老年型社会　3. 围生期　4. 有氧运动

三、简答题

1. 简述老年人的心理特征。
2. 简述新生儿和产后家庭访视的时间及次数。
3. 简述母乳喂养的优点。
4. 简述学龄前期儿童的生理特点。
5. 简述社区儿童保健的意义。

（巩周荣　康锦雯）

书网融合……

微课　本章小结　自测题

第八章 社区临终关怀与护理

【学习目标】

知识目标

1. **掌握** 临终病人常见的症状护理。

2. **熟悉** 临终病人及其家属的心理护理；临终关怀的目的。

3. **了解** 临终关怀的原则。

能力目标

能用所学知识对社区临终病人提供临终关怀护理服务。

案例分析

病人，70岁，2个月前诊断为“胃癌”，现已转移到肺、脑部，因治疗期间病人无法耐受而要求办理出院。随后社区卫生服务中心护士家访时发现：病人情绪低沉，神志清醒、精神状况差，自述全身不适，进食后疼痛难忍，时有恶心、呕吐等症状。家属悉心照顾病人，尽量让她舒适地度过生命的最后阶段。

问题

1. 作为社区护士，应为病人制订哪些护理计划？

2. 作为社区护士，应如何指导家属做好心理护理？

第一节 概 述

PPT

一、临终关怀的概念

目前我国已步入老龄化社会，对临终关怀的关注是新时代人民美好生活的必然要求。临终关怀，也称为“舒缓医疗”，主要是指处于疾病终末期的病人，在临终前医生、护士、社会工作者、志愿者以及政府人员和慈善团体人士等多学科、多层次组成的团队，对病人及其家属提供全面的关怀和护理服务，减轻其痛苦和不适，使他们能够安宁、舒适、有尊严地走完人生的最后旅程，同时使临终病人家属的身心健康得到维护和增强。

二、临终关怀的原则

1. 舒缓疗护的原则 对临终病人的治疗与护理本着舒缓疗护的原则，提供生理、心理、社会等全面的关心与照顾，以提高病人临终阶段的生命质量，维护病人临终时的尊严与价值。

2. 人道主义的原则 为临终病人提供更多的爱心、同情与理解，尊重他们的权利和尊严，满足他们合理的需求，主动提供全面的护理服务，包括照顾临终病人、帮助家属应对哀痛、提供居丧服务以及社会支持等。

第二节 临终病人常见症状护理

PPT

一、疼痛

疼痛是临终病人最常见和难以忍受的症状之一，大多数表现为癌性疼痛，影响病人的生活质量。癌性疼痛，简称癌痛，是指恶性肿瘤、肿瘤相关性病变及抗癌治疗所致的疼痛。癌痛以慢性疼痛为主，是一种主观感受，受环境及情感的影响，如果得不到缓解，病人将感到极度不适，并引起或加重病人的焦虑、抑郁、乏力、失眠和食欲减退等症状，严重影响病人日常活动、自理能力、交往能力及整体生活质量。

（一）评估

疼痛是病人的一种主观感受，评估疼痛应以病人主诉为依据。本着“全面、量化、动态”的原则评估疼痛，是有效进行止痛治疗的前提。

1. 全面评估原则 癌痛的全面评估包括病因（肿瘤相关性、抗肿瘤治疗及相关性操作引起、非肿瘤因素导致），机制与分类（躯体性、内脏性或神经病理性），发作与持续时间（急性、慢性和暴发性），止痛治疗，心理精神，家庭及社会支持以及既往史（如精神病史、药物滥用史）等。全面评估疼痛可为病人制订系统的治疗方案，起到决定性的作用。

2. 量化评估原则 癌痛量化评估是指使用疼痛程度评估量表等量化标准来评估病人疼痛主观感受程度，常用数字分级法、面部表情疼痛评分量表法、视觉模拟法及主诉疼痛程度分级法四种方法。

3. 动态评估原则 癌痛动态评估是指持续、动态地评估病人的疼痛变化情况，包括评估疼痛的程度（加重或减轻）的变化、性质的变化、暴发性疼痛发作情况及镇痛治疗的不良反应等。

（二）治疗与护理措施

1. 药物治疗 根据世界卫生组织癌症疼痛三阶梯止痛治疗指南，其基本原则是口服给药、按阶梯给药、按时给药、个体化给药、注意细节。按阶梯用药指应根据病人疼痛程度，针对性地选用不同强度的镇痛药物。

（1）轻度　选用非甾体类抗炎药（如阿司匹林、布洛芬），并可合用辅助药物。

（2）中度　选用弱阿片类药物（如可待因、布桂嗪），并可合用非甾体类抗炎药物及辅助药物。

（3）重度　选用强阿片类药物（如吗啡），并可合用非甾体类抗炎药物及辅助药物。在用药期间，需密切观察病人因用药后产生的各种不良反应及其病情的发展情况，根据临终病人个体差异及时调整用药方案。

2. 护理措施

（1）疼痛护理　教会并协助病人和家属采取缓解疼痛的非药物治疗方法，如音乐疗法、分散注意力、放松疗法、适当按摩疼痛部位、针刺理疗等。

（2）心理护理　反复发作的疼痛，病人可能出现焦虑、烦躁、抑郁的心理，耐心倾听病人诉说的痛苦，给予理解和安抚，运用非药物治疗的方法训练身心放松，鼓励病人树立信心，积极配合治疗。

（3）环境护理　保持环境安静，光线充足，温湿度适宜，减轻外界因素对病人的不良刺激，使病人感到轻松、舒适。

二、恶心与呕吐

恶心与呕吐是临终病人的常见症状之一。常见的原因包括胃潴留、肠梗阻等消化道疾病；抗肿瘤治疗诱发或相关操作（放疗、化疗、应用阿片类药物）引起；某些焦虑、恐惧、疼痛等心理精神因素。

（一）评估

临终病人恶心与呕吐的原因常是多方面的，医护人员需对恶心与呕吐发生的时间、频率、程度，以及疾病的诱因或病因、治疗情况、病人的精神状态，有无焦虑、抑郁等心理因素进行综合的评估。

（二）治疗与护理措施

1. 药物治疗　需针对原因进行防治。对于化疗及阿片类药物相关性呕吐，预防性用药十分重要。应尽可能在病人餐后 3～4 小时或睡眠中给药，餐后 3～4 小时胃内压力较低，而在睡眠时胃肠蠕动减慢，发生恶心与呕吐的概率相对较小。常用的止吐药物有促胃动力药物（如多潘立酮、甲氧氯普胺）、5－HT_3 受体拮抗剂（如昂丹司琼）、激素类药物（如地塞米松）等，病人在用药期间应密切观察病情并及时反馈给医生。

2. 护理措施

（1）饮食护理　化疗期间病人可出现恶心与呕吐，需避免接触诱发呕吐的食物，避免进食大量液体性食物，以清淡易消化的高维生素、高热量食物为主，少食多餐，细嚼慢咽，尽量选择适合病人口味的食物。可选择在呕吐间歇期清晨七点之前进食，应摄入全天大部分所需要的营养，尽可能保证在化疗前胃基本排空。同时保持口腔清洁卫生，增进病人的舒适感和食欲感。

（2）心理护理　恶心与呕吐的发生常导致病人出现或加重焦虑、紧张情绪，应耐心解答病人及家属遇到的各种问题，特别是对因呕吐导致精神心理因素的病人，多给予关注和重视，增进治疗的信心，保持情绪稳定。针对情绪紧张、焦虑的病人，可通过深呼吸、交谈、听音乐、阅读等方式转移病人注意力，减少呕吐的发生。

（3）环境护理　要保持病人居住环境安静、清新，避免食物或其他气味过重等，在病人呕吐时应帮助其坐起或侧卧，头偏向一侧，以免误吸。及时协助病人漱口并清理呕吐物，勤更换被污染的衣物、被褥，适时开窗通风去除异味。

三、精神症状

与其他症状相比，病人的精神症状易被医护人员忽视，如抑郁、焦虑、失眠等症状在癌症晚期病人中发生率较高，加重甚至可引起其他严重精神疾病。可能的原因包括疼痛、药物（如激素、化疗药物）、呼吸困难、尿频、腹泻、内分泌紊乱等躯体因素；恐慌、不被理解、缺乏情感表达、害怕死亡、害怕精神创伤、害怕抗肿瘤治疗等精神心理因素。

（一）评估

临终病人引起精神症状的原因常是多重的，医护人员需重视病人的精神情况，如疼痛程度有无加重、有无使用抗肿瘤药物、睡眠的时间、清晨起床后精神状况，有无饮用茶水、咖啡、饮酒等食物；有无交谈或倾诉心理的变化等。

（二）治疗与护理措施

1. 治疗　对精神障碍的病人需要药物干预，常用药物包括抗抑郁药物、苯二氮䓬类、非苯二氮䓬类、苯巴比妥类及激素类等。治疗时需要注意间隔给药方法，通常为每周2～4次，短期给药时，一般不超过3～4周，在停药时需注意逐渐停药，注意撤药反应，避免出现戒断综合征。

2. 护理措施　保持病人居住环境安静、温湿度适宜、光线柔和，针对临终病人的需求，使用多种方式放松其心身，如心理治疗、音乐和艺术疗法、按摩、听音乐等，避免冲突和对立，减少害怕和怀疑，既往有抑郁病史者，可试用过去有效的治疗方法，帮助其恢复社会交往，鼓励与家人和朋友相处，提供心理支持，恢复正常的自我认知。病情加重时可向家属告知病情和处理选择，明确治疗的目的。

四、呼吸困难

呼吸困难是呼吸时一种不舒适的困难感觉，是晚期癌症病人常见的呼吸系统症状之一，发生率为12%～70%，终末期病人发生率可高达50%～70%。呼吸困难常见的原因包括肿瘤侵犯气道及胸腔、治疗相关肺损伤、心力衰竭、代谢合并症、恐惧心理等。

（一）评估

对于临终病人来说，呼吸困难的评估不仅仅依靠临床评估方法，如询问病史、判断神志、呼吸频率、深度和节律等，还可以使用简单的评估工具如数字评价量表，来评估临终病人描述呼吸困难带来的不适程度。

（二）治疗与护理措施

1. 治疗　对呼吸困难的病人要积极应用氧疗法缓解症状，护士密切观察氧疗的效果和不良反应，严格控制浓度与时间。必要时配合应用支气管扩张剂、皮质激素、阿片类药物、抗焦虑药物等。

2. 护理措施　保持病室环境安静舒适、空气洁净和温湿度适宜，协助病人采取半卧位或坐位等自觉舒适体位，必要时使用枕头、靠背架或床边桌等支撑物增加病人的舒适度。病人在休息时尽量减少不必要的护理操作，清醒时指导病人通过腹式呼吸法、缩唇呼吸等呼吸技巧改善呼吸困难症状。病情允许的情况下，可有计划地逐步增加日活动量，鼓励病人做一些适宜的有氧呼吸，如散步、慢跑、打太极、体操等。临终病人出现呼吸困难会使病人产生烦躁不安、焦虑、恐慌等不良情绪，甚至可能加重病情，医护人员应多给予关注、安慰、重视，使其增强安全感，保持情绪稳定。

五、压疮

临终病人大部分在终末期会出现恶病质，极度疲劳、长期卧床、被动体位增加了皮肤发生压疮的危险。特别是伴有大小便失禁、腹泻、肠瘘、阴道膀胱瘘等的病人更容易出现皮肤压疮。

（一）评估

主要包括病人出现压疮的危险因素、压疮的大小与分期等。目前常用的评估工具有 Norton 评分表等。

（二）护理措施

1. 定时翻身　对于有高危压疮危险的病人，医护人员应及早采取预防措施——定时翻身，协助病人变换合适的体位，建立翻身卡或翻身记录以督促连续执行。

2. 使用减压产品　在骶尾部、骨隆突处及其他受压部位使用减压用品，如海绵垫、小枕头、小棉垫、垫气圈或软垫，以减轻压迫。长期卧床无多发骨破坏的病人可使用气垫床，以减轻身体受压程度，改善局部血液循环，有效预防压疮。

3. 合理使用敷料　目前临床应用的多种敷料对于早期预防压疮和促进压疮的愈合起到很大作用。另外，保持皮肤的清洁干燥以及改善病人的营养状态对于预防压疮也非常重要。

六、泌尿系统症状

临终病人常出现尿路刺激、肾盂积水等症状。

（一）评估

判断肿瘤有无侵犯膀胱及尿道；有无治疗相关损伤，如放射性膀胱炎；有无置留尿管；有无合并尿路感染；有无代谢性疾病和精神心理疾病等因素的引起尿路刺激征；有无支配的相关神经受损；有无治疗相关因素等引起的尿潴留及尿失禁；有无输尿管梗阻引起的肾盂积水。

（二）治疗与护理措施

1. 治疗 针对病因治疗，可采用解痉药、引流术等缓解症状。在治疗期间密切观察病情进展，防止肾功能恶化。

2. 护理措施 饮食适当加强营养，多吃富含纤维的食物，尽量减少摄入刺激性食物，适当多饮水。若携尿袋，可教会病人及家属自我护理的方法，更换尿袋时动作要快，避免尿液外流，提前准备足够的纸巾吸收尿液；睡觉时可调整尿袋方向，避免尿液压迫腹部影响睡眠。同时教会病人掌握有效排空膀胱的技巧，通过锻炼逐渐扩大膀胱容量，增强排尿可控性。

（1）贮尿功能 夹闭导尿管，定时放尿，初起每 30 分钟放尿一次，逐渐延长至 1～2 小时。

（2）控尿功能 收缩会阴及肛门括约肌 10～20 次/天，每次维持 10 秒。

（3）排尿功能 选择特定的时间排尿，如餐前 30 分钟、晨起或睡前；定时排尿，一般白天每 2～3 小时排尿 1 次，夜间 2 次，可减少尿失禁。

（4）排尿姿势 病人自行排尿早期可采用蹲位或者坐位排尿，如排尿通畅，试行站立排尿。注意排尿时先放松盆底肌，然后稍微增加腹内压。

第三节 临终病人及其家属的心理护理

PPT

一、临终病人的心理护理

（一）心理反应

几乎所有的病人在临终前都会出现显著的焦虑情绪，会经历以下阶段。

1. 否认阶段 怀疑诊断结果，认为搞错了。通过这种心理防御策略掩盖突如其来的坏消息，但这样可能会错过治疗的最佳时机。

2. 焦虑抑郁阶段 随着病情的不断恶化，临终病人对已经确认的诊断难以控制而焦虑不安、恐慌，产生无望或无助感，随之而来的是睡眠、饮食、二便不规律，日常生活被打乱，心情抑郁低落，对任何东西失去兴趣。临终病人存在精神疾患的心理变化，在一定程度上是逐渐接纳现实的一个过程。

3. 接受阶段 病人开始不再有过强的情绪波动，逐渐接受自己是临终病人这一事实，能以平和的心态来面对死亡。把更多的精力放在治疗上，能积极主动配合医护人员治疗，希望得到最好的治疗，缓解病痛带来的苦恼，并对治疗结果产生乐观的预期，希望能够给自己带来好的结局。

（二）心理护理

临终病人心理治疗尤为重要。以解释、安慰及鼓励为主，医护人员在交谈时需态度和蔼、亲切、耐心，并为病人解释个体化治疗方案，希望得到配合，满足病人合理的心理需求。因此，在心理护理时需要重点注意以下几点。

1. 学会倾听　善于倾听，既是对病人的一种尊重，又是建立积极的治疗关系并进行有效心理治疗的重要条件，通过倾听营造一种安全、温暖的氛围，让病人体会到医师对其的尊重与关注，有助于在医师与病人之间建立起相互信任的治疗关系，也能使病人能够没有顾虑地、坦率地表达自己内心真实的想法。

2. 学会观察　在与病人交流沟通时，需要注意观察身体语言，即使初次见面，也可以凭借对方的身体语言来探索其内心，如主动握手表示友好，目光接触表示愿意进行沟通，小心谨慎地坐着、交流时咽口水或结巴表示有点焦虑和紧张等。因此，医护人员在倾听的同时，要时刻观察病人某些细微表情、动作、姿势等，从而更多地了解病人的内心世界。

3. 学会共情　共情也称为“同理心”，指的是深入病人的内心世界，了解病人感受的能力。共情能够促进医师和病人建立相互信任、相互理解、相互影响的关系，并在此基础上帮助病人主动去寻找心结，为医师后续心理治疗做好准备工作。医师需放下自己的假设及先入为主，站在病人的角度，以病人为中心，认真倾听，设身处地为病人着想。

二、临终病人家属的心理护理

家属在照料临终病人时，既要满足病人的各种需要，又要处理自己的情感困扰，同时还要兼顾自己的日常社会职责。家属被告知病人临近死亡的消息时，常常会心存内疚、失落、孤独感，认为自己没有为病人付出更多，没有尽全力挽救病人的生命，让自己处于无休止的自责状态；甚至会出现过激的行为，迁怒于医院，指责设备不够先进，医生的技术不够高超，因过度悲伤精神状态失控，做出难以挽回的行为。因此，社区医护人员在病人濒临死亡之前，应注意做到以下几点。

（一）评估家属身体状况，给予心理指导

应该向家属说明病人当前病情的准确情况，给家属足够的时间表达担忧，也能减轻亲人突然离世时的过度悲伤。在居丧期间，家属会出现一系列急性悲伤反应，如发生晕厥、心脑血管意外等急症。研究显示，也有家属为了“不增加他人的困扰”而刻意隐瞒自己的情绪，会给个人和家庭造成更大的伤害。因此，社区护士应事先评估家属身心状况，并为其提供安静的空间，给予心理辅导，指导家属调整个人的情绪，保证充分的休息，帮助他们顺利地度过正常的悲伤期。另外，可以利用各种支持系统，

如志愿者、心理咨询服务组织、悲伤互助群，这些社会服务网络通常可以帮助家属提高应对能力。

（二）评估特殊家庭，做好家属抚慰

对于某些特殊的家庭，医护人员应该特别留意。一是既往存在矛盾、家庭成员间人际关系紧张、有精神疾病家族史的家庭，心理问题的发生率较高。二是临终病人是儿童的家庭，尤其是患儿已经到了生命末期，这样的家庭很容易出现父母的高应激状态、家庭的解体、酒药滥用等问题，医护人员需要在未出现预警症状之前就给予这种家庭及时和有效的帮助。

目标检测

一、选择题

1. 临终病人最早出现的心理反应是（　　）
   A. 忧郁期　　B. 愤怒期
   C. 否认期　　D. 接受期
   E. 协议期
2. 临终老年人最常见的症状是（　　）
   A. 疼痛　　B. 意识障碍
   C. 呼吸困难　　D. 出血
   E. 大小便失禁
3. 临终关怀的根本目的是（　　）
   A. 提高临终病人的生存质量　　B. 减轻家庭的经济负担
   C. 加速病人死亡　　D. 防止病人死亡
   E. 减轻家庭的心理压力
4. 居丧服务的内容不包括（　　）
   A. 陪伴与聆听病人家属　　B. 协助办理后事
   C. 协助家属表达内心的悲痛情绪　　D. 协助家属适应新生活
   E. 负责遗产的分配
5. 关于临终病人使用止痛剂，以下说法错误的是（　　）
   A. 切勿使用安慰剂来替代止痛剂，以免加重病人的挫折感和不信任感
   B. 止痛剂剂量越大越好
   C. 对慢性剧烈疼痛者尽可能昼夜定时使用镇痛剂，可有效止痛和防痛复发
   D. 必要时应使用麻醉性止痛剂
   E. 尽量口服给药，减轻病人的刺激
6. 病人王某，晚期肝癌，治疗效果不佳，肝区剧烈疼痛、腹水、呼吸困难，病人

感到痛苦、悲哀，有轻生念头，此心理反应属于（　　）

A. 否认期　　B. 愤怒期

C. 协议期　　D. 忧郁期

E. 接受期

二、名词解释题

1. 临终　　2. 临终关怀

三、简答题

1. 简述临终关怀的基本原则。
2. 简述临终关怀的目的与任务。
3. 如何对临终病人进行个人护理？

（康锦雯）

书网融合……

微课　　本章小结　　自测题

第九章 社区常见慢性病及传染病病人的管理与护理

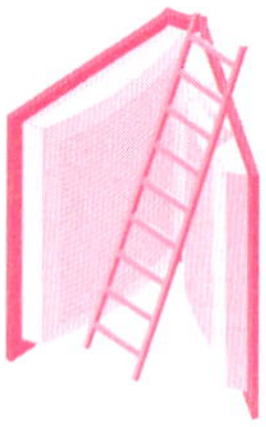

【学习目标】

知识目标

1. **掌握** 慢性病的概念和特点。

2. **熟悉** 慢性病发生的高危因素，心脑血管疾病、糖尿病等常见慢性病的社区管理与护理。

3. **了解** 传染病的基础知识及社区管理。

能力目标

1. 能够熟练地对社区常见慢性病及传染病病人进行管理和护理。

2. 能够对社区常见慢性病采取预防措施。

案例分析

病人，女，66岁，高血压15年，糖尿病10年。突发右侧肢体无力，说话不流利1周，逐渐加重2日。体检：神志清楚，右侧鼻唇沟浅，右侧上下肢肌张力低，右下肢病理征阳性，脑CT未见异常。临床诊断：脑血栓形成。

问题

1. 该病人所患疾病的原因是什么？

2. 作为社区护士，应对该病人应采取哪些措施？

第一节 慢性病概述

PPT

随着社会经济的发展和城市化进程的加快，人民生活水平逐渐提高，疾病谱和死亡谱也发生了变化。心脑血管疾病、糖尿病、恶性肿瘤、慢性阻塞性肺疾病、肥胖病、精神病等慢性病已经取代急性传染性疾病成为影响我国社区居民健康的主要问题。慢性病通常是终生性疾病，疼痛、伤残、昂贵的医疗费用等问题严重影响着慢性病病人的健康状况与生活质量，对有限的卫生资源造成持久的连续消耗，对社会经济持续发展产生了极为不利的影响。

一、慢性病的概念和特点

（一）慢性病的概念

慢性病是慢性非传染性疾病（NCD）的简称，是对一类起病隐匿、病因复杂或病因未完全确认、病程长且病情迁延不愈的非传染性疾病的概括性总称。慢性病是一组发病率、致残率和死亡率高，耗费社会资源严重，危害人类健康的疾病，但也是可防可控的疾病。

WHO 的调查显示，近半数的慢性病死亡发生在 70 岁以下的人群。不健康的生活方式是慢性病最常见的危险因素。慢性病的危险因素大多可通过有效的干预措施加以预防。据估计，约 80% 的早发心脏病、脑卒中和 2 型糖尿病以及 40% 的癌症，可以通过健康饮食、定期锻炼和避免吸烟等生活行为方式的干预加以预防。

知识拓展

数据显示，我国慢性病病人中，单是高血压患病人数就已超过 3 亿人。总体看，2019 年慢性病患病人数合计为 8.45 亿人。考虑到这部分病人有重合人群，前瞻估计，2019 年我国慢性病人群在 5 亿～6 亿，患病率为 35%～45%。预测到 2026 年，癌症、糖尿病、高血压的发病率将分别提高至 0.7%、14.4%、27.8%。

（二）慢性病的特点

从慢性病的发生过程看，其具有以下特点。

1. 一因多果，一果多因　一因多果指同一个病因，如不健康饮食、缺乏锻炼、吸烟、空气污染等可导致多种疾病，如心血管疾病、恶性肿瘤、糖尿病和慢性呼吸道疾病等。一果多因指一种慢性病可以由多种因素（遗传、年龄、性别、不合理的膳食、过量饮酒、少体力活动）共同作用导致。

2. 发病隐匿，潜伏期长　慢性病的早期症状较轻而不容易被发现，但在病因的长期作用下，器官损伤逐步积累，直至急性发作或者症状较为严重时才被发现，此时机体已经出现不可逆转的病理变化。

3. 病程较长　大多数慢性病的病程可达数年或数十年，甚至是终生患病。

4. 临床不可治愈　大多数慢性病的病因不明，在目前医疗条件下是很难治愈的，最终会导致身体不同程度的残障，需长期用药、护理和康复治疗。

5. 预防效果明显　实践证明，对慢性病病人采取“三级预防”措施，积极控制危险因素，可以有效地降低慢性病的发生率和死亡率，提高生活质量。

二、慢性病的类型

根据慢性病对病人产生影响的程度不同，可将慢性病分为三类：致命性慢性病、可能威胁生命的慢性病和非致命性慢性病。每类慢性病又按发病情况分为急发性与渐发性两种。

1. 致命性慢性病

（1）急发性　急性白血病、胰腺癌、转移癌、肺癌、肝癌等。

（2）渐发性　后天免疫不全综合征、骨髓衰竭、肌萎缩性侧索硬化等。

2. 可能威胁生命的慢性病

（1）急发性　血友病、恶性贫血、脑卒中、心肌梗死、先天性心脏病等。

（2）渐发性　肺气肿、慢性酒精中毒、阿尔茨海默病、1 型糖尿病、硬皮病等。

3. 非致命性慢性病

（1）急发性　偏头痛、痛风、支气管哮喘、胆石症、季节性过敏等。

（2）渐发性　帕金森病、骨关节炎、类风湿关节炎、溃疡性结肠炎、慢性支气管炎、胃溃疡、高血压、青光眼等。

三、慢性病的危险因素

慢性病的种类很多，发生的原因也相当复杂。常见的慢性病危险因素可分为行为因素、环境因素、精神心理因素和不可改变因素四大类。其中行为因素、环境因素和精神心理因素是可以改变的，而年龄、性别、遗传因素是不可改变的。

（一）行为因素

1. 吸烟　烟草中含有焦油和尼古丁，还有多种能致癌的放射性物质。焦油可以导致肺癌、喉癌、口腔癌、食道癌等；尼古丁可以刺激交感神经，引起血管栓塞、血管内膜损害和心律不齐。吸烟会加重糖尿病，女青年吸烟可导致痛经、月经紊乱、子宫和卵巢疾病。孕妇吸烟会影响胎儿的正常发育，导致胎儿发育停止、早产、流产、死胎等。吸烟者心脑血管疾病的发病率要比不吸烟者高 2 ~3 倍；成人吸烟对儿童危害更大。吸烟量越大、吸烟起始年龄越小、吸烟史越长，对身体的损害越大。

2. 过量饮酒（酗酒）　酒对人体有益还是有害取决于饮酒量的多少。少量饮酒可祛风寒、暖胃肠，活血化瘀、促进血液循环。过量饮酒（酗酒）能促使中性脂肪的合成旺盛，引起动脉硬化；酒精大量沉积于肝脏中，降低肝脏的解毒功能，甚至造成肝硬化；增加脑卒中、冠心病和原发性高血压的危险性，还可增加某些恶性肿瘤的发病率。

3. 不合理膳食　具体表现为饮食结构不合理、烹饪方法不当、不良饮食习惯等。高脂肪、高胆固醇饮食与动脉硬化发生呈正相关；高盐饮食可致高血压；烟熏和腌制的鱼、肉、菜等，含有较高的亚硝胺，长期食用易造成恶性肿瘤的发生。另外，营养失衡比如肥胖等，也会使一些相关慢性病的发病率升高。

4. 运动量不足　运动可以加快血液循环，增加肺活量，促进机体新陈代谢；增强心肌收缩力，维持各器官的健康。但由于生活节奏快和交通工具便利，人们常常以车代步，活动范围小，运动量不足。冠心病、缺血性脑卒中、糖尿病、乳腺癌、大肠癌、肥胖症等慢性病发病率明显升高。WHO 研究显示，每年全世界有 200 多万人因为运动量不足而死亡。每个国家有65%~85%的成年人由于没有足够的体力活动而健康受损。

（二）环境因素

1. 自然环境 环境污染破坏了生态平衡和人们的正常生活条件，对人体健康产生直接、间接或潜在的危害。空气污染、水源污染、土壤污染、生活污染、噪声污染和放射性物质污染等，都与恶性肿瘤或肺部疾病的发生密切相关。

2. 社会环境 国家的卫生政策、卫生资源配置、医疗卫生服务水平、社会风俗习惯、文化教育程度、社会经济地位、人口构成与流动状况等，都会不同程度地影响人们的健康。

（三）精神心理因素

精神紧张、情绪激动及各种应激状态，特别是经历紧张生活事件，会使人的心理活动失去平衡。现代社会生活工作节奏加快、竞争激烈，人际关系复杂，使生活中的紧张刺激增加。强度过大、时间过久或经常反复出现的压力、紧张、恐惧、失眠、精神失常等心理因素和情绪反应可使内分泌失调、血压升高、心率加快、机体免疫功能降低，从而导致某些慢性病的发生。

（四）不可改变因素

包括年龄、性别及遗传因素。这些因素在目前的医疗条件下是不可改变的。慢性病可以发生于任何年龄，但发生的比例与年龄成正比。年龄越大，机体器官功能老化越明显，发生慢性病的概率也越大。许多慢性病，如高血压、糖尿病、动脉粥样硬化性心脏病等都有家族倾向，这可能与遗传因素或家庭共同的生活习惯有关。

四、慢性病的流行病学特点

（一）慢性病成为死亡的主要原因

随着人口的老龄化以及经济社会发展所引起的人们生活方式与习惯的变化，慢性病已成为影响人类健康和死亡的首要原因。据估算，目前中国确诊的慢性病（高血压）病人已超过3亿，慢性病死亡占到了所有人口死亡的88.5%左右。中国已经进入慢性病的高负担期，具有“患病人数多、医疗成本高、患病时间长、服务需求大”的特点。慢性病已经成为影响中国居民健康水平提高、阻碍经济社会发展的重大公共卫生问题和社会问题。

WHO的调查显示，在西太平洋地区每天约有2.65万人死于慢性病，近半数的慢性病死亡发生在70岁以下的人群。仅心血管疾病，在西太平洋地区每年死亡人数就超过300万人。

（二）慢性病的主要危险因素暴露水平不断提高

全球化和城市化对不健康生活方式和环境变化的发展起到了推动作用，促使这些常见的危险因素发展为慢性病更直接的危险因素。从全球角度来看，慢性病主要危险因素的暴露水平有新变化：①吸烟率下降；②经常饮酒率下降；③主动参加体育锻炼的人数增加；④超重和肥胖者增加；⑤血脂异常患病率上升；⑥城市居民膳食结构不合理；⑦城市化趋向明显和人口老龄化突出等。

（三）潜在慢性病病人众多

老年人是慢性病的高发人群，2019 年中国 65 周岁以上老年人人数约 1.91 亿，占总人口的 13.5%。中国将迎来老年人口高负担期，这对卫生服务和保健策略提出了严峻挑战。另外，中国农村地区经济快速发展，农村生活水平改善以及种植方式机械化使人的身体活动远不如前，不合理膳食和不良生活方式导致肥胖、血脂异常等危险因素增多，加之农村卫生资源及居民知识水平都相对较低，像冠心病、糖尿病之类的慢性病易发且高发。据统计，中国农村成年人糖尿病患病率上升速度超过了城市地区。

（四）慢性病疾病负担加重

慢性病通常是终身性疾患，病痛、伤残不仅严重影响病人的健康和生活质量，而且极大地加重了家庭和社会的经济负担，且增长极快。WHO 报道，慢性病在中国所有疾病负担中所占比重约为 69%；世界银行预测，到 2030 年，人口迅速老龄化可能使中国慢性病负担增加 40%。中国慢性病经济负担的增长速度远超过疾病经济负担和 GDP 的增长速度，带来社会和经济负担。同时，慢性病已呈现年轻化发展趋势，开始侵袭四五十岁的中年人，35 ~65 岁人群的超重和肥胖、血脂异常和脂肪肝、高血压发病率持续上升。

五、慢性病的社区管理

（一）社区卫生服务机构开展慢性病管理的意义

1. 结合慢性病的自身特点，提高治疗效果 慢性病多是由不健康的生活方式引起的，在治疗时以非药物治疗为主，药物治疗为辅。社区卫生服务机构通过对慢性病病人进行健康管理，有目的地改变病人的不良生活方式，改变引起慢性病的部分危险因素，从根本上提高慢性病的治疗效果。

2. 降低成本，促进社区人群的健康 社区卫生服务机构在社区利用慢性病的一些相同危险因素，对人群进行群体健康管理。针对全体人群和不同目标的高危人群，预防和控制一组慢性病的共同危险因素，是一种低投入、高效益的慢性病防治措施。

3. 发挥社区卫生服务机构的优势，更好地利用卫生资源 在治疗慢性病方面，社区卫生服务机构面对的是相对稳定的社区居民；慢性病病人居住地距离卫生机构近；社区卫生服务机构价格较低廉；有相对完备的卫生人力资源等诸多优势。这些都有利于慢性病持续稳定的治疗，便于与居民充分沟通，促进预防救治；还有利于分流病人，达到合理利用卫生资源的目的。

4. 降低医疗费用 开展社区健康管理，投资小、效益高。在社区卫生服务机构开展慢性病健康管理，可减轻慢性病病人及其家庭的经济负担，缓解国家不断增长的医疗费用。

知识拓展

慢性病社区防治发展史

从20世纪70年代早期开始，多个慢性病社区干预项目在发达国家陆续开展。芬兰于1972年开始的“北卡勒尼亚研究方案”（北卡项目），被誉为心血管疾病干预成功的典范。美国1979年在Kebtuckey社区进行高血压控制计划（MR－FT），经过5年的干预，使冠心病和脑血管病死亡率分别下降了近40%和50%。其他国家也开展了一些小规模的研究，取得了一定成效，使人们认识到社区干预的重要性。

我国自20世纪60年代开始进行大规模的心脑血管疾病流行病学调查和病因研究，70年代建立了一批心脑血管病和肿瘤防治基地。此后开展了一系列针对疾病危险因素的干预实验，针对主要危险因素进行干预。1996年，我国在7省市启动了世界银行疾病预防健康促进卫生地方项目，历时8年，效果明显。2001年，卫生部对24个慢性病社区综合防治示范点进行全面评估，探索适合不同经济、文化、社会条件的慢性病防治模式，以便在全国推广，促使慢性病防治在我国的可持续发展。

（二）慢性病病人社区管理的原则与策略

1. 原则 WHO慢性病行动框架中，强调个人在慢性病防治中的责任，建立伙伴关系等。任何地区和国家在制订慢性病防治策略和选择防治措施时，都至少要考虑以下原则。

（1）强调在社区及家庭水平上降低最常见慢性病的共同危险因素，进行生命全程预防。

（2）三级预防并重，采取以健康教育、健康促进为主要手段的综合措施，把慢性病作为一类疾病来进行共同防治。

（3）全人群策略和高危人群策略并重。

（4）发展鼓励病人共同参与、促进和支持病人自我管理、加强病人定期随访、加强与社区和家庭合作等内容的新型慢性非传染性疾病保健模式。

（5）加强社区慢性病防治的行动。

（6）在改变行为危险因素预防慢性病时，应以生态健康促进模式及科学的行为改变理论为指导，建立以政策及环境改变为主要策略的综合性社区行为危险因素干预项目。

2. 策略 WHO给出的慢性病防治行动计划主要含有三个层面的策略。

（1）环境层次，通过政策和监管干预措施。

（2）共同和中间危险因素的层次，通过人群生活方式干预。

（3）疾病早期和已明确阶段的层次，通过对全人群（筛查）、高危个体（改变危险因素）和病人（临床管理）进行干预，促使在三个层次发生变化。需要采取的行动包括宣传、研究、监测和评价、领导多部门合作和社区动员等。

（三）慢性病病人社区管理的工作任务与模式

慢性病病人社区管理的工作任务主要由三部分组成，即健康调查、健康评价和健康干预。健康调查即收集社区人群的健康资料；健康评价即根据所收集的社区健康资料对居民的健康状况及危险因素进行评估、分析；健康干预即针对居民的健康状况和危险因素，制订并实施合理的健康改善计划，以达到控制危险因素、促进健康的目的。

由于慢性病病因复杂、种类较多，进行慢性病的社区管理首先要由社区卫生服务机构通过健康体检、健康调查等方式收集健康信息；在所收集信息的基础上，确定社区居民的健康状况和危险因素，对患病人群和高危人群进行筛选；针对不同人群进行重点干预。

目前，社区卫生服务机构进行慢性病病人社区管理多采用全科团队模式，由全科医生、社区护士、公共卫生医师等组成专业团队，为一定数量的社区居民提供服务。这一管理模式可以充分发挥团队成员的优势和特长，相互协作，共同为社区居民提供健康服务。

（四）慢性病的防治原则与策略

为加强慢性病防治工作，降低疾病负担，全方位、全周期保障人民健康，依据《“健康中国2030”规划纲要》，2017年国务院办公厅印发了《中国防治慢性病中长期规划（2017—2025年）》。本规划强调了统筹推进“五位一体”总体布局和协调推进“四个全面”战略布局，牢固树立和贯彻落实创新、协调、绿色、开放、共享的发展理念，坚持正确的卫生与健康工作方针，以提高人民健康水平为核心，以深化医药卫生体制改革为动力，以控制慢性病危险因素、建设健康支持性环境为重点，以健康促进和健康管理为手段，提升全民健康素质，降低高危人群发病风险，提高病人生存质量，减少可预防的慢性病发病、死亡和残疾，实现由以治病为中心向以健康为中心转变，促进全生命周期健康，提高居民健康期望寿命，为推进健康中国建设奠定坚实基础。

1. 原则

（1）坚持统筹协调　统筹各方资源，健全政府主导、部门协作、动员社会、全民参与的慢性病综合防治机制，将健康融入所有政策，调动社会和个人参与防治的积极性，营造有利于慢性病防治的社会环境。

（2）坚持共建共享　倡导“每个人是自己健康第一责任人”的理念，促进群众形成健康的行为和生活方式。构建自我为主、人际互助、社会支持、政府指导的健康管理模式，将健康教育与健康促进贯穿于全生命周期，推动人人参与、人人尽力、人人享有。

（3）坚持预防为主　加强行为和环境危险因素控制，强化慢性病早期筛查和早期发现，推动由疾病治疗向健康管理转变。加强医防协同，坚持中西医并重，为居民提供公平可及、系统连续的预防、治疗、康复、健康促进等一体化的慢性病防治服务。

（4）坚持分类指导　根据不同地区、不同人群慢性病流行特征和防治需求，确定针对性的防治目标和策略，实施有效防控措施。充分发挥国家慢性病综合防控示范区的典型引领作用，提升各地区慢性病防治水平。

2. 策略

（1）加强健康教育，提升全民健康素质　开展慢性病防治全民教育，引导群众树立正确健康观。倡导健康文明的生活方式，开展“三减三健”（减盐、减油、减糖、健康口腔、健康体重、健康骨骼）等专项行动，增强群众维护和促进自身健康的能力。

（2）实施早诊早治，降低高危人群发病风险　促进慢性病早期发现；开展个性化健康干预。

（3）强化规范诊疗，提高治疗效果　落实分级诊疗制度；提高诊疗服务质量。

（4）促进医防协同，实现全流程健康管理　加强慢性病防治机构和队伍能力建设；构建慢性病防治结合工作机制；建立健康管理长效工作机制。明确政府、医疗卫生机构和家庭、个人等各方在健康管理方面的责任，完善健康管理服务内容和服务流程。

（5）完善保障政策，切实减轻群众就医负担　完善医保和救助政策；保障药品生产供应。

（6）控制危险因素，营造健康支持性环境　建设健康的生产生活环境；完善政策环境；推动慢性病综合防控示范区创新发展。

（7）统筹社会资源，创新驱动健康服务业发展　动员社会力量开展防治服务；促进医养融合发展；推动互联网创新成果应用。

（8）增强科技支撑，促进监测评价和研发创新　完善监测评估体系；推动科技成果转化和适宜技术应用；加强慢性病防治研究，积极参与国际慢性病防治交流与合作。

3. 防治目标和主要指标　近年来，各地区、各有关部门认真贯彻落实党中央、国务院决策部署，深化医药卫生体制改革，着力推进环境整治、烟草控制、体育健身、营养改善等工作，初步形成了慢性病综合防治工作机制和防治服务网络。对于慢性病防治工作效果也进行了中长期规划，到 2025 年，慢性病危险因素得到有效控制，实现全人群全生命周期健康管理，过早死亡率较 2015 年降低 20%。逐步提高居民健康期望寿命，有效控制慢性病疾病负担。

第二节　常见慢性病的社区管理与护理

PPT

不可治愈是慢性病的特点之一，慢性病一旦被确诊，病人就要终生与疾病做斗争，对于慢性病病人，重要的不仅是控制症状，而是能够满足正常的生活。良好的医疗卫生条件和病人的积极参与，可以减轻慢性病对病人的影响，提高病人的生存质量。以社区护理为中心，对社区常见慢性病病人实施健康教育、规范治疗、系统干预、动态管理，促进病人采用健康的生活行为方式，延缓或避免并发症的发生。

案例分析

病人，男，58岁，吸烟15年，长期酗酒，身高167cm，体重98kg，近日出现头痛、头晕、耳鸣、心悸、注意力不集中、记忆力减退、失眠、乏力等症状，2日平均血压：168/105mmHg。初步诊断：原发性高血压。

问题

1. 作为社区护士，应如何对该病人进行管理？
2. 作为社区护士，应对该病人应采取哪些措施？

一、高血压

高血压是以体循环动脉血压增高［收缩压≥140mmHg和（或）舒张压≥90mmHg］为主要临床表现的心血管综合征。高血压是一种常见病、多发病，常与其他心血管病危险因素共存，是心脑血管疾病的主要危险因素，可损伤心、脑、肾等靶器官，最终导致这些器官功能的衰竭。在许多国家，高血压都是造成残疾及死亡的主要原因之一，且随着经济、生活水平的不断改善，发病率逐年增长，严重危害人们的健康。高血压被列为我国社区慢性病管理和预防的重点疾病。在临床上，根据病因的不同，高血压又分为原发性高血压和继发性高血压两大类，其中原发性高血压临床简称为高血压，占所有高血压病人的95%以上，是社区人群中最常见的高血压类型。

（一）高血压的流行病学特点

1. 患病率逐年升高 我国自20世纪50年代以来进行了三次（1959年、1979年、1991年）较大规模的成人人群血压抽样调查，高血压患病率分别为5.11%、7.73%、11.88%，呈明显上升趋势。1980—1991年，我国人群高血压患病率上升了4.15%，绝对值增长了54.0%。调查资料显示，2002年、2020年我国18岁以上居民高血压患病率分别为18.8%、28.0%，18年中患病率上升了9.2%。目前全国高血压患病人数超过3亿。

2. 致残率和病死率高 高血压是脑血管病和心脏病的主要危险因素，是居民前四位的死亡原因之一。中国7个城市脑卒中预防研究表明，血压水平与脑卒中发生密切相关，收缩压每升高10mmHg，脑卒中危险就增加25%。同时，血压升高也是中国人群冠心病发病的危险因素，血压急剧升高可诱发急性心肌梗死。有高血压病史的心力衰竭病人比无高血压病史的高6倍。

3. 知晓率、治疗率和控制率偏低 高血压知晓率、治疗率和控制率（以下简称“三率”）是高血压流行病学和防治研究的重要参数。2015年，全国抽样调查的三率分别为51.6%、45.8%、16.8%。同年美国的调查显示，居民高血压病的三率分别达83.8%、75%、50%，显著高于我国的水平。我国高血压患病率逐年升高，而三率均较低，这势必会增加我国高血压病人发生心脑血管疾病的比例。

知识链接

人群高血压防“三率”

1. 高血压知晓率 是指辖区某年龄段居民诊断为高血压的病人中调查时知晓自己患高血压者的比例。

2. 高血压治疗率 指高血压病人中近2周在服药的人数占整个辖区高血压病人总人数的比例。

3. 高血压控制率 是指血压控制达标的高血压病人人数占整个辖区高血压病人总人数的比例。

2015年全国18岁及以上成人高血压的知晓率为51.6%、治疗率为45.8%、控制率为16.8%。

（二）高血压的危险因素

原发性高血压的病因尚未完全阐明，目前认为是多因素所致，主要为遗传和环境因素两个方面。通俗地讲，高血压危险因素分为可改变因素和不可改变因素。

1. 可改变的危险因素

（1）体重 超重和肥胖（特别是腹型肥胖）是血压升高的重要危险因素，同时也是其他多种慢性病的独立危险因素。男性腰围达到或超过85cm，女性腰围达到或超过80cm，其高血压患病率是腰围正常者的2.3倍。肥胖与高血压发生密切相关，我国超重和肥胖的患病率逐年增加。因此，在加强对高血压控制的同时，也应强化对超重和肥胖者的管理，减轻体重，降低高血压发病率。

（2）饮食

1）高钠低钾饮食 不同地区人群的血压水平和高血压患病率与钠盐平均摄入量呈显著正相关，而与钾摄入量呈负相关。北方人群每人每天食盐摄入量（12～18g），高于南方（7～8g），北方人群血压水平也高于南方。平均每人每天摄入食盐增加2g，收缩压和舒张压分别升高2.0mmHg和1.2mmHg。而保持足量的钾盐摄入可使血压降低，也可以降低心血管疾病的发病率和死亡率。

2）饮酒 长期大量饮酒是高血压的重要危险因素之一。北京、广州两地的纵向研究表明，男性持续饮酒者比不饮酒者4年内发生高血压的危险性增高40%。我国10组人群前瞻性研究显示，饮酒量与高血压发病率呈显著正相关，饮白酒每日增加100g，高血压发病的相对危险性增高19%～26%。另有报道，若每日饮酒2次或2次以上，可使收缩压上升1mmHg。

3）高蛋白质饮食 蛋白质摄入过多会使血压升高。

4）高饱和脂肪酸饮食 饮食中饱和脂肪酸过多或饱和脂肪酸/不饱和脂肪酸比值较高也会使血压升高。

5）叶酸缺乏 导致血浆同型半胱氨酸水平增高，与高血压发病呈正相关，尤其可增加由高血压引发脑卒中的风险。

（3）吸烟　是公认的心脑血管疾病发生的重要危险因素。香烟中的尼古丁可使血压一过性升高。吸烟也会导致降压药的药效性降低，需增加降压药物的剂量。

（4）活动　缺少体力活动是造成超重或肥胖的重要原因之一，也可增加高血压病人心血管病发生的危险。

2. 不可改变的危险因素

（1）遗传　高血压的发病以多基因遗传为主，约60%高血压病人可询问到有高血压家族史。父母均为高血压者，其子女的高血压发病概率高达46%。

（2）年龄　高血压病发病的危险度随年龄而升高，老年人心血管发病率高。

（3）性别　男、女高血压总体患病率差别不大，青年期男性略高于女性，中年后女性稍高于男性。

（三）高血压的诊断与评估

1. 高血压的诊断标准　安静状态下，在未服用降压药的情况下，非同日进行3次测量，收缩压≥140mmHg和（或）舒张压≥90mmHg，可诊断为高血压。一旦诊断为高血压，必须鉴别原发性或继发性。

2. 高血压病人的心血管危险分层　从指导治疗和判断预后的角度，主张对高血压病人做心血管危险分层，按血压水平分级和影响预后因素的合并作用，将高血压病人分为低危、中危、高危三层，分别表示10年内将发生心脑血管病事件的概率为<15%、15%～20%、>20%。

（1）血压水平分级　高血压确诊后可以按血压增高水平分为1、2、3级（表9－1）。

表9－1　血压水平分级

级别	收缩压（mmHg）		舒张压（mmHg）
正常血压	<120	和	<80
正常高值血压	120～139	和（或）	80～89
高血压	≥140	和（或）	≥90
1级高血压（“轻度”）	140～159	和（或）	90～99
2级高血压（“中度”）	160～179	和（或）	100～109
3级高血压（“重度”）	≥180	和（或）	≥110
单纯收缩期高血压	≥140	和	<90

注：若病人的收缩压与舒张压分属不同的级别时，则以较高的级别作为标准；单纯收缩期高血压也可按照收缩压水平分为1、2、3级。

（2）影响预后的因素　影响高血压病人预后的因素包括心血管的危险因素、靶器官损害以及并存临床情况。

1）心血管的危险因素　包括年龄≥55岁、吸烟、糖耐量受损和（或）空腹血糖受损、血脂异常、早发心血管病家族史、腹型肥胖、血同型半胱氨酸升高。

2）靶器官损害包括左心室肥厚、颈动脉内膜增厚或斑块、肾功能受损。

3）伴随临床疾患包括脑血管病、心脏疾病、肾脏疾病、周围血管病、视网膜病变、糖尿病。对初诊病人可通过全面询问病史、体格检查及各项辅助检查，找出影响预后的因素。

（3）心血管危险分层　根据病人血压水平和影响预后的因素进行高血压病人的心血管危险分层。

1）低危　1 级高血压，不伴有其他危险因素。

2）中危　2 级高血压，不伴有其他危险因素；或 1、2 级高血压同时有 1～2 个危险因素。

3）高危　3 级高血压，不伴有其他危险因素；或 1、2 级高血压同时有 3 种或更多危险因素；或任何级别高血压伴有任何一项靶器官损害；或任何级别高血压并存任何一项临床情况（表 9－2）。

表 9－2　高血压危险度分层

影响预后的因素	高血压水平（mmHg）		
	1 级	2 级	3 级
无危险因素	低危	中危	高危
1～2 个危险因素	中危	中危	高危
≥3 个危险因素、靶器官损害、并存临床疾患	高危	高危	高危

注：本表格中的“高危”包含《中国高血压防治指南 2010》中的“很高危”。影响预后的因素包括有无危险因素、靶器官损害和疾病史。

（4）排除继发性高血压　继发性高血压是由某些确定的疾病和病因引起的血压升高。继发性高血压可通过治疗得到根治或改善。继发性高血压主要疾病有肾脏疾病、肾动脉狭窄、原发性醛固酮增多症、嗜铬细胞瘤、皮质醇增多症、主动脉狭窄、睡眠呼吸暂停综合征、药物引起的高血压等。

以下几种情况有发生继发性高血压的可能，应及时转上级医院进一步检查确诊：发病年龄＜30 岁；重度高血压（高血压 3 级以上）；血压升高伴肢体肌无力或麻痹，常呈周期性发作，或伴自发性低血钾；夜尿增多、血尿、泡沫尿或有肾脏疾病史；阵发性高血压，发作时伴头痛、心悸、皮肤苍白或多汗等；下肢血压明显低于上肢，双侧上肢血压相差 20mmg 以上、股动脉等搏动减弱或不能触及；夜间睡眠时打鼾并出现呼吸暂停；长期口服避孕药者；降压效果差，不易控制等。

（四）高血压的社区管理与护理

1. 管理内容　根据《国家基本公共卫生服务规范》（第三版）的要求，高血压病的社区管理内容如下。

（1）高血压病筛查

1）要求对辖区内 35 岁及以上常住居民，乡镇卫生院、村卫生室、社区卫生服务中心（站）每年为其免费测量一次血压。

2）对第一次发现收缩压≥140mmHg 和（或）舒张压≥90mmHg 的居民在去除可

能引起血压升高的因素后复查，非同日 3 次血压高于正常，可初步诊断为高血压。如有必要，建议转诊到上级医院确诊，2 周内随访转诊结果，对已确诊的原发性高血压病人纳入高血压病人健康管理；对可疑继发性高血压病人，及时转诊。

3）如有以下六项指标中的任意一项高危因素，建议每半年至少测量 1 次血压，并接受医务人员的生活方式指导：①血压高值［收缩压 130～139mmHg 和（或）舒张压 85～89mmHg］；②超重或肥胖和（或）腹型肥胖［超重：$28kg/m^2 > BMI \geq 24kg/m^2$；肥胖：$BMI \geq 28kg/m^2$；腰围：男≥90cm（2.7 尺），女≥85cm（2.6 尺）为腹型肥胖］；③高血压家族史（一、二级家属）；④长期高盐饮食；⑤长期过量饮酒（每日饮白酒≥100ml）；⑥年龄≥55 岁。

高血压筛查流程如图 9－1 所示。

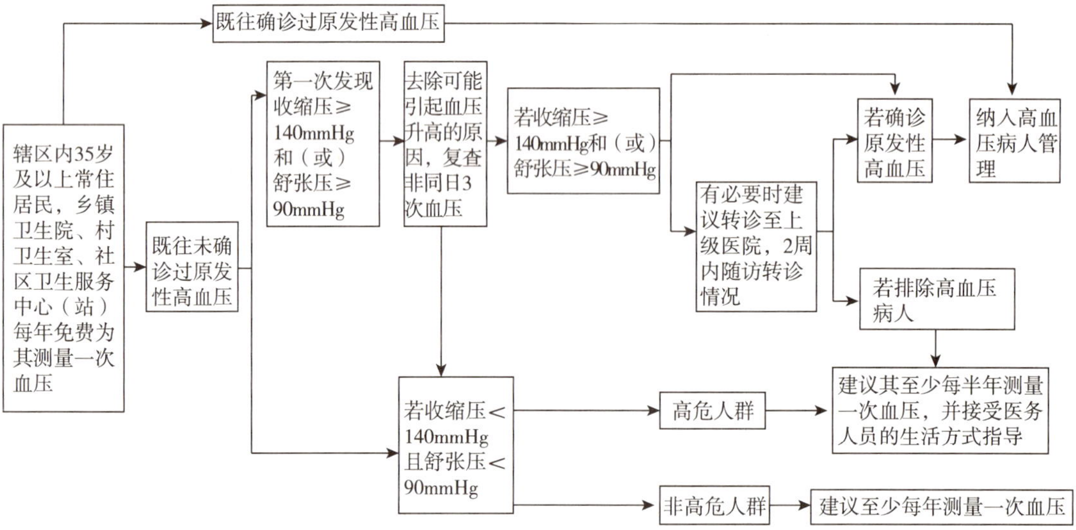

图 9－1　高血压筛查流程图

（2）高血压病人随访评估　对原发性高血压病人，每年要提供至少 4 次面对面的随访。高血压病人随访流程如图 9－2 所示。随访内容包括：①测量血压并评估是否存在危急情况，如出现收缩压≥180mmHg 和（或）舒张压≥110mmHg；意识改变、剧烈头痛或头晕、恶心呕吐、视物模糊、眼痛、心悸、胸闷、喘憋不能平卧，以及处于妊娠期或哺乳期同时血压高于正常等危急情况之一，或存在不能处理的其他疾病时，必须在处理后紧急转诊，对于紧急转诊者，基层卫生机构应在 2 周内主动随访转诊情况；②若不需紧急转诊，询问上次随访到此次随访期间的症状；③测量体重、心率，计算体质指数（BMI）；④询问病人疾病情况和生活方式，包括心脑血管疾病、糖尿病、吸烟、饮酒、运动、摄盐情况等；⑤了解病人服药情况。

（3）分类干预

1）对血压控制满意：一般高血压病人血压降至 140/90mmHg 以下；≥65 岁老年高血压病人的血压降至 150/90mmHg 以下，如果能耐受，可进一步降至 140/90mmHg 以

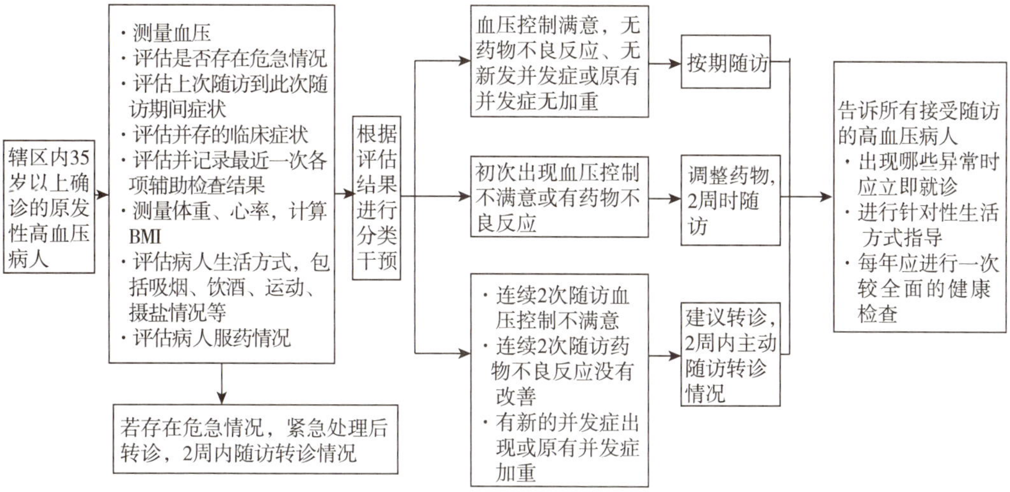

图9－2　高血压病人随访流程图

下；一般糖尿病或慢性肾脏病病人的血压目标可以在140/90mmHg基础上再适度降低。

2）对第一次出现血压控制不满意，即收缩压≥140mmHg和（或）舒张压≥90mmHg，或出现药物不良反应的病人，结合其服药依从性，必要时增加现用药物剂量、更换或增加不同类的降压药物，2周时随访。

3）对连续两次出现血压控制不满意，或药物不良反应难以控制，以及出现新的并发症或原有并发症加重的病人，建议其转诊到上级医院，2周内主动随访转诊情况。

4）对所有的病人进行有针对性的健康教育，与病人一起制订生活方式改进目标并在下一次随访时评估进展。告诉病人出现哪些异常时应立即就诊。

（4）健康体检　对原发性高血压病人，每年进行一次较全面的健康检查，可与随访相结合。内容包括体温、脉搏、呼吸、血压、身高、体重、腰围、皮肤、浅表淋巴结、心脏、肺部、腹部等常规体格检查，并对口腔、视力、听力和运动功能等进行粗测判断。

2. 服务要求

（1）高血压病人的健康管理由医生负责，应与门诊服务相结合，对未能按照管理要求接受随访的病人，乡镇卫生院、村卫生室、社区卫生服务中心（站）医护人员应主动与病人联系，保证管理的连续性。

（2）随访包括预约病人到门诊就诊、电话追踪和家庭访视等方式。

（3）乡镇卫生院、村卫生室、社区卫生服务中心（站）可通过本地区社区卫生诊断和门诊服务等途径筛查和发现高血压病人。有条件的地区，对人员进行规范培训后，可参考《中国高血压防治指南》对高血压病人进行健康管理。

（4）发挥中医药在高血压防治中的特色和作用，积极应用中医药方法开展高血压病人健康管理服务。

（5）加强宣传，告知服务内容，使更多的病人和居民愿意接受服务。

（6）每次提供服务后及时将相关信息录入病人的健康档案。

3. 工作指标 关于高血压病人社区管理的工作指标，2017 年出台的《国家基本公共卫生服务规范》（第三版）中明确指出以下内容。

（1）高血压病人规范管理率 按照要求进行高血压病人健康管理的人数/年内已管理的高血压病人人数 ×100%。

（2）管理人群血压控制率 年内最近一次随访空腹血压达标人数/年内已管理的高血压病人人数 ×100%。最近一次随访血压，若失访，则判断为未达标。血压控制是指收缩压 <140mmHg 和舒张压 <90mmHg（65 岁以上病人收缩压 <150mmHg 和舒张压 <90mmHg），即收缩压和舒张压同时达标。

（五）高血压病人的健康指导

1. 生活方式指导 对社区所有人群，不论是否接受药物治疗，均应针对危险因素进行不良行为和生活方式改变的指导。《中国高血压防治指南》指出，控制高血压主要危险因素的三个措施是减重、限酒和低盐。超重者应注意限制热量和脂类的摄入，并增加体育锻炼。有饮酒习惯的高血压病人最好戒酒，特别是超重的高血压病人更应戒酒。食盐摄入量每日应低于 5g。此外，高血压病人生活方式指导的内容还包括合理膳食、戒烟、平衡心理、预防便秘、提高服药的依从性、规范监测血压等，并持之以恒，以达到预防和控制高血压及其他心血管疾病的发病危险。

知识链接

高血压病人的运动处方

高血压病人适宜进行有氧运动。常见的有氧运动形式有快走、慢跑、秧歌舞等。

1. 运动强度 中等，可达到的程度如下：①主观感觉，运动中心跳加快、微微出汗、自我感觉有点累；②客观表现，运动中呼吸频率加快、微喘，可以与人交谈，但是不能唱歌；③步行速度每分钟 120 步左右；④运动中的心率（次/分钟）=170 - 年龄；⑤休息后约 10 分钟内，锻炼所引起的呼吸频率增加明显缓解，心率也恢复到正常或接近正常。

2. 运动持续时间 高血压病人每周至少进行 5～7 次运动，最好坚持每天运动。高血压病人的一次运动应在 30 分钟左右，或每日累计 30 分钟。注意事项如下：①运动的适宜时间，高血压病人清晨 6～10 点血压常处于比较高的水平，是心血管事件的高发时段，最好选择在下午或傍晚进行锻炼；②高血压病人应避免短时间剧烈使用肌肉和需要屏气的无氧运动，如短跑等；③安静时血压未能很好控制或超过 180/110mmHg 的病人暂时禁止中度及以上的运动；④运动中注意防止发生运动外伤；⑤有任何不适要停止活动并及时就医［参阅《中国高血压基层管理指南》（2014 年修订版）］。

2. 药物治疗指导 主要内容包括：①监测服药与血压的关系，指导病人及家属如何测量血压，并记录血压与服药关系；②强调长期药物治疗的重要性，用降压药使血压降至理想水平后，应继续服用维持量，以保持血压相对稳定，对无症状者更应强调；③要求病人必须遵医嘱按时按量服药；④要求病人不能擅自突然停药，经治疗血压得到满意控制后，可以逐渐减少剂量，甚至可考虑停药；但如果突然停药，可导致血压突然升高，出现停药综合征，伴冠心病的高血压病人突然停用β受体阻滞剂可诱发心绞痛、心肌梗死等。

3. 直立性低血压的预防和处理指导 乏力、头晕、心悸、出汗、恶心、呕吐等是直立性低血压的主要表现，高血压病人在联合用药、服首剂药物或加量时应特别注意。指导病人预防的方法：避免长时间站立，尤其是在服药后最初几个小时；改变姿势，特别是从卧、坐位起立时动作宜缓慢；服药时间可选在平静休息时，服药后继续休息一段时间再下床活动；如在睡前服药，夜间起床排尿时应注意；避免用过热的水洗澡，更不宜大量饮酒。还应指导病人在直立性低血压发生时取头低足高位平卧，可抬高下肢超过头部，屈曲股部肌肉和活动脚趾，以促进下肢血液回流。

4. 自我监测指导 主要内容包括监测频率、血压控制目标、血压测量方法及注意事项。高血压病人的降压目标：①普通病人血压降至＜140/90mmHg；②年轻病人、糖尿病病人及肾病病人血压降至＜130/80mmHg；③老年人收缩压降至＜150mmHg，如能耐受，还可以进一步降低。高血压治疗的基本目标是血压达标，以最大限度地降低心脑血管疾病发病率及死亡危险。我国是脑卒中高发区，治疗高血压的主要目标是预防脑卒中。

案例分析

病人，女，68岁，身高160cm，体重69kg。近一个月来出现多饮、多尿、多食，体重减少10kg。空腹血糖：9.8mmol/L。初步诊断：2型糖尿病。

问题

1. 该病人所患此类疾病有什么特点？
2. 作为社区护士，应对该病人采取哪些措施？

二、糖尿病

糖尿病（DM）是由于胰岛素分泌绝对或相对不足而引起的一种代谢紊乱综合征，临床以高血糖为主要特点，是一种慢性终身性疾病。可导致多系统损害，出现心脏、神经、血管、肾、眼等组织器官慢性进行性病变、功能减退及衰竭，甚至发生糖尿病酮症酸中毒、高渗性昏迷等急性严重代谢紊乱。糖尿病是社区常见病、多发病，糖尿病的防治及其管理是社区卫生服务面临的重要任务。

（一）糖尿病的流行病学特点

糖尿病已成为发达国家继心血管疾病和肿瘤之后的第三大慢性病。目前最新统计显示，2019年全球成人糖尿病病人数量已达4.63亿（患病率9.3%），推测2030年全球成人糖尿病病人数量将增至5.78亿（增加24.8%）。我国糖尿病发病率也正在以惊人的速度上升。2019年中国糖尿病患病人数约为1.16亿，中国已成为全球糖尿病患病人数最多的国家；与此同时，糖尿病病人数量仍在持续快速增长。预测2040年中国糖尿病患病人群数量将达到1.51亿。我国糖尿病的发病特点：城市高于农村；患病率随年龄增长而升高，女性发病高峰在60岁组，男性发病高峰则在70岁组。但近些年的发病有年轻化的趋势，中年人糖尿病的发病率增长最为迅速，可能与不健康的生活方式有关。

知识拓展

据现有资料分析，世界不同地区1型糖尿病的发病情况差异甚大，以北欧国家最高，而东南亚国家相对较低。我国是1型糖尿病发病率最低的国家之一，但由于人口基数大，1型糖尿病病人的绝对数并不少。近年来，世界各地2型糖尿病病人的激增是造成全世界病人总数剧增的主要原因。调查数据显示：在我国20岁以上的人群中，男性和女性的糖尿病患病率分别达10.6%和8.8%，总体糖尿病患病率为9.7%。2020年中国糖尿病病人中，50岁及以上糖尿病病人最多，占27%；其次是40～49岁糖尿病病人，占21%；再次是35～39岁糖尿病病人，占18%。

（二）糖尿病的危险因素

糖尿病的危险因素可分为可改变因素和不可改变因素。

1. 可改变的危险因素

（1）不良生活方式　不合理饮食，包括高热量、高脂肪、高胆固醇、高蛋白、高糖、低纤维素食物；缺乏运动；酗酒；心境不良等。

（2）生物和化学因素　病毒感染，如1型糖尿病与柯萨奇病毒、腮腺炎病毒、风疹病毒、脑心肌炎病毒有关。有专家指出，持续性病毒感染可引起自身免疫反应，与2型糖尿病发生有关。化学毒物和某些药物可影响糖代谢并引起葡萄糖耐受改变，使这类药物敏感者发生糖尿病。

2. 不可改变的危险因素

（1）遗传因素　国内外报道普遍认为糖尿病具有遗传倾向性，表现为糖尿病有明显的家族聚集现象。有糖尿病家族史者的患病率比无糖尿病家族史者高，其中2型糖尿病的遗传倾向更为明显。

（2）年龄　由于身体各组织老化，功能下降，胰岛素分泌不足，加之运动、饮食、健康问题积累等，糖尿病的发病率随着年龄增长而逐渐增加。

（3）先天的子宫内营养环境不良　子宫内营养不良可致胎儿体重不足，研究发现，低体重儿在成年后因肥胖而发生糖尿病及胰岛素抵抗的机会增加。

（三）糖尿病的诊断与评估

1. 糖尿病的诊断标准　1999年10月，我国糖尿病学会采纳新的诊断标准：糖尿病症状加任意时间血浆葡萄糖水平≥11.1mmol/L（200mg/dl）；或空腹血浆葡萄糖（FPG）≥7.0mmol/L（126mg/dl）；或口服葡萄糖耐量试验（OGTT）中2小时葡萄糖水平（2hPG）≥11.1mmol/L（200mg/dl）。诊断标准中，糖尿病症状指多饮、多尿、多食和体重减轻；空腹是指8～10小时内无任何热量摄入；血浆葡萄糖推荐采用葡萄糖氧化酶法测定静脉血浆葡萄糖；空腹血浆葡萄糖正常为3.9～6.1mmol/L（70～108mg/d）；任意时间指一日内任何时间，无论进餐与否及食物摄入量；任意时间血浆葡萄糖水平与OGTT2小时葡萄糖水平相同，均以≥11.1mmol/L（200mg/dl）为诊断标准。

2. 常见健康问题

（1）糖尿病症状　1型糖尿病病人“三多一少”，即多尿、多饮、多食和体重减轻较明显。2型糖尿病病人在早期常无症状。由于糖代谢异常、能量利用减少、负氮平衡和失水等原因，病人可出现疲乏、虚弱无力感。由于血糖局部刺激，病人可出现皮肤瘙痒，尤其是女性外阴，在并发真菌感染时瘙痒更严重。血糖升高较快时可致视力模糊。

（2）急性并发症　包括低血糖、酮症酸中毒。

1）低血糖　多由进食量过少、药物剂量过大、活动量过多、服药时间不当等引起，检测血糖≤2.8mmol/L（50mg/dl）。轻者表现为心慌、大汗、无力、手抖、饥饿感等；严重者可出现意识模糊、嗜睡、抽搐、昏迷乃至死亡。

2）糖尿病酮症酸中毒　是糖尿病的一种严重急性并发症，常见于1型糖尿病病人，多发生于代谢控制不良、伴发感染、严重应激、胰岛素治疗中断、饮食失调等情况；2型糖尿病如代谢控制差、伴有严重应激时亦可发生。糖尿病酮症酸中毒的主要表现为糖尿病症状加重，出现极度口渴、多饮、多尿，伴恶心、呕吐、头痛、头晕、烦躁等症状，血糖>16.7mmol/L，尿酮体（+～++++），如果没有及时得到控制，病情将进一步恶化，重者出现神志不清、昏迷。

（3）慢性并发症　包括心脑血管疾病、糖尿病肾病、糖尿病眼病、糖尿病神经病变、糖尿病足等。

1）心脑血管疾病　糖尿病病人发生高血压、冠心病、脑卒中等心脑血管系统疾病的概率是非糖尿病人群的2～3倍。冠心病和脑血管疾病已成为糖尿糖病人的主要致死原因。

2）糖尿病肾病　是一个逐渐发展的过程，早期一般没有症状，尿常规化验正常或只有微量蛋白尿，经过合理治疗大多数可以逆转；而一旦出现大量蛋白尿、全身水肿、高血压、贫血等症状时，往往已经进入晚期阶段，此时病情已经不可逆转，最后逐渐发展至肾功能衰竭。

3）糖尿病眼部病变　早期往往没有任何症状，需要通过眼底检查才能发现。常见的眼部病变包括视网膜病变、白内障、青光眼等。糖尿病眼病的发生率高，对视力损害严重，重者可致失明，据统计，糖尿病病人失明的发生率是一般人的25倍。

4）糖尿病导致的神经病变　以多发性周围神经病变最为常见，表现为对称性肢端感觉异常，呈袜套状分布，伴麻木、针刺、灼热感，继之出现肢体隐痛、刺痛或烧灼痛，夜间及寒冷季节加重，后期累及运动神经可出现肌力减弱、肌萎缩和瘫痪。自主神经病变也较常见，表现为排汗异常、腹泻或便秘、体位性低血压、尿失禁或尿潴留等。

5）糖尿病足　是指在糖尿病足部神经病变和血管病变的基础上又并发了足部感染。糖尿病病人足部神经病变使足部的感觉出现异常，从而使足部容易发生损伤；血管病变则使足部损伤后不易愈合，感染将使病情进一步恶化，如治疗不及时，则很可能引起足部溃疡、坏疽，必要时进行截肢术。

除上述并发症外，糖尿病病人还容易出现骨质疏松、牙周炎、皮肤感染、甲状腺功能亢进和性功能障碍等问题。

（四）糖尿病的社区管理与护理

1. 管理内容　根据《国家基本公共卫生服务规范》（第三版）的要求，糖尿病病人的社区管理包括以下内容。

（1）糖尿病筛查　社区卫生服务机构需对辖区内 35 岁及以上 2 型糖尿病病人进行规范社区管理。对工作中发现的 2 型糖尿病高危人群进行有针对性的健康教育，每年至少测量 1 次空腹血糖，并接受医务人员的健康指导。

（2）糖尿病病人随访　对确诊的 2 型糖尿病病人，每年提供 4 次免费空腹血糖检测，至少进行 4 次面对面随访。糖尿病病人随访流程如图 9－3 所示。随访内容包括：①测量空腹血糖和血压，并评估是否存在危急情况，如出现血糖≥16.7mmol/L 或血糖≤3.9mmol/L；收缩压≥180mmHg 和/或舒张压≥110mmHg；有意识或行为改变、呼气有烂苹果样丙酮味、心悸、出汗、食欲减退、恶心、呕吐、多饮、多尿、腹痛、有深大呼吸、皮肤潮红；持续性心动过速（心率超过 100 次/分钟）；体温超过 39℃或有其他的突发异常情况，如视力突然骤降、妊娠期及哺乳期血糖高于正常等危险情况之一，或存在不能处理的其他疾病时，必须在处理后紧急转诊。对于紧急转诊者，乡镇卫生院、村卫生室、社区卫生服务中心（站）应在 2 周内主动随访转诊情况；②若不需紧急转诊，询问上次随访到此次随访期间的症状；③测量体重，计算体质指数（BMI），检查足背动脉搏动；④询问病人疾病情况和生活方式，包括心脑血管疾病、吸烟、饮酒、运动、主食摄入情况等；⑤了解病人服药情况。

（3）分类干预　①对血糖控制满意（空腹血糖值＜7.0mmol/L）、无药物不良反应、无新发并发症或原有并发症无加重的病人，预约进行下一次随访；②对第一次出现空腹血糖控制不满意（空腹血糖值≥7.0mmol/L）或药物不良反应的病人，结合其服药依从情况进行指导，必要时增加现有药物剂量、更换或增加不同类的降糖药物，2 周内随访；③对连续 2 次出现空腹血糖控制不满意，或药物不良反应难以控制，以及出现新的并发症或原有并发症加重的病人，建议其转诊到上级医院，2 周内主动随访转诊情况；④对所有的病人进行针对性的健康教育，与病人一起制订生活方式改进目标，

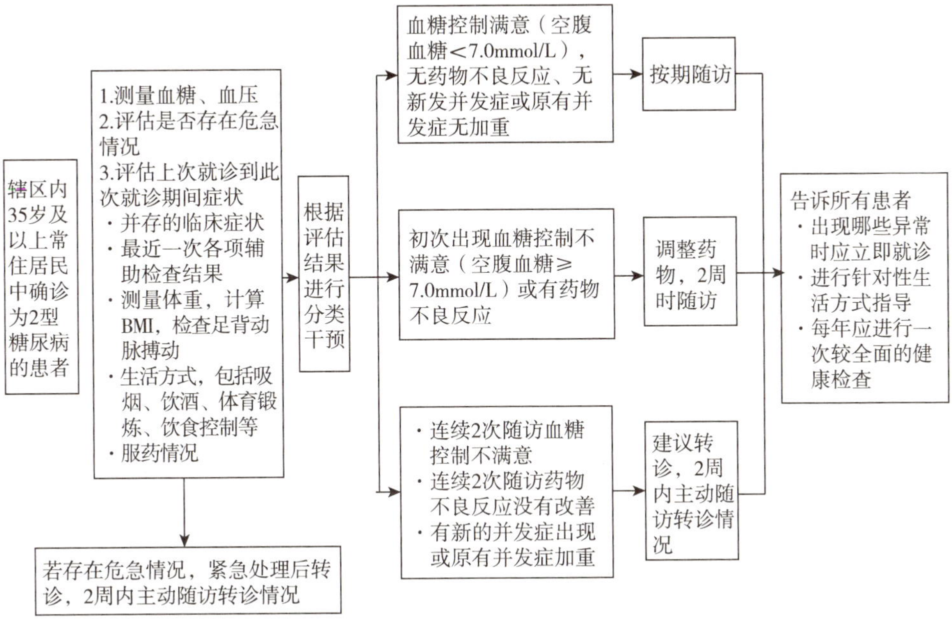

图 9－3　糖尿病病人随访流程图

并在下一次随访时评估进展。告诉病人出现哪些异常时应立即就诊。

（4）健康体检　对确诊的 2 型糖尿病病人，每年进行一次较全面的健康体检，体检可与随访相结合。内容包括体温、脉搏、呼吸、血压、身高、体重、腰围、皮肤、浅表淋巴结、心脏、肺部、腹部等常规体格检查，并对口腔、视力、听力和运动功能等进行粗测判断。

2. 服务要求

（1）2 型糖尿病病人的健康管理由医生负责，应与门诊服务相结合，对未能按照健康管理要求接受随访的病人，乡镇卫生院、村卫生室、社区卫生服务中心（站）应主动与病人联系，保证管理的连续性。

（2）随访包括预约病人到门诊就诊、电话追踪和家庭访视等方式。

（3）乡镇卫生院、村卫生室、社区卫生服务中心（站）要通过本地区社区卫生诊断和门诊服务等途径筛查和发现 2 型糖尿病病人，掌握辖区内居民 2 型糖尿病的患病情况。

（4）发挥中医药在改善临床症状、提高生活质量、防治并发症中的特色和作用，积极应用中医药方法开展糖尿病病人健康管理服务。

（5）加强宣传，告知服务内容，使更多的病人愿意接受服务。

（6）每次提供服务后及时将相关信息录入病人的健康档案。

3. 工作指标　关于糖尿病病人社区管理的工作指标，2017 年出台的《国家基本公共卫生服务规范》（第三版）中明确指出以下内容。

（1）糖尿病病人规范管理率　按照要求进行糖尿病病人健康管理的人数/年内已管

理的糖尿病病人人数×100%。

（2）管理人群血糖控制率　年内最近一次随访空腹血糖达标人数/年内已管理的糖尿病病人人数×100%。按照规范要求最近一次随访的血糖，若失访则判断为未达标，空腹血糖达标是指空腹血糖<7.0mmol/L。

（五）社区糖尿病病人的健康指导

1. 饮食指导　合理饮食是糖尿病治疗的一项基础措施，无论糖尿病的类型、病情轻重、是否用药物治疗，都必须持之以恒，严格执行饮食控制。饮食指导的原则：①根据病人的实际需求（体重、劳动强度等）合理控制总热量，以维持理想体重为原则；②蛋白质、脂肪、糖类的比例合理，帮助病人均衡各种营养素的摄入；③合理配餐，定时定量，少食多餐；④对于使用胰岛素治疗者，可在两餐间或睡前加餐，以防低血糖的发生。

2. 运动指导　运动疗法可以提高胰岛素的敏感性，减轻胰岛素抵抗，有利于控制血糖，并能改善糖尿病机体内分泌紊乱状态、氧化应激状态，减少口服降糖药或胰岛素的使用剂量。此外，运动疗法还可以增加病人间的交流，有利于缓解对疾病的担心和焦虑，增强病人战胜疾病的自信心。

知识链接

糖尿病病人运动口诀

内容：一、三、五、七、九。

“一”代表餐后1小时运动。

“三”代表每次运动30分钟。

“五”代表每周至少活动5次。

“七”代表每次运动中脉搏不超过（170－年龄）。

“九”代表运动要长久，持之以恒。

以上是对糖尿病病人运动的基本要求，可根据病人自身情况，在此基础上做微调，运动时间可以延长，运动次数也可以增多，运动时间选择餐后1小时或餐后90分钟均可。

3. 药物治疗指导　主要内容包括：口服降糖药物治疗和胰岛素治疗。口服降糖药物治疗主要用于2型糖尿病病人，或1型糖尿病病人由于肥胖等存在胰岛素抵抗的情况。针对口服降糖药物治疗的病人，社区护士应指导病人遵医嘱服药，根据所服用药物的特点，掌握正确服药的方法，同时熟悉药物可能引起的副作用，并做好应对。忘记服药是社区糖尿病管理中常见的一个问题。对于忘记服药，一旦想起来就应该立即补服，还需要留意服用的药物种类。对于磺脲类药物，若在接近下一餐次前才想起来，则补服需考虑到发生低血糖的可能；而葡萄糖苷酶抑制剂要求餐前服用，若餐前忘记服用，则餐后不用补服。

4. 自我监测指导 病人进行自我血糖监测，可以随时了解血糖控制变化趋势，对于控制糖尿病病情、预防慢性并发症均具有重要意义。对于血糖平稳的病人，使用胰岛素治疗者建议每日自我监测至少 3 次，非胰岛素治疗者建议自我监测频率应适应治疗方案的需要。对于糖尿病孕妇，建议每周中 1～2 天全天进行自我监测。对于老年糖尿病病人要教会他们正确使用简易血糖仪，并记录自我血糖监测值。对于不能独立完成自我监测血糖者，可请家属或其他人员协助完成。

5. 足部护理指导 糖尿病足溃疡和坏疽是糖尿病病人致残、致死的重要原因之一。在日常生活中，糖尿病病人应重视足部护理，防止足部发生外伤，或发生之后能及时处理，防止足部的感染和病情进一步发展。

（1）每天检查足部 检查内容包括双足有无皮肤破损、裂口、水疱、小伤口、红肿、鸡眼、胼胝等，尤其要注意足趾之间有无红肿、皮肤温度是否过冷或过热、足趾间有无变形，触摸足部动脉搏动是否正常。如发现皮肤有破损、水疱等，应去医院处理；如有胼胝、鸡眼等，也应在医生指导下处理。切勿自行用针头刺破水疱，或以锐器刮除胼胝，或用鸡眼膏等腐蚀性药物处理，这些都可能引起足部的感染。

（2）养成每日用温水洗脚的良好习惯 水温不宜太冷或太热，一般不超过 40℃；泡脚时间以 10～15 分钟为宜。洗完后用柔软的毛巾擦干；如足部比较干燥，可涂抹适量的润肤乳，以保持足部皮肤润滑，防止发生皲裂。

（3）定期修剪趾甲 对于糖尿病病人而言，正确修剪趾甲非常重要。修剪趾甲方法不当、趾甲过短或过长折断都容易伤及甲周组织，引起甲沟炎。

（4）选择合适的鞋袜 糖尿病病人鞋袜的选择一定要非常注意，如果穿着不合脚的鞋袜，不仅不能保护足部，反而会引起足部的损伤。袜子最好选择透气性好、吸水性好的纯棉、浅色的袜子，袜口不要太紧，以免影响血液循环。鞋子应选择透气、合脚的棉质布鞋或真皮皮鞋。

（5）防止冻伤、烫伤、外伤 糖尿病病人由于足部感觉神经病变，足部的感觉不敏感，容易受到创伤。因此，糖尿病病人在生活中应注意保护足部，避免发生冻伤、烫伤和其他外伤。冬天严禁用热水袋、火炉等给足部取暖；每次穿鞋前注意检查鞋内有无异物等。

（6）定期到专科门诊复查 一般糖尿病病程在 5 年以上的病人，应每年到医院检查足部血管、神经，有助于早期发现血管、神经病变，早期治疗。

6. 低血糖的预防 低血糖是糖尿病治疗过程中常见的急性并发症，尤其是接受胰岛素或长效磺脲类药物治疗的病人、老年病人及肾功能不全者容易发生。社区护士应指导糖尿病病人加强对低血糖的预防，熟悉低血糖的症状，及时发现低血糖并处理。低血糖预防的原则：①遵医嘱服药，降糖药物不要擅自加大药物剂量，也不要随意调整服药时间，尤其是胰岛素注射的病人，胰岛素注射时间过早、量过大很容易引起低血糖；②病人饮食应规律，定时定量，如由于各种原因引起的食欲减退、进食量少，或胃肠道疾病引起呕吐、腹泻时，应相应减少药物剂量；③运动要适时适量，糖尿病病人的运动最好在餐后2小时进行，选择强度适宜的运动，避免过量运动；④尽量减少饮酒，尤其不要空腹饮酒，因酒精可刺激胰岛素分泌，容易引起低血糖；⑤应随身携带糖果，以备发生低血糖时急用；⑥随身携带糖尿病病情卡，卡上注明姓名、诊断、电话等，一旦出现严重低血糖，便于其他人了解病情、紧急施救并通知家人。当病人出现饥饿感、乏力、头晕、心慌、出虚汗、双手颤抖、手足口唇麻木、视力模糊、面色苍白等症状，应高度怀疑低血糖。具备血糖检测条件时，立即测定血糖以明确诊断；无血糖检测条件时，应先按低血糖处理。

知识链接

低血糖发生时的紧急处理

1. 清醒的病人　应尽快吃一些含糖高的食物或饮料，如糖果、果汁、蜂蜜、饼干等。

2. 意识不清的病人　应使病人侧卧，并拨打急救电话，尽快送医院抢救，有条件者可先静脉注射50%葡萄糖溶液20～40ml。因为容易引起窒息，切勿给病人喂食或饮水。

7. 心理调适指导　糖尿病是一种慢性终身性疾病，在患糖尿病之初以及在长期的治疗过程中，病人都可能发生各种心理问题。调查显示，糖尿病病人心理障碍的发生率高达30%～50%。而焦虑、抑郁等消极情绪也会影响血糖的控制。因此，加强糖尿病人的心理护理，使病人保持良好的心态，是社区糖尿病病人管理的重要内容。指导内容包括：①提供糖尿病的相关知识，使病人正确认识疾病，糖尿病虽然不可治愈，但并不是不可控制，要协助病人建立应对糖尿病的信心；②认真倾听病人的叙述并观察病人的心理活动，给病人提供充分的理解与支持，及时肯定病人取得的进步；③鼓励病人家属支持和积极参与糖尿病控制，使病人感到家人的支持与关心；④教给病人一些心理调适的技巧，包括放松训练、音乐疗法等。

8. 外出活动指导　为了防止发生低血糖，糖尿病病人驾驶时一定要在身边准备糖果或其他富含碳水化合物的食物。对于旅行的糖尿病病人，在出发前应该进行健康评估，对于存在足部病变、空腹血糖超过11.0mmol/L者应暂缓旅行。在旅行中，建议随身携带血糖仪，增加监测次数，同时做好足部护理，保护好足部和踝关节部位，避免过度疲劳。

（六）糖尿病中医适宜技术

1. 针灸法、艾灸法　针灸法治疗糖尿病的优势在于不良反应少，选穴法以足三里、三阴交、脾俞为主。针刺足三里等穴位有较好的降低血糖的效果，并能调节病人胃肠功能，促进胃肠蠕动。而艾灸法是目前常用的治疗糖尿病的中医技术。艾灸法以艾叶为主要原料，有扶阳固脱、温经散寒、消瘀散结、防病保健的功效。

2. 八段锦　是国家体育总局在挖掘整理我国优秀传统功法的基础上，组织编创的易筋经、八段锦、五禽戏、六字诀等四种健身气功之一。经常练习八段锦有利于减少体脂，提高机体对葡萄糖的吸收，减轻外周组织对于胰岛素的抵抗，提高肌肉组织对葡萄糖的利用率，调节糖代谢。练习八段锦有利于津液分布和气血运行，从而达到经络所过、主治所及、脏腑所属、主治所为的目的。

3. 中药足浴　是利用人体足部72个与机体各脏器相对应的反射区与穴位，将药物置于足浴盆，使药物透过皮肤渗入穴位，从而行气活血、调和阴阳，达到内病外治、上病下治的目的。中药足浴适用于下肢凉、麻、痛、肿的糖尿病病人。在足浴时水温需保持在37～40℃，时间一般以20～30分钟为宜。若在足浴时，病人局部皮肤出现瘙痒、红疹，或出现胸闷、心慌等现象，则应立即停止。

4. 物理治疗　中医学认为，不同的疾病都是由于经络中气血淤滞不通所致，物理治疗仪是将针灸疗法、经络学说与现代电子技术相结合的一种疗法，其利用电脉冲刺激穴位，恢复经络途径和神经体液途径，进而改善机体的微循环。常用的物理治疗包括激光治疗、磁疗、中低频脉冲治疗等方式。物理治疗仪对治疗和预防糖尿病周围神经病变、改善临床症状效果较明显。

案例分析

病人，男，67岁，咳嗽、咳痰20余年，气短3年，吸烟18年。体检：触觉语颤减弱，桶状胸，呼吸音减弱。X线：双肺透亮度增强，纹理增粗、紊乱。临床诊断：COPD。

问题

1. 该病人所患疾病有什么特点？
2. 作为社区护士，应对该病人采取哪些措施？

三、慢性阻塞性肺疾病

慢性阻塞性肺疾病（COPD），简称慢阻肺，是一种具有气流受限特征的肺部疾病。慢性阻塞性肺疾病与慢性支气管炎和肺气肿密切相关，如果只有慢性支气管炎和肺气肿，而无气流受限，则不能诊断为慢性阻塞性肺疾病，而视为慢性阻塞性疾病的高危期。当慢性支气管炎和肺气肿病人肺功能检查有气流受限并且不能完全可逆时，则诊断为慢性阻塞性肺疾病。

（一）COPD的流行病学特点

COPD是全世界范围内发病率和死亡率最高的疾病之一，近些年的发病情况已在全球引起重视。美国成年人COPD患病率1997年为5.9%，1998年为8.2%；1965—1998年间，全美COPD的患病率上升16.3%，是唯一持续上升的常见病。我国对来自七个地区的20245名成年人进行COPD的相关调查，结果显示，40岁以上人群中罹患COPD的概率高达8.2%，故其已成为一个严峻的公共卫生问题。2020年10月9日，WHO发布的《2019 年全球卫生估计报告》显示：2019 年 COPD 位居全球死亡原因的第 3 位，占总死亡人数的 6%。COPD 已成为威胁人类健康的重大疾病之一。

（二）COPD 的危险因素

包括吸烟、职业性粉尘和化学物质、空气污染、感染（如感染流感病毒、鼻病毒、腺病毒、呼吸道合胞病毒，肺炎链球菌、流感嗜血杆菌、卡他莫拉菌、葡萄球菌等）、蛋白酶-抗蛋白酶失衡以及机体的内在因素。吸烟是引起 COPD 最危险的因素。

（三）COPD 的诊断与治疗

1. 临床表现

（1）症状

1）慢性咳嗽　通常为首发症状。初起咳嗽呈间歇性，早晨较重，以后早晚或整日均有咳嗽，但夜间有阵咳或排痰。

2）咳痰　咳嗽后通常咳少量黏液性痰，部分病人在清晨较多；合并感染时痰量增多，常有脓性痰。

3）气短或呼吸困难　这是 COPD 的标志性症状，是使病人焦虑不安的主要原因。早期仅于劳力时出现，后逐渐加重，以致日常活动甚至休息时也感气短。

4）喘息和胸闷　不是 COPD 的特异性症状。部分病人，特别是重度病人有喘息；胸部紧闷感通常于劳力后发生，与呼吸费力、肋间肌等容性收缩有关。

5）全身性症状　在疾病的临床过程中，可能会发生全身性症状，如体重下降、食欲减退、外周肌肉萎缩和功能障碍等。

（2）体征　COPD 早期体征不明显，随疾病进展，常有以下体征：视诊有桶状胸，呼吸变浅、频率增快，严重者可有缩唇呼吸。触诊双侧触觉语颤减弱。叩诊呈过清音，由于肺过度充气，心浊音界缩小，肺下界和肝浊音界下移。听诊两肺呼吸音减弱、呼气延长，部分病人可闻及湿性啰音和（或）干性啰音；心音遥远，剑突部心音较清晰响亮。

2. 治疗

（1）治疗原则　首先确定 COPD 急性加重的原因，最常见的是细菌或病毒感染，使气道炎症和气流受限加重，严重时并发呼吸衰竭和右心衰竭。应根据病情严重程度决定门诊或住院治疗。

（2）药物治疗

1）支气管舒张药　支气管舒张剂可松弛支气管平滑肌、扩张支气管、缓解气流受限，是控制 COPD 症状的主要治疗药物。常用药物有沙丁胺醇、特布他林等，为短效定量雾化吸入剂，数分钟内开始起效，15～30 分钟达到峰值，持续疗效 4～5 小时，每次剂量 100～200μg（每喷 100μg），24 小时内不超过 8～12 喷。

2）控制感染　可以根据痰培养以及药物敏感试验结果，选用相应的抗生素。

3）糖皮质激素　规律地使用糖皮质激素适用于有临床症状以及反复加重的病人，

可减少急性加重频率，改善生活质量。

4）祛痰剂　COPD 气道内可产生大量黏液分泌物，可导致继发感染，并影响气道通畅，应用祛痰药有利于气道引流通畅，改善通气。常用药物有盐酸氨溴索、N－乙酰半胱氨酸等。

（四）COPD 的社区管理与护理

1. 危险因素干预　吸烟（包括主动吸烟和被动吸烟）是引起 COPD 的主要危险因素，戒烟是减少 COPD 发生并延缓其发展的最有效、最经济的独立干预措施。综合的控烟政策和计划包括公众教育、大众媒体宣传、防止年轻人接近烟草、以学校为基础的防止吸烟课程、创建无烟环境以及提供戒烟技巧等。

（1）目的　减轻症状，阻止 COPD 病情发展，缓解或阻止肺功能下降，改善 COPD 病人的活动能力，提高其生活质量，降低死亡率。

（2）教育与管理　加强预防措施，减少病情反复，维持病情稳定，提高生活质量。主要内容如下。

1）教育与督促病人戒烟，迄今能证明有效延缓肺功能进行性下降的措施仅有戒烟。

2）使病人了解 COPD 的病理生理与临床基础知识。

3）掌握一般和某些特殊的治疗方法。

4）学会自我控制病情的技巧，如腹式呼吸和缩唇呼吸。

2. 家庭氧疗　长期家庭氧疗（LTOT）是 COPD 病人缓解症状的措施之一。

（1）指征　① $PaO_2 \leqslant 55mmHg$；② PaO_2 55～60mmHg，并有肺动脉高压、心衰、水肿或红细胞增多。

（2）吸氧时间　大于 15h/d，氧流量 2L/min（氧浓度 29%）。

（3）目的　达到 $PaO_2 \geqslant 60mmHg$ 和（或）使 SaO_2 升至 90%。

（4）注意事项

1）供氧装置应防震、防油、防火、防热。氧气瓶搬运时要避免倾倒撞击，防止爆炸；因氧气能助燃，故氧气瓶应放于阴凉处，并远离烟火和易燃品，至少距离火炉 5m，距暖气 1m。

2）注意氧气的湿化。从压缩瓶内放出的氧气湿度大多低于 4%，低流量给氧一般应用气泡式湿化瓶，湿化瓶内应加 1/2 的冷开水。

3）鼻导管、鼻塞、湿化瓶等应定期消毒。氧疗装置应定期更换清洁消毒，有条件者购置制氧机。

4）氧气瓶内氧气不能用尽，一般需留 1MPa，以防再充气时灰尘杂质进入瓶内引起爆炸。

5）购买制氧机的病人应仔细阅读说明书后再使用。

3. 呼吸训练

（1）缩唇呼气

1）作用　提高支气管内压，防止呼气时小气道过早陷闭，以利于肺泡内气体的排出。

2）方法　呼气时将口唇缩成吹笛子状，气体经缩窄的口唇缓慢呼出。

（2）腹式呼吸

1）作用　通过腹肌的主动舒张与收缩加强腹肌，可使呼吸阻力减低，肺泡通气量增加，提高呼吸效率。

2）方法　胸廓保持不动，用腹部的起伏保持呼吸，即吸气时腹部隆起，呼气时腹部下陷。如果注意以下三点，其效果更佳。①鼻吸嘴呼：吸气时用鼻，同时关闭嘴，呼气时用嘴，可以采用缩唇呼气的方法，呼气时将嘴唇缩成吹笛状，气体经缩窄的嘴唇呼出，注意缩唇的大小程度要适合。②呼吸频率慢：<20 次/分钟。③吸短呼长：吸气时间短，呼气时间长而缓慢，吸气与呼气时长比例为1∶（2～5），呼气长而慢能改善呼吸的深度，使二氧化碳能有效地呼出体外；气流强度缓和能不使呼吸道凹陷萎缩。可以在缩唇呼气的基础上，用吹蜡烛来逐步训练呼气的强度，目的是避免吹气用力过大。训练时应做到：蜡烛与口唇的距离 15～20cm；蜡烛火焰与嘴唇等高；气流强度，保持蜡烛火焰随气流倾斜又不熄灭。

4. 营养支持　病人应进食高热量、高蛋白、高维生素、清淡、易消化饮食；二氧化碳潴留的病人适当控制糖类的摄入量，以免加重病情；少食多餐，避免油腻、辛辣和易产气食物（如汽水、啤酒、豆类、马铃薯等），以免腹部饱胀，影响呼吸。便秘者，应多进食富含纤维素的蔬菜和水果，保持大便通畅，避免用力排便。心、肝、肾功能正常的病人每日饮水 1500ml 以上。

5. 心理疏导

（1）病人久咳，反复不愈，易产生苦闷、焦虑情绪，应耐心开导，解除其思想顾虑。

（2）指导病人掌握有效的应对技巧，如适量活动、听音乐和看电视，分散注意力。

（3）使病人家属理解并尽可能满足病人需求，给予病人最大的心理支持。

案例分析

病人，男，70 岁，高血压病史 30 年，今日晨起出现左侧肢体无力、感觉麻木、语言不清，步态不稳，继之右侧偏瘫，短暂意识丧失。初步诊断：缺血性脑卒中。

问题

1. 该病人所患疾病有什么特点？
2. 作为社区护士，应对该病人应采取哪些措施？

四、脑卒中

脑卒中，又称脑血管意外，是指急性起病，由于脑局部血液循环障碍所导致的神经功能缺损综合征，症状持续时间至少24小时。按脑组织的病理改变，可分为缺血性卒中和出血性卒中，前者包括脑血栓形成和脑栓塞，后者包括脑出血和蛛网膜下腔出血。

（一）脑卒中的流行病学特点

脑卒中是社区常见病、多发病，与心血管疾病、恶性肿瘤一起成为多数国家的三大致死疾病。在我国居民死因中，脑卒中高居第二位，脑卒中还是严重威胁居民健康的致残疾病之一。据统计，在存活的脑卒中病人中，约3/4有不同程度的丧失劳动能力，其中重度致残者达40%以上，给社会和家庭带来极大的负担。

（二）脑卒中的危险因素

1. 高血压　是最重要、独立的脑卒中的危险因素。无论收缩期还是舒张期血压增高，都会增加脑卒中的发病率，而且高血压与脑出血或脑梗死的发病危险性均呈正相关。

2. 心脏病　如心脏瓣膜病、非风湿性心房颤动、冠心病、心肌梗死、二尖瓣脱垂、心脏黏液瘤和各种原因所致的心力衰竭均会增加脑卒中（特别是缺血性）的发病率。

3. 糖尿病　是缺血性卒中的主要危险因素。高血糖可进一步加重脑卒中后的脑损害。

4. 血脂异常　高脂血症可增加血液黏稠度，加速脑动脉硬化的发生。低密度脂蛋白水平升高，与缺血性脑卒中的发生有关。

5. 短暂性缺血性发作　短暂性脑缺血性发作（transient ischemic attacks，TIA）为各型脑卒中特别是缺血性脑卒中的危险因素。约20%脑梗死病人有TIA史，TIA病人脑卒中的年发生率为1%～5%；TIA发作愈频繁，发生脑卒中的危险率越高。

6. 吸烟和饮酒　吸烟可提高血浆纤维蛋白原的含量，增加血液浓度及血管壁损伤；尼古丁刺激交感神经可使血管收缩、血压升高；脑卒中的危险性与吸烟量及持续时间有关。酗酒者脑卒中的发病率是一般人群的4～5倍，特别是能够增加出血性卒中的危险。

7. 其他因素　包括体力活动减少，高盐、高脂肪、高胆固醇饮食，肥胖，药物滥用，长期服用含雌激素的避孕药，高龄，遗传，寒冷的环境气候及社会心理因素等，亦与脑卒中的发生有关。

（三）脑卒中的诊断与治疗

1. 临床表现　缺血性脑卒中约占全部脑卒中的80%，脑血栓形成最常见，多在安静或睡眠中发病，约25%病例有TIA前驱症状（如肢麻、无力等神经系统损害症状和体征，多在数小时或1～2天达到高峰，病人通常意识清楚，多无头痛、呕吐等高颅压症状。临床症状主要取决于病变部位、血栓形成速度及大小、侧支循环状况等）。颈内动脉系统梗死常见表现有对侧偏瘫、偏身感觉障碍、偏盲、失语；椎－基底动脉梗死常见表现有眩晕、眼球震颤、复视、交叉性瘫痪、构音障碍、吞咽困难、共济失调、交叉性感觉障碍、闭锁综合征等。

出血性脑卒中占全部脑卒中的10%～30%。多有高血压病史，冬春季易发。通常在剧烈活动、情绪激动、突然用力时发生，多数无预兆，少数有头痛、头晕短暂肢体麻木无力等前驱症状。起病急，多在数分钟至数小时达到高峰。常表现为头痛、呕吐等急性颅内压增高症状，神经系统临床表现与出血部位及出血量有关。早期呼吸深沉带鼾声或呈潮式呼吸、血压增高、脉搏慢而有力、面色潮红或苍白、全身大汗、大小便失禁。重症者迅速转入意识障碍、呼吸不规则、脉搏增快、血压下降、中枢性高热。有的病人还可出现脑疝，常见的有小脑幕切迹疝、枕骨大孔疝。局灶症状与出血部位有关。

2. 治疗

（1）药物治疗

1）急性期药物治疗　①缺血性脑卒中：针对病因采用溶栓、抗凝等治疗，防止并发症的出现。②出血性脑卒中：阻止继续出血及稳定出血导致的急性脑功能障碍，采用控制脑水肿、降低颅内压、止血、处理并发症等综合治疗措施。

2）恢复期药物治疗　可选用促进神经代谢药物，如吡拉西坦、胞二磷胆碱、脑活素、Y－氨酸、辅酶Q10、维生素B类、维生素E及扩张血管药物等，也可选用活血化瘀、益气通络、滋补肝肾、化痰开窍等中药方剂。

（2）非药物治疗　包括控制高血压、避免情绪激动、生活规律、饮食适度、预防和治疗便秘以及危险因素的控制。

1）戒烟　吸烟是脑卒中的一个独立危险因素，同时还是很多其他疾病，如癌症、心脏病、高血压及动脉粥样硬化等的危险因素。对于脑卒中或TIA病人来说，如果仍在吸烟，就应该开始戒烟。另外，也要注意排除周围人群的吸烟，减少被动吸烟。和吸烟者互相交流，适当调整戒烟计划，鼓励和监督戒烟。药物戒烟目前主要采用尼古丁替代或戒烟药物治疗。给药途径包括经口（口香糖式）、经皮（粘贴）及经鼻（气雾）三种。推荐药物治疗与行为咨询相结合。

2）限酒　人群研究证据已经显示，酒精摄入量对于出血性卒中有直接的剂量相关性，但对于缺血性卒中的相关性目前仍然有争议。长期大量饮酒和急性酒精中毒是导致青年人脑梗死的危险因素。同样在老年人中大量饮酒也是缺血性卒中的危险因素。对不饮酒者不提倡用少量饮酒来预防心脑血管病；孕妇更应忌酒。饮酒者一定要适度，不要酗酒；成年男性每日饮酒的酒精含量不应超过25g，相当于啤酒750ml，或葡萄酒250ml，或38度酒75g，或高度白酒50g（酒精含量＝容积×容积比×密度）；成年女性在男性基础上减半即可。

例如：一瓶500ml的啤酒，容积比是4% vol，密度按照100%酒精的平均密度是0.802g/ml来计算，酒精含量就是16g。

3）控制体重　劝说超重者和肥胖者通过采用健康的生活方式、增加体力活动等措施减轻体重，降低脑卒中发病的危险。

（四）脑卒中社区的管理与护理

1. 饮食　脑卒中病人应维持足够的营养和水分的摄入。进食时，护士应先评估病人呕吐反射与吞咽功能，病情许可则让病人采取半坐卧位，将食物由病人健侧放入口中，避免呛咳或误吸。如果无法吞咽，应协助鼻饲。鼓励病人早期自行进食。控制油脂摄取量，少吃胆固醇高的食物，如动物内脏。控制盐的摄取。少饮用含有咖啡因的饮料，如咖啡、茶类。减少食用含有高尿酸的食物，如豆类、芦笋。多食用富含纤维素的食物，如蔬菜、水果及全谷类。多摄食富含高叶酸的食物，如菠菜、冬瓜、油菜。控制体重。

2. 社区康复　脑卒中缓解期或有后遗症的病人，常出现脑卒中后偏瘫、失语、意识障碍等，因此，在社区中注重脑卒中病人的康复显得尤为重要。

（1）康复评定

1）概念　康复评定是指在临床检查的基础上，对伤残病人的功能状况进行客观的定性和（或）定量的描述（评价），并对结果做出合理解释的过程，是为了准确地评定功能障碍的性质、部位、范围、严重程度、发展趋势、预后和转归，为康复治疗计划打下牢固的科学基础，并且至少在治疗的前、中、后各进行一次，根据评定的结果，制订、修改治疗计划和对康复治疗效果做出客观的评价。

2）目的　①对病人的身体功能、家庭状况、社会环境等资料进行收集；②对病人的身体功能及残存能力进行量化；③分析病人障碍程度与正常标准的差别；④为制订康复治疗方案提供依据；⑤对判定康复治疗效果提供客观指标；⑥为残疾等级的划分提出标准，为回归社会的目标提供依据。

3）内容　康复评定的内容包括运动功能、感觉功能、言语及吞咽功能、认知功能、心理功能、日常生活能力、社会参与能力。

（2）康复方法

1）肢体功能锻炼　①保持卧床病人各关节的功能位，注意偏瘫患肢的摆放，防止关节变形而失去正常功能；②系统地进行患肢运动，逐渐增加活动量，由他人或病人健肢帮助患肢做被动运动，鼓励多使用患肢，多做股四头肌及腹部肌肉运动，以加强肌力；③鼓励病人完成力所能及的生活自理，如床上的移动、翻身、坐起、吃饭、梳头等，循序渐进，坚持锻炼，逐渐恢复自理。

2）语言功能训练　①指导家属与失语症病人说话时应耐心，并给予病人充分思考与反应的时间；②与病人讲话时，尽量简短、易懂，一次只说一件事；③交流病人最关心的问题，鼓励病人讲话；④维持双眼接触，并可利用手势等肢体语言代替言语沟通，病人回答问题时可让病人用“是”或“否”作答，并给予鼓励，减轻病人的挫败感；⑤对失语的病人可采用发音练习强化刺激，反复矫正，直至病人理解。

3）饮食动作的训练　原则是将复杂动作分解成多项简单动作来完成。如卧床病人需要坐起吃饭，应逐项练习从卧位变为坐位、维持坐的平衡、抓握餐具、使用餐具摄取食物、将食物送入口腔、咀嚼和吞咽动作。

注意事项：①食物及用具放于方便使用的位置上，如病人为视空间失认、全盲的情况，则食物要按固定方向摆放，如顺时针摆放；②进行抓握餐具的训练时，开始可抓木条和橡皮，继而用勺、筷子，还可对餐具加以改良，如将碗碟固定在桌子上，使用防洒碗、长把可调角度的勺子、食具持物器等；③有吞咽障碍的病人必须先做吞咽动作的训练后再进行进食训练。确定没有误咽发生并能顺利喝水时，可试行自己进食。根据其咀嚼吞咽能力，选择流质、半流质或普通食物。每次量不宜过多，并尽量放在舌后部。有面瘫者，食物应送到健侧。

4）维持排泄功能训练　①保持入量充足，以防泌尿道感染，晚间适当减少饮水，以免干扰夜间睡眠，指导家属在夜间协助病人排尿；保持会阴部清洁；让病人定时排尿。尿失禁病人应勤换衣裤和床单，注意预防压疮。可间歇导尿，以增强膀胱括约肌的控制功能。②便秘病人应增加饮水量及粗纤维食物的摄入，养成定时排便的习惯，利用胃结肠反射如每日早餐后30分钟排便，使训练有成效。

5）个人卫生动作的训练　包括洗脸、洗手、沐浴、刷牙等。指导偏瘫病人将脸盆放于前方、用健侧手洗脸洗手。拧毛巾时，可将毛巾绕在水龙头上或患侧前臂上，用健侧手将其拧干。洗健侧手时，需将脸盆固定住，患侧手贴脸盆边放置，擦过香皂后，健侧手及前臂在患侧手上搓洗；沐浴时可借助长柄的海绵刷协助擦洗身体远端和背部；旋牙膏盖时，可借助身体将物体固定的方法（如两膝夹住）用健侧手将盖旋开。

3. 心理护理　脑卒中系脑血管病变引起脑局灶性血液循环障碍所导致的脑损害。脑卒中病人与其他慢性疾病一样，由于病程长，恢复慢，有的病人丧失了工作能力，失去生活自理能力，加上长期的疾病折磨，病人易产生痛苦、情绪不稳定、抑郁、悲观甚至绝望等心理现象。

（1）对疾病的不理解和否认　这是病人在疾病早期常见的心理现象。在护理中应处处给予尊重和照顾，先将治疗的目的、意义、疗效和注意事项等告诉病人，并征求其意见，尊重和保护他们的自尊心，取得合作。使病人有安全感、有信心，避免使病人产生忧郁、失望等严重问题。

（2）性情急躁，情绪易波动　这类病人情绪易受客观因素的影响，易产生波动、急躁，不益于控制病情。出现这种情况，可讲解脑血管病的发病机制、哪些人易于发病、危险因素是什么、应如何预防等知识。鼓励病人积极参加文体活动，如听轻松音乐（每天1次，每次30~50分钟，音量一般为60~65dB，7~15次为一疗程）、打球、跳舞等，缓解焦虑症状。当焦虑袭来时，可以反复地告诉自己“没有问题”“我可以对付”“我比别人行”等。告诉病人用科学的方法保护好自己的身体，引导其扩大自己的爱好，陶冶情操，增添乐趣；消除心理压抑和急躁情绪，避免诱发本病的因素。

（3）缺乏信心，疑虑重重　这类病人对自己的病情缺乏了解，信心不足，又怕病后残疾无人照料，过度的焦虑，破坏了心理平衡，使病情多次出现反复。对待这样的病人，应给予真诚的安慰和鼓励，要积极帮助他们认识和了解疾病发生、发展的规律，消除其紧张、焦虑情绪，让病人想想过去的辉煌成就，或想想成功的景象。化解焦虑不安，恢复自信。

（4）抑郁 主动热情地与病人接近，每天有定时的沟通时间，耐心地倾听他们讲述自己的生活挫折和精神创伤，并给予必要的安慰、开导和照顾，鼓励病人多做一些力所能及的事如家务劳动，有利于情绪的改善，使病人感受到大家庭的温暖。

（5）家庭沟通法 护理人员应主动与病人家属联系交流，告诉家属病人的病情及目前存在的一些问题；建议他们经常关心病人，空闲时多与病人进行思想交流；陪病人到室外走走，还要时常邀请亲朋好友与病人一起闲谈，避免遭受强烈的精神刺激，使病人保持平和快乐的心情，促进疾病的早日康复。

（6）注意病人在不同时期的心理变化 有针对性地做好心理护理。偏瘫病人在发病初期，由于突然发生偏瘫不久，仍处于坚持否认病情、情绪激动、急躁的阶段，康复的欲望极为强烈。对此期间的病人要给予安慰疏导，消除其急躁情绪，使其正视病情，积极配合训练，而当病人首次发病病程较长，或反复多次发病时，面对较长时间的治疗，肢体功能障碍仍未得到完全恢复，此期病人常感到悲观、失望、情绪低落，对预后缺乏信心，甚至不愿进行训练，对此期病人要因势利导，并让康复成功者现身说教，促使病人变悲观失望为主观努力，树立战胜疾病的信心和勇气。如果发现病人有自杀念头，应及早向医生报告，对有自杀史的病人，家属要提高警惕。

第三节 传染病概述

PPT

历史上传染病曾对人类造成很大的灾难。中华人民共和国成立后，在“预防为主、防治结合”的卫生方针指导下，我国对传染病的控制已取得很大成就。传染病的发病率明显下降。但从目前情况看，传染病传播流行的各种因素依然存在，传染病的防治面临着新的问题，仍威胁着人类的健康水平。因此，对传染病病人的社区管理和护理，仍是当前社区卫生服务中的主要任务之一。

知识拓展

传染病是由病原微生物所引起的一组具有传染性的疾病。我国在防治传染病的工作中取得了巨大成绩，中华人民共和国成立初期就消灭了霍乱，20 世纪 60 年代初又消灭了天花、人间鼠疫等，传染病基本得到控制；脊髓灰质炎已接近基本消灭目标；麻疹、白喉、百日咳等的发病率显著下降。但是，近年来性病等传染病死灰复燃，非典型性肺炎、高致病性禽流感、甲型 H1N1 流感、新型冠状病毒肺炎等新型传染病相继出现，因此，传染病防治在相当一段时间内仍是我国疾病控制工作的重点。

一、传染病的特征

1. 基本特征 传染病区别于其他疾病的四个基本特征如下。

（1）病原体 每种传染病都是由特异性病原体引起的。病原体可以是微生物或寄生虫，如伤寒的病原体是伤寒杆菌，疟疾的病原体是疟原虫。病原体中以病毒和细菌最常见。临床上检出病原体对明确诊断有重要意义。

（2）传染性 这是传染病与其他感染性疾病的主要区别。病原体由宿主体内排出，经一定途径传染给另一个宿主，这种特性称为传染性。各种传染病都具有一定传染性，但不同传染病的传染性强弱不等，即使同一种传染病，处于不同病期，其传染性也各不相同。传染病病人具有传染性的时期称为传染期。它在每一种传染病中相对固定，可作为隔离病人的依据之一。

（3）流行病学特征 传染病的流行过程在自然因素和社会因素的影响下，表现出各种流行病学特征。

1）流行性 在一定条件下，传染病能在人群中广泛传播蔓延的特性称为流行性。可按其强度分类：①散发：某传染病在某地的常年发病情况处于一般发病率水平。②暴发：在某一局部地区或集体单位中，短时间内突然出现许多同一疾病的病人，大多是同一传染源或同一传播途径，如食物中毒、流行性感冒等。③流行：某种传染病的发病率显著高于当地常年发病率数倍（一般3～10倍）。④大流行（或称世界流行）：某传染病在一定时间内迅速传播，波及全国各地，甚至超出国界或州境，如2003年的SARS大流行、2009年的甲型H1N1流感大流行、2020年新型冠状病毒肺炎大流行。

2）季节性 某些传染病的发病率每年都有一定季节性升高，主要原因为气温的变化和昆虫媒介的有无。如冬春季节，呼吸道传染病发病率升高；夏秋季节，消化道传染病发病率高。

3）地方性 由于受地理、气候等自然因素或人们生活习惯等社会因素的影响，某些传染病仅局限在一定地区内发生，如疟疾、血吸虫病、丝虫病、恙虫病、黑热病等。

4）外来性 从国外或外地通过外来人口或物品传入的传染病，如霍乱。

（4）感染后免疫 人体感染病原体后，无论显性或隐性感染，均能产生针对该病原体及其产物（如毒素）的特异性免疫。感染后免疫和疫苗接种一样都属于主动免疫。通过注射或从母体获得抗体的免疫力都属于被动免疫。不同病原体的感染后免疫持续时间长短和强弱不同。一般来说，病毒性传染病（如麻疹、脊髓灰质炎、乙型脑炎）感染后免疫时间最长，往往可以保持终身，但也有例外（如流感）。有些传染病感染后免疫持续时间较短，仅为数月至数年，如流行性感冒、细菌性痢疾和阿米巴病。蠕虫感染后一般不产生保护性免疫，因而往往发生重复感染。

2. 临床特点

（1）病程发展的阶段性 急性传染病的发生、发展和转归，一般分为四期。

1）潜伏期 从病原体侵入人体起，到开始出现临床症状为止的时期。同一种传染病的潜伏期都有一个范围（最短、最长），并呈常态分布。通常相当于病原体在体内繁殖、转移、定位、引起组织损伤和功能改变导致临床症状出现之前的整个过程，其长短不一。潜伏期的长短通常与病原体的感染量成反比。潜伏期短的传染病，流行时往往呈暴发。有些传染病在潜伏期末已具传染性。了解潜伏期有助于传染病的诊断，确定检疫期限和协助流行病学调查。

2）前驱期　从起病到症状明显开始为止的时期。该期症状通常是非特异性的，多表现为头痛、发热、乏力、肌肉酸痛、食欲不振等，为许多传染病所共有，持续 1 ~ 3 天。本期已有传染性。起病急骤者可无此期表现。

3）症状明显期　某些传染病在经过前驱期后，病情逐渐加重而出现某种传染病所特有的症状、体征，如具有特征性的皮疹、黄疸、肝脾肿大和脑膜刺激征等。本期传染性较强且易发生并发症。

4）恢复期　当机体免疫力增长到一定程度，体内病理生理过程基本终止，病人的症状、体征逐渐消失，临床上称为恢复期。此期病人体内可能还有残余病理或生化改变，病原体还未完全清除，但食欲和体力逐渐恢复，血清中抗体效价也逐渐上升到最高水平。

有些传染病恢复期结束后，某些器官的功能仍长期未能恢复正常者称为后遗症，多见于以中枢神经系统病变为主的传染病，如脊髓灰质炎、乙型脑炎和流行性脑脊髓膜炎等。

（2）临床类型　根据传染病过程的长短可分为急性、亚急性和慢性型；根据病情轻重可分为轻型、中型、重型和暴发型。临床分型对治疗、隔离、护理等具有指导意义。

二、传染病的流行过程

传染病的流行过程是传染病在人群中发生、发展和转归的过程。流行过程的发生需要三个基本条件：传染源、传播途径和易感人群。只有当这三个基本环节同时存在并相互联系时，才能形成传染病的流行，如采取有效措施，阻断三个环节中的任何一个，即可阻止传染病的流行，从而达到控制以致消灭传染病的目的。

（一）传染源

传染源是指体内有病原体生存、繁殖，并能将病原体排出体外的人和动物。传染源包括以下四类。

1. 病人　是大多数传染病重要的传染源。不同病期病人的传染强度可有不同，一般情况下，以发病早期的传染性最大。慢性感染者可长期排出病原体，成为长期传染源。

2. 隐性感染者　是指病原体进入人体后，仅引起机体发生特异性免疫应答，病理变化轻微，临床上无任何症状、体征，因此不易被发现，在某些传染病中，如流行性脑脊髓膜炎、脊髓灰质炎等，隐性感染者在病原体清除前是重要的传染源。

3. 病原携带者 是指没有任何临床症状而能排出病原体的病人。临床上难以发现，得不到及时处理，因而有时可以成为十分重要的传染源。

4. 受感染的动物 以啮齿动物最为常见，其次是家畜、家禽。以动物为传染源传播的疾病，称为动物源性传染病，又称为人畜共患。由于动物传染源受地理、气候等自然因素的影响较大，这类传染病常存在于一些特定的地区，并具有严格的季节性。

知识拓展

作为传染源的动物，种类繁多。其中以鼠类等啮齿类动物最为重要，有20多种疾病与其有关，如鼠疫、钩端螺旋体病、肾综合征出血热等。其次是家畜与家养动物，包括马、羊、牛、狗、猫等，与其相关的疾病有布鲁菌病、狂犬病、炭疽、结核等。鹦鹉热的主要传染源是鸟类与家禽，可携带多种脑炎病毒、沙门菌等。动物作为传染源的危害程度，取决于人们与其接触的机会和密切程度、受感染动物的种类和数量，以及环境中是否存在适宜该病菌传播的条件等。此外，与人们的卫生知识水平和生活习惯等因素也有很大关系。

（二）传播途径

传播途径是指病原体离开传染源后，通过一定方式到达另一个易感染者的途径。同一种传染病可有多种传播途径。常见的传播途径如下。

1. 呼吸道传播 病原体存在于空气中的飞沫或气溶胶中，易感者吸入时获得感染，如结核病、麻疹、禽流感等。

2. 经水传播 是消化道传染病主要传播途径之一，有经饮水传播和经疫水传播两种。如钩端螺旋体病及血吸虫病等。

3. 经食物传播 多见于消化道传染病。经食物传播的传染病流行特征为病人有食用某污染食物的病史，不吃该食物者不发病，如果食物一次被大量污染，在用餐者中可呈现暴发，其潜伏期较短，临床症状往往较重。

4. 经接触传播 方式有直接接触传播和间接接触传播。直接接触传播是指易感者与传染源直接接触而导致的传播，如性病、狂犬病等。间接接触传播是指易感者接触了被病原体污染的物品所造成的传播。

5. 经土壤传播 传染源的排泄物、分泌物可以直接和间接方式污染土壤，因而土壤被污染的机会较多。如某些肠道传染病、寄生虫病、人畜共患病。

6. 经节肢动物传播 是指以苍蝇、蚊子、虱子、螨等节肢动物为媒介所造成的传播，所以又称为虫媒传播，方式有机械性传播和生物性传播两种。

7. 医源性传播 是指在医疗、预防工作中，由于未能严格执行规章制度和操作规程，人为引起的某种传染病传播，如乙肝、艾滋病等。

8. 垂直传播 是指在孕期和分娩期，病原体从母体到其子代之间的传播，也称为母婴传播。垂直传播可分为经胎盘传播、经孕妇阴道的上行性传播和经污染产道分娩过程传播三种。

（三）易感人群

对某种传染病缺乏特异性免疫力的人群称为易感人群，其中个人称为易感者。当易感者在某一特定人群中的比例达到一定水平，又有传染源和合适的传播途径，就很容易发生该传染病流行。某些病后免疫力很巩固的传染病，经过一次流行之后，需待几年当易感者比例再次上升至一定水平时，才会发生另一次流行。这种现象称为传染病流行的周期性。

影响人群易感性升高的因素有人群中新生儿比例增加、易感人口的迁入、免疫人口免疫力的自然消退、免疫人口的死亡。影响人群易感性降低的主要因素有计划免疫、传染病流行后免疫人口增加等。

（四）影响传染病流行过程的因素

传染病发生流行的程度如何，受社会因素和自然因素的影响，其中社会因素影响更大。

1. 自然因素　影响传染病流行过程的自然因素主要包括气候、地理和生态环境等，这三个环节对传染病的发生、发展起重要作用。其中对流行过程影响较大的是地理和气候因素。

气候因素不仅对人群活动、动物宿主和媒介昆虫的滋生繁殖有明显的影响，还影响着环境中游离性病原体的存活时间，如疟疾、流行性乙型脑炎常受气温、雨量和温度影响。气候因素还影响传播途径，夏秋季有利于蝇的生长、繁殖，如果人们不注意饮食卫生，经食物传播的传染病（痢疾、伤寒、甲型肝炎等）发病率也会增高。某些自然生态环境为传染病在野生动物之间的传播创造了良好条件，人类进入这些地区亦可受感染。

2. 社会因素　对传染病的流行过程的影响是复杂多变的。社会因素包括社会制度、经济、文化水平、医疗条件、卫生设施、风俗习惯、宗教信仰，以及生产、生活条件、社会安定程度等。其中社会制度起主导作用。社会因素通过作用于传染源、传播途径和易感人群而影响流行过程。社会因素具有扩大传染病流行，制止传染病的发生、蔓延，以致消灭的双重性。

中华人民共和国成立之后，在党和政府领导下，制订了《中华人民共和国传染病防治法》《中华人民共和国国境卫生检疫法》和《中华人民共和国食品卫生法》等法律，全面贯彻“预防为主”的方针，全国范围内开展“三管一灭”（管水、管粪、管食品、灭蝇）为中心的爱国卫生运动，医疗卫生部门通过预防接种以及其他的预防、防疫措施，使绝大多数传染病的发病率大幅度下降，并消灭了天花，控制了脊髓灰质炎和麻疹的流行。2003 年传染性非典型肺炎的流行与控制，充分体现了社会因素对传染病流行过程的影响。

另外，现代社会的一些特点也影响着传染病的流行。例如交通便捷引起人口和商品的大量流动，学校、企业的集体供餐等使得传染病流行的速度更快、范围更广、危害性更大，同以往相比更易引起传染病的暴发与流行。

三、传染病的社区管理

传染病的社区管理重点是预防。贯彻三级预防的原则，针对传染病流行的环节，采取措施管理传染源，切断传播途径，保护易感人群，降低传染病的发病率、死亡率和致残率。

（一）一级预防

一级预防即病因的预防。通过改善社区环境卫生条件、健康教育、健康促进、免疫接种、卫生立法和卫生监督等手段，降低传染病的发病率。

1. 改善社区环境卫生条件 许多传播传染病的虫媒也与社区的环境有关，如伤寒、细菌性痢疾等传染病大多通过水、粪因素传播，许多肠道传染病和寄生虫病的流行都与食品的污染有关。因此，必须改善社区卫生面貌，保持社区环境的卫生，加强饮水卫生和食品卫生的监督和检查，实施人畜粪便、各种污水、垃圾管理的无害化；加强对环境污染的治理，以改善社区的卫生条件，消除社区环境中可能存在的疾病的传播因素，是预防传染病的根本性措施。

2. 健康教育和健康促进 健康教育要面向全社会，从儿童和青少年抓起，使他们掌握一定的卫生知识，自觉地改变不利于健康的行为和习惯，建立科学、卫生的生活方式，提高自我保健意识，讲究社会公德。事实证明，通过健康教育方式，向全民普及预防传染病的卫生知识，动员广大群众与传染病做斗争，这是预防和控制传染病的一项基本措施，也是国内外公认的一种低投入高效益的方法。

3. 保护易感人群 通过提高人体对传染病的免疫力，从而降低传染病的发病率。

（1）增强非特异性免疫力 非特异性免疫是机体对进入人体内异物的一种清除机制，主要包括各种屏障作用，血液中吞噬细胞和粒细胞、补体、溶菌酶等对病原体的吞噬及清除作用。增强非特异性免疫力可采取以下措施：社区护士有计划、有目的地教育居民加强体育锻炼、养成良好的生活习惯、建立规律的生活制度、改善居住条件、协调人际关系、保持心情愉快；加强个人防护，如戴口罩、使用安全套等。

（2）增强特异性免疫力 通过有计划的预防接种，提高人群的主动或被动特异性免疫力，是预防传染病非常重要的措施。

1）人工主动免疫 有计划地将减毒或灭活的病原体、纯化的抗原和类毒素制成菌（疫）苗接种到人体内，使人体于接种后 1 ~4 周产生抗体。免疫力可保持数月至数年。

计划免疫是根据规定的免疫程序，对易感人群有计划地进行预防接种，以提高人群的免疫水平。2007 年 12 月 29 日，卫生部印发了《扩大国家免疫规划实施方案》，扩大了计划免疫范围，可预防的传染病包括乙型肝炎、结核病、脊髓灰质炎、百日咳、白喉、破伤风、麻疹、甲型肝炎、流行性脑脊髓膜炎、流行性乙型脑炎、风疹、流行性腮腺炎、流行性出血热、炭疽和钩端螺旋体病等 15 种传染病。

此外，免疫水平低以及由于职业关系受感染威胁大的人群可按需作为预防接种的重点，如对医务人员首先接种新型冠状病毒肺炎疫苗。

2）人工被动免疫 将制备好的含抗体的血清或抗毒素注入易感者体内，使机体迅速获得免疫力的方法。常用于治疗或对接触者的紧急预防。常用制剂有抗毒血清、人血丙种球蛋白、胎盘球蛋白和特异性高价免疫球蛋白等。

（3）药物预防 对某些尚无特异性免疫方法或免疫效果尚不理想的传染病，在流行期间可给易感者口服预防药物，这对于降低发病率和控制流行有一定作用。

4. 切断传播途径 采取一定的措施，阻断病原体从传染源转移到易感宿主的过程，从而防止疾病的发生。由于各种传染病的传播途径不同，对疫源地污染的途径也不同，故采取切断传播途径的措施也各不相同。其主要措施包括隔离和消毒。

（1）隔离 是将病人或病原携带者安置于指定的地点，与健康人和非传染病病人分开，防止病原体扩散和传播。

1）呼吸道隔离 经病人的唾沫和鼻咽分泌物传播的疾病，应采用呼吸道隔离预防。社区卫生服务机构或家庭应安置病人于单独房间，相同病种病人也可同住一室，注意室内通风。限制病人的活动范围，病人一般不外出，如必须外出，应戴口罩。病人咳嗽、打喷嚏时应用纸巾遮住口鼻，并将纸巾扔进密闭袋中进行无害化处理。与病人接触时应戴口罩，必要时穿隔离衣、戴手套。

2）消化道隔离 病人的排泄物直接或间接污染食物、食具而传播的传染病应采用消化道隔离预防。社区卫生服务机构将同病种病人安置于一室，否则应加强床旁隔离。接触传染期病人应穿隔离衣，接触其排泄物或污染物要戴手套，并及时进行手消毒。要求病人严格洗手，卫生间、门把手等应每日消毒。保护水源，指导居民家庭和个人选择新鲜食品原料，防止病从口入。

3）接触隔离 适用于经直接或间接接触传播的疾病。接触病人时穿隔离衣、戴口罩和手套，接触病人或污染物品后应及时洗手和手消毒。对污染的用具及敷料应严密消毒或焚烧。

4）虫媒隔离 用于以昆虫为媒介传播的疾病。病人应做好卫生处置，室内有完善的防蚊设施，如蚊帐、纱门和纱窗。社区工作人员应指导居民居室装防虫设备，保持庭院和公共场所清洁整齐，定期喷洒药液灭虫，以防治蚊、蝇等昆虫。

5）血液、体液隔离 适用于由血液、体液、血液制品传播的疾病。社区护士接触病人的血液、体液及分泌物时应戴手套、穿隔离衣，脱手套后认真洗手，操作时要防止针刺伤。手部皮肤有破损的照顾者，直接接触病人时应戴双层手套，被污染的物品应及时消毒或销毁。帮助居民建立健康的生活方式，不吸毒，采取安全的性行为。

（2）消毒 是传染病防治工作中的重要环节，是有效切断传染病的传播途径、控制传染病传播的重要手段。

1）预防性消毒 在未发现传染源的情况下，为预防传染病的发生，对可能受到病原体污染的场所、物品和人体进行消毒。如对饮用水源、餐具的消毒，也包括社区卫生服务机构环境和医务人员手的消毒。

2）疫源地消毒　指对目前存在或曾经存在传染源的地区进行消毒，目的在于消灭由传染源排到外界环境中的病原体，包括随时消毒和终末消毒。随时消毒是对传染源的分泌物、排泄物及其污染物品及时消毒。终末消毒是在传染源离开疫源地后所进行的最后彻底的消毒，如病人出院、死亡后对其所处环境、所接触物品和排泄物等的消毒。

知识链接

扩大免疫规划

1974 年，世界卫生组织提出了扩大免疫规划（EPI），要求各成员国发展与坚持免疫方法与流行病学监督计划，防治天花、白喉、百日咳、破伤风、麻疹、脊髓灰质炎、结核等传染病。EPI 的中心内容：①要求不断扩大免疫接种的覆盖面，使每一个儿童在出生后都有获得免疫接种的机会；②要求不扩大免疫接种的疫苗种类。1980 年，我国正式参加了 EPI 活动，并按期实现了普及儿童免疫的各项目标。我国扩大的免疫规划疫苗包括乙肝疫苗、卡介苗、无细胞百白破疫苗、脊髓灰质炎疫苗、麻疹疫苗、白破疫苗、麻风腮疫苗、A 群流脑疫苗、A＋C 群流脑疫苗、乙脑减毒活疫苗、甲肝减毒活疫苗、钩端螺旋体疫苗、流行性出血热疫苗、炭疽疫苗等 14 种疫苗。

5. 卫生立法和卫生监督　卫生立法为预防控制传染病保护和促进居民健康提供法律保证。社区在加强对传染病的预防措施时，国家也要加强国境卫生检疫，防止传染病由国外传入国内或由国内传出。

（二）二级预防

传染病的二级预防要做到早发现、早诊断、早报告、早隔离、早治疗。

1. 早发现、早诊断　很多传染病早期传染性很强，故早期发现传染源是预防传染病蔓延的重要措施。应建立健全城乡三级医疗防疫卫生网，方便群众就医；提高社区医务人员的业务水平，加强工作责任心，开展社区卫生宣传教育，提高群众对传染病的识别能力；有计划地对特定人群进行健康体检和筛查，对早期发现、早期诊断传染病具有重要意义。

2. 早报告　全面、迅速、准确的传染病报告是各级卫生人员的重要职责，也是防疫部门掌握疫情、做出判断、制订控制疫情的策略及采取控制措施的基本依据。

（1）报告人　各级各类医疗机构、疾病预防控制机构、采血机构均为责任报告单位；其执行的医护人员、乡村医生、社区卫生服务人员及个体开业医生均为疫情责任报告人。传染病的一切知情者，包括亲属、邻居、社区管理干部，均有报告传染病的法定义务。

（2）报告种类　截止到2021年，我国法定传染病分为甲类、乙类、丙类，共计40种。

1）甲类传染病　又称为强制管理的烈性传染病，共2种，包括鼠疫、霍乱。

2）乙类传染病　又称为严格管理传染病，共27种，包括传染性非典型性肺炎、人感染高致病性禽流感、病毒性肝炎、细菌性和阿米巴性痢疾、伤寒和副伤寒、艾滋病、淋病、梅毒、脊髓灰质炎、麻疹、百日咳、白喉、新生儿破伤风、流行性脑脊髓膜炎、猩红热、流行性出血热、狂犬病、钩端螺旋体病、布鲁菌病、炭疽、流行性乙型脑炎、肺结核、血吸虫病、疟疾、登革热、人感染H7N9禽流感、新型冠状病毒感染。

3）丙类传染病　又称为监测管理传染病，共11种，包括流行性感冒（含甲型H1N1流感）、流行性腮腺炎、风疹、急性出血性结膜炎、麻风病、流行性和地方性斑疹伤寒、黑热病、丝虫病、棘球蚴病，以及除霍乱、细菌性和阿米巴性痢疾、伤寒和副伤寒以外的感染性腹泻病、手足口病。

（3）报告时限　对甲类传染病和乙类传染病中的传染性非典型肺炎、肺炭疽、脊髓灰质炎，要求发现后2小时内通过传染病疫情监测信息系统上报。对其他乙类、丙类传染病要求诊断后24小时内通过传染病疫情监测信息系统上报。

3. 早隔离、早治疗　发现传染病病人或疑似传染病病人，应将其安置在一定场所，使之不与健康人接触，便于集中管理、消毒和治疗，防止传染病蔓延。隔离方式有住院隔离、临时隔离室隔离和家庭隔离等，甲类传染病病人和病原携带者，乙类传染病中艾滋病、肺炭疽、传染性非典型肺炎、脊髓灰质炎的病人，必须严格医院隔离治疗，如拒绝隔离或隔离期未满而擅自脱离治疗的，可请公安部门协助采取强制性隔离治疗措施。乙类传染病病人可住院隔离治疗和在家中隔离治疗，但应严格执行控制传染病的措施，直至治愈。如某种传染病暴发流行时可采用临时隔离治疗。

早期治疗使病人能早期治愈，降低死亡率，而且能及早消除病原体携带状态，终止病人继续作为传染源，减少疾病传播机会。

（三）三级预防

三级预防主要针对传染病的临床期和康复期采取各种有效治疗和康复措施，以防止病情恶化，预防并发症和残障。在临床期，要坚持一般治疗、对症治疗和病因治疗并重的原则。重症传染病可出现各种并发症，如肠出血、肠穿孔、中毒性肝炎、中毒性心肌炎等，因此应密切观察病人有无并发症的发生，争取早发现、早治疗。某些传染病如脊髓灰质炎和脑膜炎等可引起一定程度的后遗症，要采取针灸、理疗等康复治疗措施，促进机体康复。

（四）传染病的访视管理

1. 初访　所在社区发现传染病后，社区护士应于24小时内进行初访。

（1）核实诊断　各级各类医疗机构、疾病预防控制机构中诊疗的医护人员、乡村医生等在就诊病人中发现传染病后，立即进行疫情报告，由相关部门收集信息后，按病人居住或所在住址分发给地段责任医务人员；社区护士经过核实诊断后于 24 小时内进行访视管理。

（2）调查传染病的来源　在初访时要调查该传染病在何时、何地、通过何种传播途径传播的。

（3）判断疫情的性质和进展　确定疫情性质找出流行特征。

（4）采取防疫措施　按照传染病传播流行的三个环节及传播特点，采取有效的、适合现场具体情况的措施，指导疫源地处理及开展人群防治。

（5）做好疫情调查处理记录　认真、及时填写“传染病调查表”“流行病学访视表”，供医学统计、分析、总结用。

2. 复访　在初次访视后，应根据传染病的病程和特点进行复访。内容包括：①了解病人病情的发展和预后情况，进一步确诊或对原诊断做出修正；②了解家属及接触者的发病情况，对病人立案管理；③检查防疫措施的落实情况，开展健康教育；④及时填写“传染病复访表”，如病人痊愈或死亡，本案管理结束。

（五）社区护士在传染病管理中的角色

作为基层卫生机构的重要成员，社区护士在传染病的预防和控制中具有不可替代的作用。因此，社区护士应掌握传染病的类型、流行规律。拟订正确、有效的防治策略与措施，并能在家庭访视、学校及社区其他公共场所进行健康知识宣教，及时对居民开展预防传染病的健康指导，做到早发现、早诊断、早报告、早隔离、早治疗，以防治和消灭传染病，保障与促进社区居民的健康。

四、传染病的社区护理

传染病护理是社区护理中的一个重要组成部分。由于传染病病情复杂多变、容易发生并发症，尤其是具有传染性，因此传染病的护理在传染病的预防、治疗和康复的过程中都显得十分重要的。

社区护士通过传染病的流行病学资料、临床资料、实验室检查资料对传染病病人进行评估后，凭借自己的专业知识对传染病病人的评估资料进行整理、归纳、分析、总结，发现传染病病人现存的和潜在的健康问题。针对健康问题社区护士制订出护理计划，根据护理计划实施护理措施。传染病病人的社区护理措施主要如下。

1. 消毒隔离　是切断传播途径的重要措施。消毒是指消灭包括传播媒介在内的污染环境的病原体。隔离是指将病人或病原携带者妥善地安排在指定的地点，暂时与人群隔离，积极进行治疗、护理，并对具有传染性的分泌物、用具等进行必要的消毒处理，防止病原体向外扩散的医疗措施。因此，社区护士、病人及家属应严格按法定传染病消毒隔离的制度进行工作，防止传染病的扩散和流行。

2. 生活护理　加强生活护理不但可提高易感人群的非特异性免疫功能，还可促进传染病病人的治疗效果。因此，传染病急性期应绝对卧床休息，症状缓解后方可根据病情逐步下床活动。能进食者，给予病人高热量、高维生素、易消化、营养丰富的流质或半流质饮食；不能进食者给予鼻饲，必要时按照医嘱静脉输液以保证能量。同时注意病人口腔和皮肤的护理，预防口腔炎和压疮。

3. 发热病人的护理措施 急性传染病常有发热，许多重症病例可出现高热现象，严重者因导致脑神经细胞损伤而死亡。指导发热病人及家属学会使用体温计，保持室内安静、空气清新、温度适宜，经常通风换气，观察发热的程度和热型以及发热引起的病人生理、心理的变化和不适；宜穿透气、棉质衣服。对中高热病人要卧床休息，可冷敷或用温水、酒精擦浴皮肤物理降温，注意观察周围循环状态，对面色苍白、脉搏细速、四肢厥冷者禁用冷敷和酒精擦浴。对物理降温不理想者也可采用药物降温，但用药量不宜过大，以免大量出汗导致虚脱。指导病人摄取足够的液体与热量，如心肾功能无损害，每天至少摄入2000ml水以防脱水。必要时给以静脉输液。

4. 出疹病人的护理措施 对病人和家属讲解皮疹的有关知识，保持皮肤清洁，每日用温水轻擦皮肤，禁用肥皂水、酒精擦拭皮肤。修剪指甲，防止因皮肤瘙痒抓破皮肤造成感染，幼儿和控制能力差者，可将手包起来，已抓破者可涂1%的甲紫溶液。皮肤剧痒者可局部涂炉甘石洗剂、2%甲紫、5%碘苷或服用抗组胺药物。皮疹结痂后不要强行撕脱。进食前用温水漱口，保护口腔卫生。对眼结膜充血、水肿者，应保持局部清洁，防止继发感染。不吃辛辣刺激性食物，多饮水。

5. 传染病病人的心理护理措施 传染病病人的心理健康问题，将影响其治疗效果和康复的效果。加强传染病病人的心理护理，有利于传染病的治疗和康复。针对病人焦虑、恐惧的原因进行指导和教育，提供安全、舒适的环境，减少对病人的不良刺激。向病人说明隔离的方法、目的和要求，促使病人自觉地遵守隔离制度。对病人真诚服务，积极治疗，使病人产生可信赖感和安全感，千万不可流露出怕被传染的厌恶情绪，同时指导病人进行深而慢的呼吸、气功、按摩、听轻松而愉快的音乐，以缓解焦虑、恐惧不安的心理。

总之，社区护士在传染病病人的管理和护理过程中扮演着重要的角色，社区护士与居民接触的时间长且广泛，容易发现传染病病人。对社区发现的传染病病人要及时报告，及时隔离，及时采取相应的护理措施，以管理和护理病人。因此，社区护士不仅应具备丰富的传染病病人管理和护理知识；还应具备敏锐的思维、准确的判断和全面的护理评估能力；具备良好的职业道德及热情服务态度，对病人有爱心、耐心、责任心；重视病人和高危人群的心理护理，全面开展传染病病人管理和护理工作。

第四节 常见传染病的社区管理与护理

PPT

一、肺结核

肺结核是由结核分枝杆菌引起的慢性肺部感染性疾病，占各器官结核病总数的

80% ~90%。

（一）流行病学特点

世界卫生组织《2020 年全球结核病报告》指出，目前罹患结核病的人数不断下降，但全球的结核病负担仍然很重，2019 年全年新发病例 996 万，140.8 万人死于结核病，估计仍有 40% 的患病者未获得诊断和治疗。艾滋病与结核病共感染以及耐药结核病是目前威胁全球结核病防控的两大主要问题。

据世界卫生组织统计，目前我国结核病年发病人数约为 83.3 万，占全球年发病病人病例数的 8.4%，仅次于印度和印度尼西亚，居世界第三。我国每年新发生的耐药结核病病人数仅次于印度，高耐药率是我国结核病难以控制的原因之一。我国虽不属于结核病高发地区，但耐多药结核（MDR－TB）问题日益严重。2019 年，我国新发肺结核病人中 MDR－TB 比例为 14%，而复治肺结核病人中 MDR－TB 比例高达 24%。

1. 病原体 结核分枝杆菌不易染色，但经品红加热染色后不能被酸性乙醇脱色，故被称为“抗酸杆菌”。本菌在外界环境中对干燥、寒冷抵抗力较强，在干燥空气内可存活 6 ~8 个月，在 0℃以下可存活 4 ~5 个月；对湿热抵抗力较弱，煮沸 5 分钟或阳光下暴晒 2 小时可被杀灭，紫外线照射 30 分钟可杀死物体表面的结核菌。对 2% 来苏尔、3% 甲醛、10% 漂白粉、70% ~75% 乙醇敏感。

2. 传染源 痰中排菌的继发性肺结核病人是最重要的传染源。一般来说，经正规化疗后，随着痰菌排量减少而传染性降低。

3. 传播途径 主要为病人与健康人之间经空气传播，病人咳嗽、打喷嚏、大声说话时结核菌可经飞沫直接感染近距离者；也可因结核菌在痰液干燥后随尘埃飞扬造成远距离播散。

（二）诊断与治疗

1. 临床表现

（1）全身症状 发热为肺结核最常见的全身毒性症状，多为长期低热，常于午后或傍晚开始，次晨降至正常，可伴有倦怠、乏力、夜间盗汗、体重减轻等。肺部病灶急剧进展播散时，可有不规则高热，妇女可有月经失调或闭经。

（2）呼吸道症状

1）咳嗽咳痰 是肺结核最常见的早期症状。多为干咳或有少量白色黏液痰。有空洞形成时，痰量增多；继发感染时，痰呈脓性且量多。若合并支气管结核，表现为刺激性咳嗽，伴局限性哮鸣。

2）咯血 1/3 ~1/2 的病人有不同程度的咯血，量不等，多为小量咯血，少数大量咯血，甚至发生失血性休克。

3）胸痛、呼吸困难 当病变波及壁层胸膜时，有相应的胸壁刺痛，并随呼吸和咳嗽而加重。慢性重症肺结核时，呼吸功能减退，可出现渐进性呼吸困难，甚至发绀。并发气胸时，可突发呼吸困难。

2. 诊断　肺结核的诊断必须结合流行病学资料、临床表现与实验室、影像学检查。

（1）血常规　外周血白细胞计数一般正常，可有血红蛋白降低。在急性进展期白细胞可增多，重症感染时可发生类白血病样血象。

（2）红细胞沉降率　多数活动性肺结核病人红细胞沉降率增快。

（3）痰结核分枝杆菌检查　是确诊肺结核最特异的方法。痰涂片抗酸染色镜检快速简便，痰菌阳性说明病灶是开放的。痰培养除能了解结核分枝杆菌生长繁殖能力，还可做药物敏感试验和菌型鉴定。

（4）结核菌素试验（PPD 试验）　目前我国推广的方法系国际通用的有结核分枝杆菌素纯蛋白衍化物（PPD）皮内注射法。该试验阳性是感染过结核分枝杆菌的证据之一。

（5）影像学检查　是肺结核早期发现与诊断的重要方法。胸部 X 线可见斑点状、密度较高、边缘清楚的结节影，或云雾状、密度较淡、边界模糊的渗出灶或环形透光空洞。CT 显示，纵隔肺门淋巴结、肺隐蔽区病灶与结节、空洞、钙化、支气管扩张。

3. 治疗

（1）化学治疗　是现代结核病最主要的基础治疗，简称化疗。化疗原则是早期、联合、适量、规律、全程使用敏感药物。

1）化疗方法　我国目前采用的是短程督导化疗，分为两个阶段：强化期和巩固期。强化期在治疗开始时的 2～3 个月，为杀菌阶段；巩固期在强化期之后的 4～6 个月，为巩固治疗阶段。

2）常用抗结核药物　我国目前广泛应用的抗结核药有异烟肼、利福平、吡嗪酰胺、乙胺丁醇和链霉素。在强化期几乎全部被采用，而在巩固期则选择其中的 2～3 种药物。

（2）对症治疗

1）高热或大量胸腔积液　可在使用有效抗结核药物的同时，加用糖皮质激素。

2）咯血　痰中带血或小量咯血应卧床休息，并以镇咳镇静等对症为主，加用氨基己酸、酚磺乙胺等药物止血。中等量或大量咯血者，应严格卧床休息，使用垂体后叶素治疗，必要时可经支气管镜局部止血。药物控制无效时可考虑支气管动脉栓塞或手术切除。

（三）社区管理与护理

1. 社区管理

（1）管理传染源　肺结核的主要传染源是痰中排菌的肺结核病人，对痰结核分枝杆菌阳性者应做好隔离。加强密切接触者的检测，如肺结核病人的家庭成员、学校中有肺结核病人的班级学生等。对辖区内前来就诊的居民或病人，如发现有慢性咳嗽、咳痰≥2 周，咯血、血痰，或发热、盗汗、胸痛或不明原因消瘦等肺结核可疑者，在鉴别诊断的基础上，填写“双向转诊单”。转到结核病定点医疗机构进行结核病筛查。1 周内进行电话随访，了解是否前去就诊，督促其及时就医。肺结核病人筛查及转诊流程如图 9－4 所示。

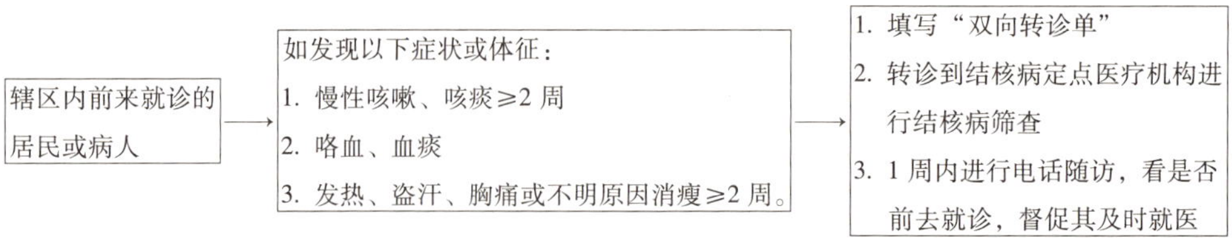

图 9－4　肺结核病人筛查与转诊流程图

（2）切断传播途径　结核分枝杆菌侵入人体主要通过呼吸道传播，故要做好个人卫生和环境卫生。病人咳嗽或打喷嚏时，要用手或纸巾掩住口鼻，并将痰吐在纸巾上，连同擦拭口鼻分泌物的纸巾一起烧掉。室内定时通风，减少病菌数量。

（3）保护易感人群　人群普遍易感，感染者免疫力低下时易发病，过度劳累、营养不良、妊娠及糖尿病、矽肺、胃大部分切除术后等易诱发本病。最重要的预防措施是接种卡介苗，接种的主要对象是社区中的婴幼儿及学龄儿童，以提高人群免疫力。此外，开展体育活动、加强锻炼、增强体质也可提高人体非特异性免疫力。

2. 社区护理

（1）隔离与消毒

1）隔离措施　采用呼吸道隔离。病人咳嗽、打喷嚏时要用手纸捂口鼻，不大声喧哗，以免细菌扩散；有条件的病人在家中可独居朝阳或通风良好的房间，或用布帘隔开分床睡，饮食用具、衣服等要分开使用。

2）消毒措施　①痰的消毒：病人的痰要吐在专用有盖能煮沸的容器内，使用比痰量多 1 倍的消毒液浸泡至少 2 小时后再倒掉。盛痰的容器要每天煮沸消毒，每次煮沸 10～15 分钟。痰量不多时，也可吐在纸内，将有痰的纸放在塑料袋内一并烧掉。②用具消毒：食具要单独使用、清洗和消毒；被服应经常在阳光下暴晒；图书、玩具等不能煮沸消毒的物品，可在日光下暴晒，每次 2 小时以上。③空气消毒：房间通风每天不少于 3 次，每次 15 分钟，以保持室内空气新鲜，减少病菌数量。

（2）休息与活动　若病人处于肺结核活动期，有咯血、高热等严重结核病毒性症或患有结核性胸膜炎伴大量胸腔积液时，应绝对卧床休息。待症状好转、病灶稳定后，可适当进行活动及体育锻炼，以增强机体免疫功能。

（3）饮食护理　提供高热量、高蛋白、高维生素、易消化的饮食。成人每天蛋白质的摄入量为 1.5～2.0g/kg，其中优质蛋白占 50% 以上，每天摄入一定量的新鲜蔬菜和水果。

（4）对症护理

1）发热护理　监测体温变化，并做好记录。高热时应卧床休息，给予物理降温。加强皮肤和口腔护理，鼓励多饮水。

2）咯血护理　协助病人采取患侧卧位或半卧位，保持呼吸道通畅，嘱病人将气管内存留的积血轻轻咳出。如有胸闷、咯血不畅或呼吸困难，应采取头低足高位，轻拍背部以利血块排出。

3）胸痛护理　采取患侧卧位，适当应用止痛剂。

4）盗汗护理　及时用毛巾擦干汗液，勤换内衣及床单、被套。

（5）随访与督导服药管理

1）第一次入户随访　乡镇卫生院、村卫生室、社区卫生服务中心（站）接到上级专业机构管理肺结核病人的通知单后，在 72 小时内访视病人，具体流程如图 9－5 所示。

接到上级专业机构管理肺结核病人的通知 →

72 小时内访视病人

1. 确定督导人员，督导人员优先为医务人员，也可为病人家属若选择家属，必须对家属进行培训。与病人确定服药地点和服药时间，按照化疗方案，告知病人服药记录卡的填写方法、取药时间和地点，提醒病人按时取药和复诊

2. 对病人的居住环境进行评估，告诉病人及家属做好防护工作，防止传染

3. 对病人及家属进行结核病防治知识宣传教育

4. 告诉病人出现异常时及时就诊

5. 72 小时内 2 次访视未见到病人，应将访视结果向专业机构报告

图 9－5　肺结核病人第一次入户随访流程图

2）督导服药与随访管理　①督导服药：病人服药日，医务人员对病人进行直接面视下督导服药；家庭成员督导的病人每次服药要在家属的面视下进行。②随访评估：对于由医务人员督导的病人，医务人员至少每月记录一次对病人的随访评估结果；对于由家庭成员督导的病人，基层医疗卫生机构要在病人的强化期或注射期内每 10 天随访一次，巩固期或非注射期内每月随访一次。

二、病毒性肝炎

病毒性肝炎是由肝炎病毒引起，以肝脏损害为主要表现的一组全身性传染病，具有传染性强、传播途径复杂、流行广泛、发病率较高等特点。目前按病原学明确分类的有甲型、乙型、丙型、丁型、戊型五种肝炎病毒。各型病毒性肝炎临床表现相似，以疲乏、食欲减退、厌油、肝功能异常为主，部分病例出现黄疸。甲型和戊型肝炎主要表现为急性感染，经粪－口途径传播；乙型、丙型、丁型肝炎多呈慢性感染，少数病例可发展为肝硬化或肝细胞癌，主要经血液、体液等途径传播。

（一）流行病学特点

我国是病毒性肝炎的高发区。甲型肝炎人群流行率（抗－HAV 阳性）约 80%。全球约 20 亿人曾感染 HBV，其中 2.4 亿人为慢性 HBV 感染者，我国 1～59 岁一般人群 HBsAg 携带率为 7.18%，约 9300 万，其中慢性 HBV 感染病人约 2000 万，每年约有 65 万人死于 HBV 感染所致肝硬化、肝性脑病和肝细胞癌。全球 HCV 感染率约为 2.8%，

估计1.85亿，我国1~59岁人群抗HCV感染率约0.43%，约560万，如加上高危人群和高发地区，则约1000万。丁型肝炎人群流行率约1%，戊型肝炎约20%。

1. 病原体 病毒性肝炎的病原体是肝炎病毒，目前已证实甲、乙、丙、丁、戊五型肝炎病毒是病毒性肝炎的主要致病因子。

（1）甲型肝炎病毒（HAV） 属嗜肝RNA病毒属。HAV对外界抵抗力较强，耐酸碱，能耐受60℃ 30分钟，室温下存活1周，在干粪中25℃能存活30天。在贝壳类动物、污水、淡水、海水、泥土中能存活数月。80℃ 5分钟灭活，或100℃ 1分钟完全灭活。对紫外线、氯、甲醛敏感。

（2）乙型肝炎病毒（HBV） 属嗜肝DNA病毒。HBV的抵抗力很强，对热、低温、干燥、紫外线及一般消毒剂均能耐受，但对过氧乙酸、漂白粉溶液、次氯酸钠、环氧乙烷等化学试剂较敏感。高压灭菌法或100℃加热10分钟可使HBV灭活失去感染性。

（3）丙型肝炎病毒（HCV） 为黄病毒科丙型肝炎病毒属。HCV对有机溶剂敏感，10%氯仿可杀灭HCV。煮沸、紫外线等亦可使HCV灭活。

（4）丁型肝炎病毒（HDV） 是一种缺陷RNA病毒，必须有HBV或其他嗜肝DNA病毒的辅助才能复制、表达抗原及引起肝损害。HDV可与HBV同时感染人体，也可以在HBV感染的基础上引起重叠感染。当HBV感染结束时，HDV感染亦随之结束。

（5）戊型肝炎病毒（HEV） 呈球状，无包膜，主要在肝细胞内复制，通过胆汁排出，并持续存在至谷丙转氨酶（ALT）恢复正常。戊型肝炎病毒在碱性环境下稳定，对高热、氯仿、氯化铯敏感。

2. 传染源 急性和（或）慢性病病人、亚临床感染者或病毒携带者是本病的传染源。

（1）甲型肝炎与戊型肝炎 传染源为急性期病人和亚临床感染者，病人在发病前2周到血清ALT高峰期后1周，从粪便中排出的病毒数量最多，传染性最强。亚临床感染者由于数量多且不易识别，是重要的传染源。

（2）乙型、丙型、丁型肝炎 传染源主要是急性、慢性病病人和病毒携带者，传染性贯穿整个病程。急性病病人的传染性可从起病前数周开始，并持续整个急性期。慢性病病人和慢性HBsAg病毒携带者，是乙型肝炎最主要传染源。HCV携带者在我国相对比HBV携带者少，但献血者携带高达10%~20%，是重要的传染源之一。丁型肝炎病人发生于HBV感染基础上，也以慢性病病人和携带者为主要传染源。

3. 传播途径

（1）粪-口传播 是甲型和戊型肝炎的主要传播途径。

1）日常生活接触的传播 主要通过污染的手、用具、玩具等污染食物，或直接与口接触而传播，是最为常见的传播方式。

2）水的传播 水源污染可致暴发流行，是戊型肝炎暴发流行的主要传播方式。

3）食物的传播　毛蚶、生蚝等贝壳类食物受粪便污染，可引起甲型肝炎和戊型肝炎暴发流行。

（2）体液和血液传播　是乙型、丙型、丁型肝炎的主要传播途径。

1）注射传播　是主要传播方式，如输注含有肝炎病毒的血液和血制品，使用染有病毒的注射器、医疗器械和意外针刺伤等。HDV 传播与 HBV 相似。HCV 感染主要通过输血，占输血后肝炎的 70%。

2）性接触传播　HBV 和 HCV 可通过唾液、精液和阴道分泌物排出，因而性接触也是 HBV 和 HCV 的重要传播方式。

（3）母婴传播　由母亲传给婴儿，包括宫内感染，围生期传播和分娩后密切接触传播。

（二）诊断与治疗

1. 临床表现　甲型肝炎潜伏期为 15 ~ 45 天，常见 30 天左右；乙型肝炎为 28 ~ 180 天，常见 60 ~ 90 天；丙型肝炎为 15 ~ 182 天，常见 40 天左右；丁型肝炎重叠感染为 3 ~ 4 周，联合感染为 6 ~ 12 周；戊型肝炎为 10 ~ 75 天，常见 40 天左右。根据黄疸的有无、病情的轻重和病程的长短，临床上可分为急性肝炎、慢性肝炎、重症肝炎和淤胆型肝炎。

（1）急性肝炎　急性黄疸型肝炎的黄疸前期最常见的症状是急性起病，疲倦乏力，可有畏寒、发热等症状；常有食欲减退、厌油、恶心、呕吐、腹痛、腹胀、腹泻、肠鸣音亢进等消化道症状。黄疸期尿色加深，巩膜和皮肤出现黄染，1 ~ 3 周内黄疸达高峰。恢复期症状逐渐消失，黄疸消退，肝、脾回缩，肝功能逐渐恢复正常，持续 1 ~ 2 个月。总病程为 2 ~ 4 个月。

（2）慢性肝炎　肝炎病毒感染后，症状迁延或反复发作，病程超过 6 个月即可诊断为慢性肝炎。慢性肝炎仅见于乙、丙、丁三型。根据肝功能损害程度可分为三种。

1）轻度慢性肝炎　表现是急性肝炎迁延半年以上，反复出现疲乏、头晕、消化道症状、肝区不适、肝大、压痛，也可有轻度脾大，少数病人可有低热。

2）中度慢性肝炎　表现是病程超过半年，各项症状明显，肝大，质地中等以上，可伴有蜘蛛痣、肝掌、毛细血管扩张或肝病面容，进行性脾大，肝功能持续异常。

3）重症慢性肝炎　除上述临床表现外，还具有早期肝硬化的肝活检病理改变与临床上失代偿期肝硬化的表现。

（3）重型肝炎　属最为严重的临床类型，各型肝炎均可引起重型肝炎。其特征性表现为极度乏力、消化道症状进行性加重、黄疸迅速进行性加深、出血倾向、肝性脑病、腹胀腹水、肝浊音界缩小、酶 - 胆分离、凝血酶原时间延长。

（4）淤胆型肝炎　亦称毛细胆管型肝炎，以肝内淤胆为主要表现的一种特殊临床类型。急性淤胆型肝炎起病类似急性黄疸型肝炎，黄疸深，消化道症状轻，同时伴有大便颜色变浅、皮肤瘙痒等肝内梗阻性黄疸表现。大多数病人可恢复。在慢性肝炎或肝硬化基础上发生上述表现者称为慢性淤胆型肝炎，预后较差。

2. 诊断 主要依靠临床表现和实验室检查，流行病学资料具有参考意义。

（1）急性肝炎 起病较急，常有畏寒、发热、乏力、食欲减退、恶心、呕吐等急性感染性症状。肝大、质偏软，ALT 显著升高，既往无肝炎病史或病毒携带史。黄疸型肝炎血清总胆红素浓度大于 17.1μmol/L，尿胆红素阳性。

（2）慢性肝炎 病程超过半年或发病日期不明确而有慢性肝炎症状、体征、实验室检查改变者。常有乏力、厌油、肝区不适等症状，可有肝病面容、肝掌、蜘蛛痣、胸前毛细血管扩张、肝大质偏硬、脾大等体征。

（3）重症肝炎（肝衰竭） 主要有肝衰竭综合征表现。急性黄疸型肝炎病情迅速恶化，2 周内出现 2 期以上肝性脑病或其他重型肝炎表现者，为急性肝衰竭；在慢性肝炎或肝硬化基础上出现的重型肝炎为慢性肝衰竭。

（4）淤胆型肝炎 起病类似急性黄疸型肝炎，黄疸持续时间长，症状轻，有肝内梗阻的表现。

（5）肝炎后肝硬化 多有慢性肝炎病史。有乏力、腹胀、尿少、肝掌、蜘蛛痣、脾大、腹水、双下肢水肿、胃底食管下段静脉曲张、白蛋白下降、白球比例（A/G）倒置等肝功能受损和门脉高压表现。

3. 治疗 病毒性肝炎目前尚缺乏理想、可靠的治疗方法。治疗原则以适当休息、合理营养为主，辅以适当药物，避免饮酒、过劳和使用损害肝脏药物。

（1）急性肝炎 急性病毒性肝炎多为自限性疾病。如无特殊并发症，应以休息、营养等一般治疗为主，避免滥用药物。一般不需抗病毒治疗，但由于急性丙型肝炎的大多数病例都会发展为慢性感染，因此急性期就主张抗病毒治疗。常用对症药物包括丹参、熊去氧胆酸（优思弗）、腺苷蛋氨酸（思美泰）可用于降黄疸。甘草酸类（甘利欣）、联苯双脂等有降低 ALT 的作用。维生素 B_6、甲氧氯普胺等可改善食欲缺乏、腹胀、恶心等症状。

（2）慢性肝炎 一般采取动静结合的疗养措施，进食适量蛋白质，避免摄入高热量及含糖量高的饮食。采取以抗病毒治疗为主的综合治疗，总体目标就是最大限度地长期抑制或消除肝炎病毒，减轻肝细胞炎症坏死及肝纤维化，延缓和阻止疾病进展，减少和防止肝功能失代偿、肝硬化、原发性肝癌及其并发症的发生，从而改善病人的生活质量和延长存活时间。抗病毒治疗药物有干扰素 α 和核苷类药物（拉米呋定、阿德福韦酯、替比呋定、恩替卡韦、替诺福韦酯）。免疫调节治疗可选用特异性免疫核糖核酸，非特异性免疫增强剂转移因子、胸腺素或胸腺肽等。

（3）重症肝炎 以支持、对症治疗为基础的综合治疗，促进肝细胞再生，预防和治疗并发症，有条件者可采用人工肝支持系统，争取肝移植。病人绝对卧床休息，实施重症监护，密切观察病情，防止院内感染。尽可能减少膳食中的蛋白质，以控制肠内氨的来源。可补充足量维生素、输注白蛋白、新鲜血浆或免疫球蛋白。注意水、电解质及酸碱平衡和热量供应。使用肝细胞生长因子。并发症治疗包括肝性脑病、出血、继发感染、肝肾综合征。

（三）社区管理与护理

1. 社区管理

（1）管理传染源　做好疫情报告和隔离消毒工作。饮食、服务、托幼、水源管理等特殊行业人员应定期体检，发现病人或可疑病人要立即隔离治疗。慢性肝炎病人一律调离直接接触入口食品、食具和婴幼儿的工作。献血者献血前应进行严格体检筛选，不合格者不得献血。对与病人接触者进行6周医学观察。

（2）切断传播途径

1）甲型、戊型肝炎　预防重点是让社区群众了解其传播途径，搞好环境卫生和个人卫生，加强粪便管理，保护水源，严格饮用水的消毒，加强食品卫生和食具的消毒，防止“病从口入”。

2）乙型、丙型、丁型肝炎　预防重点在于防止血液/体液传播和医源性交叉感染。使用一次性注射用具，医疗器械要严格消毒灭菌。加强血液制品管理，对带血或体液的污染物应严格消毒处理。避免共用牙刷和剃刀，理发、洗浴、美容等用具应按规定消毒处理。

（3）保护易感人群

1）主动免疫　甲型肝炎流行期间，易感者可接种甲型肝炎减毒活疫苗，以获得主动免疫；易感人群及新生儿在出生24小时内均应接种乙型肝炎疫苗。

2）被动免疫　与甲型肝炎病人密切接触者，可注射人血丙种球蛋白；对HBV感染母亲的新生儿及暴露于HBV的易感者，应尽早注射乙肝免疫球蛋白（HBIg），保护期约3个月。

2. 社区护理

（1）隔离与消毒

1）甲、戊型肝炎　自发病之日起隔离3~4周，按肠道传染病进行隔离和消毒，实行分餐制。餐具、衣服、床单等要单独使用，这些用品可用0.3%~0.5%的优氯净，或1%~5%的含氯消毒剂浸泡15分钟后再清洗。呕吐物、排泄物要用漂白粉或5%优氯净混合后静置2小时再倾倒。病人接触到的物品、地面、墙壁可采用擦拭法消毒。

2）乙、丙、丁型肝炎　应按血液、体液隔离，隔离时间以病情决定，一般隔离至病毒指标转阴和肝功能稳定正常。病人的牙刷、剃须刀、指甲刀、修脚刀要做到专人专用。对于被血液、体液污染的物品应严格消毒处理。

（2）休息与活动　急性肝炎早期应卧床休息，症状减轻后要适量活动，最好在饭后能卧床休息1~2小时，使血液集中于胃、肝、肠等部位，以利于肝脏血液循环。肝功能基本正常后，可适当增加活动，如散步、做广播体操及打太极拳等，以不感觉疲劳为原则。育龄妇女在疾病的活动期最好不怀孕，以利肝恢复。急性肝炎应全休3个月，半年内不宜参加体力劳动，慢性重度病人以静养为主，慢性轻度病人可适当从事力所能及的轻型工作。症状消失，肝功能正常3个月以上者，可恢复原工作，但仍需随访1~2年。平时应生活规律，劳逸结合。

（3）饮食护理　急性期病人给予低脂易消化的清淡食物，但应保证有足够的热量、蛋白质、维生素C，并多进食水果、蔬菜等。慢性肝炎病人宜给予合理饮食，需要注意蛋白质的摄入、避免高热量饮食，防止诱发糖尿病和脂肪肝。各型肝炎病人要绝对禁止饮酒及含酒精饮料。

（4）对症护理

1）乏力　嘱病人卧床休息，发病后1个月内，除进食、洗漱、排便，其余时间应卧床休息，其他体力、脑力劳动均应停止。随着病情进一步好转，可逐渐增加活动量，但仍应避免过劳及重体力劳动，养成良好的卫生习惯。

2）皮肤瘙痒　保持皮肤清洁干燥，穿着布制柔软、宽松的衣裤，经常换洗，保持床单清洁干燥，使皮肤有舒适感。瘙痒重者可局部涂擦止痒剂，及时修剪指甲，避免搔抓引起皮肤破损。

（5）用药护理　禁用损害肝脏的药物。抗病毒药、保肝降酶药，要在医生指导下应用。使用抗病毒药时，应注意剂量和疗程，观察疗效和不良反应。定期复查肝功能、病毒复制指标等。

（6）健康教育　向病人及家属讲解病毒性肝炎的居家护理和自我保健知识。多与病人沟通，根据病人及家属个性、文化程度、职业等差异，以通俗易懂的语言讲解病毒性肝炎的传播途径、预后、预防方法等知识，使病人正确对待疾病，减轻心理负担，保持稳定乐观的情绪，以利于疾病的康复。

三、艾滋病

艾滋病又称获得性免疫缺陷综合征（AIDS）是由人类免疫缺陷病毒（HIV）所致的一种慢性传染病。病毒主要通过侵犯和破坏 $CD4^+$ T淋巴细胞，导致机体免疫细胞和（或）功能受损乃至缺陷，最终并发各种严重机会性感染和肿瘤。本病具有传播迅速、发病缓慢、病死率高的特点。

（一）流行病学特点

2020年，我国艾滋病的报告病例数6.22万例，发病率为4.43/10万，死亡数1.9万例，死亡率1.34/10万。2013~2020年，艾滋病病人的报告死亡数均居我国乙类传染病死亡数首位。

全球统计显示，2020年，全世界约有68万人死于艾滋病相关疾病。随着抗病毒和机会性感染防治，每年的死亡人数都在急剧下降。

联合国艾滋病署（UNAIDS）公布的全球报告提示，2020年，全球3770万人感染艾滋病病毒，其中170万是0~14岁的儿童。截至2020年12月，接受抗病毒治疗并存活的艾滋病病人为2750万。2020年新感染HIV人数仅为150万，较2010年以来下降了31%。导致新感染的一个重要因素是15~24岁的青年人在艾滋病毒检测、治疗和预防方面的知识落后于其他人群。

1. 病原体 根据 HIV 基因的差异，目前已知 HIV 有两个类型，两者均能引起艾滋病。HIV 对外界抵抗力低，对热敏感，56℃ 30 分钟能使 HIV 在体外对人的 T 淋巴细胞失去感染性，但不能完全灭活血清中的 HIV；100℃ 20 分钟可将 HIV 完全灭活。能被 75% 乙醇、0.2% 次氯酸钠及含氯石灰灭活。0.1% 甲醛、紫外线不能灭活 HIV。HIV 侵入人体可刺激机体产生抗体，但中和抗体很少，且作用极弱。血清中同时存在抗体和病毒时仍有感染性。

2. 传染源 HIV 感染者和艾滋病病人是本病唯一的传染源，无症状而血清 HIV 抗体阳性的 HIV 感染者是具有重要意义的传染源，血清病毒核酸阳性而 HIV 抗体阴性的窗口期感染者也是重要的传染源，窗口期通常为 2～6 周。

3. 传播途径 HIV 主要存在于血液、精液和阴道分泌物中，唾液、眼泪和乳汁等体液也含 HIV。目前公认的传染途径主要是性接触、血液接触和母婴传播。

（1）性接触传播 是本病的主要传播途径（包括同性、异性和双性性接触），病毒通过性接触摩擦所致细微破损即可侵入机体致病。精液含 HIV 量远高于阴道分泌物，男传女的概率高于女传男 2～3 倍，但在性传播疾病高发区，两者无显著差别。与发病率有关的因素是性伴侣数量、性伴的感染阶段、性交方式和性交保护措施等。

（2）血液接触传播 吸毒者共用针具，输入被 HIV 污染的血液或血制品。

（3）母婴传播 感染 HIV 的孕妇可经胎盘、产程中及产后血性分泌物或哺乳等传给婴儿。

（4）其他传播途径 应用病毒携带者的器官进行移植、人工授精或使用被污染的器械等，医务人员被 HIV 污染的针头刺伤或破损皮肤受污染也可能受传染。

（二）诊断与治疗

1. 临床表现 本病潜伏期平均 9 年，可短至数月，长达 15 年。其潜伏期的长短与 HIV 病毒的数量、类型、感染途径、机体的免疫状况、营养状况、生活习惯和医疗条件等因素有关。

（1）急性 HIV 感染期 通常发生在初次感染 HIV 的 2～4 周，出现发热、皮疹、乏力、头痛、厌食、恶心、咽痛、肌肉关节痛和颈枕部淋巴结增大等表现。持续 7～21 天后症状自然消失。此时血清中可检测出 HIV RNA 及 P24 抗原，部分病人白细胞和（或）血小板减少，肝功能异常。

（2）无症状 HIV 感染期 可从急性期进入此期，或无明显的急性期症状而直接进入此期。此期持续时间一般为 6～8 年。由于 HIV 在感染者体内不断复制，免疫系统受损，$CD4^+$ T 淋巴细胞计数逐渐下降，此期具有传染性。

（3）艾滋病期 为感染 HIV 后的最终阶段。随着 HIV 对淋巴细胞的破坏，机体免疫功能进行性恶化，病人表现为 HIV 相关症状、各种机会性感染及肿瘤。

1）HIV 相关症状 表现为体质性疾病，即发热、乏力、不适、盗汗、厌食、体重下降、慢性腹泻和易感冒等。

2）神经系统症状　出现头痛、癫痫、进行性痴呆、下肢瘫痪等。

3）严重免疫缺陷　出现各种机会性感染。包括人肺孢子菌、弓形虫、隐球菌、念珠菌、结核分枝杆菌、巨细胞病毒、疱疹病毒、EB 病毒感染等

4）因免疫缺陷而继发肿瘤　卡波西肉瘤、恶性淋巴瘤等。

2. 诊断　诊断 HIV/AIDS 必须是经确诊试验证实 HIV 抗体阳性，HIV RNA 和 P24 抗原的检测能缩短抗体“窗口期”和帮助早期诊断新生儿的 HIV 感染。

3. 治疗　目前尚无特效疗法，因而强调综合治疗，包括抗病毒、免疫调节、控制机会性感染和抗肿瘤治疗等。目前认为早期抗病毒治疗可延缓发病、减少机会性感染和肿瘤的发生。

（1）抗病毒治疗　目前国际上已有的抗病毒药物有四类：核苷类反转录酶抑制剂（NRTIs）、非核苷类反转录酶抑制剂（NNRTIs）、蛋白酶抑制剂（PIs）、融合抑制剂；而目前国内只有前三类药物。由于单一抗病毒药物易诱发 HIV 突变，产生耐药，因此，目前主要采用的治疗方法是三类抗病毒药搭配应用，即高效抗反转录病毒的联合治疗（HAART），又称鸡尾酒疗法。联合治疗可使 HIV 减少，$CD4^+$ T 淋巴细胞计数增加，延缓病情进展和延长病人生命，但需终身治疗，以抑制 HIV 从潜伏感染的细胞中复制，使症状持续缓解。

（2）并发症治疗　可根据机会性感染的病原及肿瘤的不同类型选择相应的治疗，肺孢子菌肺炎可用喷他脒或复方磺胺唑；念珠菌病应用氟康唑或两性霉素 B；肺结核和肺外结核可用异烟肼和利福平等；隐孢子球虫病和脑弓形虫病可用螺旋霉素或克林霉素。

（3）支持治疗　加强营养支持治疗，注意维持水、电解质平衡。

（4）预防性治疗　结核菌素试验阳性者用异烟肼治疗 1 个月；$CD4^+$ T 淋巴细胞低于 0.2×10^9/L 者可用喷他脒（戊烷脒）或复方磺胺唑（SMZ－TMP）预防肺孢子菌肺炎。针刺或实验室意外感染者，2 小时内用齐多夫定等治疗，疗程 4～6 周。

（5）免疫治疗　可用白细胞介素－2、胸腺素等，改善病人免疫功能。

（三）社区管理与护理

1. 社区管理　AIDS 是一种能致死的传染病，目前世界上尚无能够治愈的药物和方法，也没有有效预防的疫苗。但研究表明，AIDS 是完全可以预防的，因此社区的管理十分重要。

（1）管理传染源　健全艾滋病的网络监测系统，及时发现和合理管理病人及 HIV 感染者。加强高危人群的监测和国境检疫，对受到公安机关处理的暗娼、嫖客、性病病人及吸毒者，要强制其做 HIV 血清检查；对新发现病人及 HIV 感染者，应依法报告疫情。病人应隔离治疗，HIV 感染者每半年左右到指定医院检查健康状况；禁止感染者献血、捐献精液、捐献器官；对病人的血液、排泄物及分泌物进行彻底消毒。

（2）切断传播途径

1）防止血液传播　严格管理血液及血液制品，避免输入被 HIV 污染的血液；所用

各种医疗器械均要严格消毒，做到“一人一针一管一用一消毒”，或使用合格的一次性器械或用品；医护人员在实施有可能接触病人体液和血液的操作时，必须戴手套，必要时戴具有防渗透性的口罩、防护眼镜，穿隔离衣，操作完毕脱去手套后立即洗手或手消毒，使用后的锐器放入利器盒中。静脉注射时吸毒者禁止与 HIV 感染者共用注射器。普及义务献血，严格筛选供血人员。注意个人卫生，不共用牙具、剃须刀等。

2）避免性接触感染　发现并管理同性恋、双性恋者，正确使用质量合格的安全套；开展正确的性道德教育，严禁卖淫、嫖娼。

3）切断母婴传播　怀疑自己有可能感染 HIV 的育龄妇女，应在孕前到医疗机构做血液检查咨询，对 HIV 感染的孕妇应进行母婴阻断，分娩后不哺乳。

（3）保护易感人群　由于目前尚无疫苗，所以人群对艾滋病普遍易感。对密切接触者给予具体的医学指导，加强个人防护。密切接触者或怀疑接触艾滋病病人，要做病毒感染检查，定期（3 个月、6 个月及 1 年）进行血液检测。医疗机构应建立完善的职业防护制度与有效的隔离消毒措施，以保障医护人员的安全。

2. 社区护理

（1）隔离与消毒　传染病法规定艾滋病为乙类传染病，按甲类传染病管理。接触病人血液、体液污染物品时应戴手套，并及时行手部消毒处理，处理利器时应防止皮肤刺伤。病人的生活用具（牙刷、剃须刀）应单独使用，正确使用质量合格的避孕套，用过的卫生巾、纸巾、处理伤口的敷料或被血液污染的废物废料，应收放在塑料袋内，尽快焚烧。对病人的血液、排泄物及分泌物进行彻底消毒，被其污染的一切物品也应随时严格消毒，常用 0.2% 次氯酸钠溶液。

（2）休息与活动　一般 HIV 感染者，工作和生活不需要限制，如出现乏力和虚弱等症状，注意适当休息，减少活动，症状好转后应督促和指导病人在不感觉疲惫的基础上通过增加肌肉力度的锻炼来减少其乏力的感觉。为病人提供良好的休息环境，保证充足的休息和睡眠。

（3）饮食护理　病人长期发热频繁腹泻、消耗明显增多时，要给予高热量、高蛋白、高维生素、富有营养的易消化食物，以增强机体抗病能力。

（4）预防感染　感染 HIV 后很长一段时间无症状，因此要尽量为病人提供正常生活，注意卫生条件和口腔、皮肤护理，防止继发感染。对病人出现感染应给予积极治疗，以免产生严重并发症。

（5）用药护理　观察病人使用抗病毒药物后的不良反应，特别要注意使用齐多夫定治疗的病人是否有严重的骨髓抑制。

（6）健康教育　艾滋病预后不良、饱受疾病折磨及被他人歧视等原因，使病人常有焦虑、抑郁、恐惧等情绪，部分病人还会产生报复、自杀等行为。因此，要真正从心理上关心感染者，鼓励病人树立积极的生活态度，增强战胜疾病的信心，改变高危行为，配合治疗以提高生活质量，延长生命。HIV 感染者每半年应到指定医院检查健康状况。

目标检测

一、选择题

1. 导致慢性病发病的不可改变的危险因素是（　　）

A. 缺乏体力活动　　B. 遗传

C. 不合理膳食　　D. 精神紧张

E. 吸烟、过量饮酒

2. 慢性病共同的危险因素是（　　）

A. 吸烟、饮酒、不健康饮食

B. 吸烟、饮酒、静坐生活方式

C. 吸烟、不健康饮食、静坐生活方式

D. 吸烟、饮酒、情绪不稳

E. 饮酒、不健康饮食、静坐生活方式

3. 慢性病的特点不包括（　　）

A. 临床不可治愈　　B. 病因不明确

C. 病理改变可逆　　D. 症状与体征不明显

E. 潜伏期与病程长

4. 以下原发性高血压病人的社区护理中，不正确的是（　　）

A. 每天测量血压

B. 根据个体健康状况选择适当体育运动

C. 低盐、低脂肪、低胆固醇饮食

D. 根据血压间断服用降压药

E. 避免紧张和情绪激动

5. 社区高血压病例管理流程的三个步骤是（　　）

A. 收集资料、整理资料、分析资料

B. 评估、分类和处理

C. 评估、分类、教育

D. 采集病史、诊断评价、建立健康档案

E. 以上均不正确

6. 预防心血管疾病有益的饮食习惯是（　　）

A. 多吃蔬菜和水果　　B. 多饮茶水　　C. 多吃海产品

D. 多吃腌制食品　　E. 多饮饮料和非烈性酒

7. 乙型肝炎的传播途径不包括（　　）

A. 母婴传播　　B. 性接触传播　　C. 血液传播

D. 体液传播　　E. 粪－口传播

8. 脑卒中最重要的、独立的危险因素是（　　）

A. 高血脂　B. 心脏病　C. 高血压

D. 肥胖　E. 吸烟、饮酒

9. 冠心病的预防与控制的重点是（　　）

A. 治疗高血压

B. 从儿童时期抓起，以健康教育为首要措施

C. 适量运动

D. 早发现

E. 早治疗

10. 冠心病最重要的危险因素是（　　）

A. 动脉粥样硬化　B. 高血压　C. 高脂血症

D. 糖尿病　E. 吸烟

11. 病人，男，58 岁，既往有高血压病史。突然出现头痛、恶心 1 天。血压 190/130mmHg。该病人可能为（　　）

A. 1 级高血压　B. 2 级高血压　C. 3 级高血压

D. 临界高血压　E. 高血压危象

12. 下列社区高血压病人中，符合转诊条件的是（　　）

A. 合并临床情况或靶器官的损害

B. 病人年龄大于 30 岁且血压水平达 3 级

C. 怀疑为继发性高血压病人

D. 绝经期妇女

E. 以上均不正确

13. 社区护士给高血压病人的饮食指导是（　　）

A. 低糖　B. 低盐　C. 低脂

D. 低钾　E. 低纤维素

14. 高血压合并糖尿病病人每日食盐推荐摄入量不超（　　）

A. 2g　B. 3g　C. 5g

D. 6g　E. 8g

15. 高血压病人在控制钠盐摄入的同时，应注意补充（　　）

A. 钾和镁　B. 镁和硒　C. 钙和硒

D. 钾和钙　E. 钾和硒

16. 肺结核属于（　　）法定报告传染病

A. 甲类　B. 乙类　C. 丙类

D. 未列入法定传染病　E. 乙类，按照甲类管理

17. 安静时血压未能很好控制或超过（　　）的高血压病人应暂时禁止中度及以上强度的运动

A. 130/85mmHg　B. 140/90mmHg　C. 160/100mmHg
D. 180/110mmHg　E. 120/90mmHg

18. 高血压病人应限制饮酒，最好不要饮酒，如饮酒，每日酒精量男性不超过（　），女性量不超过（　）
A. 30g、20g　B. 25g、15g　C. 20g、10g
D. 15g、5g　E. 10g、5g

19. 社区护士发现非典型肺炎应在（　）内上报
A. 1 小时　B. 2 小时　C. 8 小时
D. 12 小时　E. 24 小时

20. 为落实慢性非传染性疾病筛检工作，应组织辖区内医疗机构开展（　）以上首诊病人测量血压工作
A. 25 岁　B. 35 岁　C. 45 岁
D. 55 岁　E. 60 岁

21. 下列属于甲类传染病的是（　）
A. SARS　B. 霍乱　C. 肺结核
D. 艾滋病　E. 细菌性痢疾

22. （　）可以向社会发布本行政区域的突发事件的信息
A. 省级以上卫生行政部门　B. 省级以上疾控中心
C. 市级以上卫生行政部门　D. 县级以上卫生行政部门
E. 县级以上行政部门

23. 对低危高血压病人，首先进行健康教育和非药物干预，（　）个月无效后进行药物治疗
A. 1　B. 2　C. 3
D. 6　E. 12

24. 下列不属于糖尿病危险因素的是（　）
A. 低盐饮食　B. 高血压　C. 精神紧张
D. 减少运动　E. 肥胖

25. 对糖尿病高渗性昏迷病人，社区护士应采取的主要护理措施是（　）
A. 健康教育　B. 心理护理　C. 加强药物护理
D. 家庭护理　E. 行为干预

26. 关于 2 型糖尿病治疗原则，正确的是（　）
A. 定期治疗　B. 药物治疗　C. 饮食治疗
D. 治疗个体化　E. 以上均不正确

27. 对糖尿病高危人群的管理要求至少（　）测量一次血压
A. 每年　B. 每半年　C. 每季度
D. 每两月　E. 每月

28. 2 型糖尿病常规管理的病人，至少（　）随访一次

A. 1 个月　B. 2 个月　C. 3 个月

D. 4 个月　E. 6 个月

29. 下列传染病中，按照甲类传染病管理的病种是（　　）

A. 艾滋病　B. 流行性感冒

C. 传染性非典型肺炎　D. 伤寒和副伤寒

E. 以上均不正确

30. 传染病在人群中流行，需具备的条件是（　　）

A. 细菌、病毒和寄生虫　B. 病原体、机体和环境

C. 传染源、传播途径和易感人群　D. 自然环境和社会环境

E. 病原体和环境

二、名词解释题

1. 慢性病　2. 传染病　3. 传染源　4. 传播途径　5. 易感人群

三、简答题

1. 慢性病的危险因素有哪些？
2. 传染病社区预防的主要措施有哪些？

（巩周荣）

书网融合……

微课　本章小结　自测题

第十章 社区康复护理

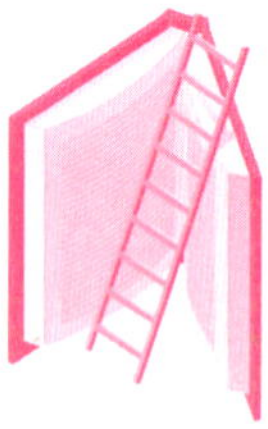

【学习目标】

知识目标

1. **掌握** 社区康复护理程序及社区常见疾病病人的康复护理。

2. **熟悉** 社区康复护理的基本概念、内容、方法及常用康复护理技术与方法。

3. **了解** 社区康复服务目标和社区康复护理管理体系。

能力目标

1. 学会常用的康复护理技术与方法。

2. 能够对社区常见疾病病人进行康复护理。

案例分析

病人，男，75 岁，高血压 20 年，糖尿病 10 年。半个月前于晨起时因突发左侧肢体无力、不能行走，伴言语不清、口角歪斜而就诊，临床以“急性脑梗死”收入院治疗 2 周，今日出院回家。社区护士家访，发现病人左侧肢体偏瘫和言语不清，生活无法自理；该家庭是空巢家庭，其子女均已成家且在外地工作，不能长期在本地照顾老人；其妻今年 70 岁，患有腰椎间盘突出症 5 年，目前只能做简单家务，不能承担病人的后期康复护理工作。

问题

1. 该病人的功能障碍程度如何评定？
2. 作为社区护士，可以给病人提供哪些康复护理服务？
3. 该社区应采取哪些措施以降低此类疾病的发生风险？

随着现代科学技术的进步、经济的发展，康复医学已渗入医学的各个学科并贯穿健康管理全程，尤其在提高病人生活质量方面起到重要作用。社区康复是一种在家庭和社区层面上为伤残病人提供康复服务的方法，它强调以社区为基础，多部门合作，实现资源整合、改善环境和协助人们正确对待残疾问题，其根本宗旨在于满足伤残病人多方面的康复需求，确保伤残病人参与和融入社会，提高其生活质量。

第一节　社区康复概述

PPT

一、康复和社区康复的概念

（一）康复

康复是指综合协调地应用各种措施，最大限度地恢复和发挥病、伤、残者的身体、心理、社会、职业、娱乐、教育和周围环境相适应方面的潜能，以利于他们重返社会，提高生活质量。康复的对象是残疾人。以病、伤、残者为中心，针对病、伤、残者的功能障碍，以康复功能水平为主线，提高生活质量最终回归社会为目标。康复范围包括医学康复、教育康复、社会康复和职业康复。

（二）社区康复

社区康复（CBR）是指以社区为基地开展的康复工作。1994 年，世界卫生组织、联合国教科文组织、国际劳工组织联合发表的《关于残疾人社区康复的联合意见书》，对社区康复做了新的定义：社区康复是社区发展范畴中的一项康复策略，其目的是使所有残疾人享有康复服务、实现机会均等、充分参与的目标，成为社会的平等一员。

在我国，社区康复或称基层康复，是指依靠社区本身的人力资源，以三级卫生网络为依托，以家庭为单位，以健康为中心，以人的生命为全过程，在社区进行的残疾普查、预防和康复工作的全程康复服务。

二、社区康复服务的目标和原则

（一）社区康复服务的目标

1. 确保病、伤、残者能够得到身心康复　最大限度地恢复日常生活自理能力，能够独立或使用辅助用具（如拐杖或轮椅等）在住所周围活动，能够与他人进行沟通和交流。

2. 确保病、伤、残者能够获得正常的社会服务与机会　依靠政府及社会的力量，确保病、伤、残者能与正常人群一样享受入学、就业等各种社会服务与机会。如开办残疾儿童特殊教育机构，帮助学龄病残儿童解决上学问题；为有一定劳动能力的、有就业潜力的青壮年病残人员提供咨询和培训，使他们能够从事能力范围内的工作。

3. 确保病、伤、残者能够完全融入所在社区与社会　对社区居民、残疾人及其家属进行宣传教育，使残疾人不受歧视、孤立与隔绝，并能得到医疗、交通、住房、教育、就业等方面必要的方便条件和支持，使其能够参与社会的各项活动。

（二）社区康复服务的原则

1. 社会化原则　是相对于封闭、孤立、一家包揽的工作方式而提出的，指的是在政府的统一领导下，相关职能部门各司其职，通力合作，挖掘和利用社会资源，组织社会力量，共同推进康复工作的原则。

2. 广泛性原则 社区康复护理依靠较少社区人力、财力、物力等资源开展工作，在以各类残疾者为主要服务对象的同时，保障康复对象的基本康复需求，也面向社区全体居民。

3. 社区为本原则 以社区为主体，从社区实际出发，立足于社区内部的力量，使社区康复服务做到社区组织、社区参与、社区支持、社区受益。

4. 因地制宜原则 根据实际情况，因地制宜地采取适合本地区的社区康复服务模式，才能解决当地的康复问题。

5. 实用性原则 注重与实际生活相结合，康复护理训练应注重实用性，将训练内容与日常生活活动训练相结合，帮助病人最大限度地恢复自理，最终实现“自我康复护理”。

6. 康复对象主动参与原则 康复对象由被动接受服务的角色，转为主动积极参与的角色，参与康复计划的制订、目标的确定、训练的开展以及回归社会等全部康复活动。

三、社区康复护理的管理体系

社区康复管理是现代康复管理的重要组成部分，运用社区康复管理的知识和经验，可以有效提高管理人员的水平和工作效率。

（一）社区康复管理目标

社区康复管理目标是利用一切可利用的资源，使社区伤残者最大限度地恢复身体功能，提高生活自理能力及参与社会活动的能力，包括具备与他人沟通与交流的能力，获得基础教育和职业教育的机会、享有平等的就业机会及社会参与权，不受他人歧视。

（二）社区康复管理网络

社区康复是社区卫生服务的基本内容之一，社区康复服务的开展必须建立健全康复服务网络。我国社区按照行政区域进行划分，决定了政府在社区康复服务中的主导作用。目前，我国社区康复服务的网络主要由三部分组成。

1. 组织管理网络 由国家卫健委、民政部、教育部、财政部、国家发改委、全国妇联、中国残联等部门组成全国残疾人康复工作办公室，承担全国残疾人社区康复的组织管理工作。省、市、县相关部门组成各级残疾人康复工作办公室，承担地方社区康复服务的组织管理工作。乡（镇）、街道、大型企事业单位成立社区康复工作领导小组，由政府分管领导任组长，国家卫健委、民政部、教育部、财政部、全国妇联、中国残联等部门负责人为成员，并下设办公室负责日常工作。

2. 技术管理网络 通过成立全国残疾人康复训练与服务技术指导机构制定技术标准，组织人员统一编写培训大纲和教材，培训技术骨干，深入推广实用技术，参加检查评估验收；省、市、县各级成立相应机构保证工作顺利开展；通过社区康复技术指导人员，包括康复训练与服务技术指导组成员、承担康复训练与服务机构的医务人员、教师以及经培训的相关部门业务人员开展具体工作。

3. 社区训练服务网络　以社区为基础，以家庭为中心，充分发挥社区服务中心、乡镇卫生院、学校、幼儿园、福利企事业单位、残疾人活动场所等现有机构，设施、人员的作用，资源共享，形成社区康复训练服务网络，为残疾人提供及时有效的康复训练与服务。

（三）社区康复管理形式

我国当前社区康复的管理涉及政府、民政、残联、卫生、财政、教育等多个部门的工作。政府设立政策导向，民政部与卫生部门分别以福利救助和公共卫生服务的形式进行社区康复管理，中国残联以残疾人权利维护和提供公益性康复中心为主要管理方式，教育部门则通过设立特殊教育学校践行残疾人的社区康复管理；另外，社会公益力量也参与到社区康复的管理工作中。

第二节　社区康复护理的内容和方法

PPT

一、社区康复护理的内容

（一）社区康复护理的概念

1. 康复护理　是指护理人员在总体康复治疗计划下，为达到全面康复的目的，运用护理专业知识与技能及相关的康复技术，与其他康复专业人员共同协作，围绕最大限度地恢复功能、减轻残障的全面康复目标，通过功能训练，采取与日常生活活动密切相关的运动、作业和语言等康复治疗方法，帮助病、伤、残者提高自理能力的护理过程。它是研究病、伤、残者身体、精神康复的护理理论、知识和技能的科学，与康复治疗同等重要。康复护理工作贯穿康复治疗的全过程。

2. 社区康复护理　是指在社区康复过程中，社区护士根据总的康复治疗计划，围绕全面康复目标，针对病、伤、残者的整体进行生理、心理、社会各方面的康复指导，使他们自觉地坚持康复锻炼，减少残疾的影响，预防继发性残疾，以达到最大限度的康复。

知识链接

康复预防有哪些?

康复预防包括：①一级预防，即初级或病因预防，就是针对致残原因采取各种有效措施，预防致残、伤病等发生，如预防接种、优生优育、安全教育等；②二级预防，是指早发现、早诊断、早治疗，避免残疾发生；③三级预防，就是积极康复治疗，防止病损向残疾或残障转变。

人在社会生活中由于某些方面的原因，可能造成残疾或身体某部分功能障碍，从而带来生活、婚姻、家庭、教育、就业、经济等方面的社会问题，这些问题仅仅依靠医院中的康复是不可能得到完全解决的，更主要的是需要大量而持续的社区康复才能得到全面解决。在社区康复中，康复护理与康复治疗具有同样重要的作用，因为全面的康复护理不是在医院里所能完成的，住院只不过是为其日后的生活所做的短暂准备，只有回归到原有的社区环境中，依靠和利用社区条件，动员社区的人力、物力资源；调动康复对象本身的潜能、互助的机制，重建因身体功能障碍或残疾所破坏的生活，才能再次发挥社会作用。

（二）社区康复护理的服务对象

1. 残疾人 指生理、心理、精神和解剖结构功能异常或丧失，而以正常方式从事个人或社会生活能力的人。包括视力障碍、听力障碍、言语障碍、肢体障碍、智力障碍、精神障碍等。

2. 老年人 进入老龄化社会后，一方面由于年龄的增长，老年人自身生理功能退化，新陈代谢水平降低，而出现耳目失聪、痴呆、行动不便等；另一方面，由于慢性疾病特别是冠心病、高血压、慢性骨关节疾病引起功能障碍而致残疾。开展社区康复护理是解决这些老年问题的有效途径和手段。

3. 慢性疾病病人 由于患病时间长，疾病不易治愈，在病程缓慢进展过程中出现的各种功能障碍，使原发病病情加重并形成恶性循环，因此需要长期康复训练，同时疾病的心理创伤又可引起心理障碍。康复存在于疾病的发生、发展过程中，康复范围已扩大到精神残疾、智力残疾、感官残疾，以及心肺疾病、癌症、慢性疼痛等。社区康复护理可以帮助这些病人延缓疾病的发展，促进功能的恢复，减少对住院的需求，改善心理状况，缓解焦虑、抑郁、紧张、暴躁等心理障碍。

（三）社区康复护理的内容

社区康复总的目标是依照全面康复的原则，为社区内功能障碍者提供综合性的康复服务，包括医学、教育、职业和社会的康复服务。康复护理的最终目的是使病人所有的残余功能得到改善和发挥，使其功能重建，回归社会、返回家庭的正常生活。因此，社区康复护理的主要内容如下。

1. 普查社区内残疾人的基本情况 开展社区康复服务调查，是社区康复护理工作中重要的环节。对社区内残疾人的数量、残疾程度、残疾人的分布等基本情况进行普查，对康复对象进行全面评估，建立起康复对象的健康档案和数据库。熟悉社区康复服务设施情况，如社区康复组织机构、社区康复模式等，作为制订预防和康复护理计划的基础，并为每一个功能障碍者制订个性化的康复护理计划。

2. 提供安全、舒适的康复护理环境 社区康复护士应充分考虑到环境因素对康复对象的影响，给康复者创造一个舒适康复的自然环境，并提供有利的康复设施环境。根据康复对象的康复程度和康复目标，在社区相关机构的支持下充分利用和发挥社区条件，为其创造康复所需的基础设施。如家庭环境中的各种开关、桌面、房间窗户和窗台的高度调整；房间、卫生间等房门应当以推拉式为宜，门把手宜采用横执把手；在楼梯、走廊、卫生间、浴室和房间的墙壁上应安装扶手；地面应平坦、防滑；社区环境中的非机动车道宽度一般不小于2.5m；人行道应设置缘石坡道，宽度不小于1.2m；公共卫生间应设有残疾人厕位，安装坐便器等。

3. 预防社区残疾的发生　在社区开展残疾的预防工作，如预防接种、环境卫生、保健咨询、营养卫生、精神卫生、安全防护、优生优育和卫生宣传教育等，使社区全体人员树立“预防为主”的思想观念，从而更加有效地预防各种疾病及残疾的发生。

4. 为社区残疾人提供护理照顾　残疾人是社区康复护理的对象之一，残疾者常有不同程度的自理障碍，迫切需要安全、清洁、舒适的环境及日常活动的协助。社区护士应对残疾者提供直接的护理照顾，以改善病人的生活自理能力，使其逐渐适应家庭及社会的生活。

5. 心理护理　残疾者由于自身缺陷的出现，将注意力全部集中在残疾的身体部位上，导致自我价值降低，加重了焦虑和抑郁等不良情绪。社区护士要及时了解病人的心理反应，帮助残疾病人接受身体残障的现实，以乐观的心态面对残疾，树立战胜疾病的信心。

6. 预防并发症和畸形的发生　配合康复医师，采用各种康复护理技术，通过康复训练，预防肌肉萎缩、关节变形、僵硬、挛缩等并发症及畸形的发生。

7. 康复指导　社区护士应指导康复对象对假肢、矫形器的穿脱和使用，轮椅、拐杖等器具及技术性辅助设备在日常生活活动中的操作和使用。

8. 日常生活活动能力的训练　所谓日常生活活动，是指人在日常生活中必不可少的动作，包括饮食、排泄、更衣、清洁（个人卫生）、躯体移动、情感交流（语言、表情）等。残疾者或身体功能障碍者，往往不能达到个人日常生活活动的需求，要依靠他人帮助解决，即依赖他人护理。所以应当通过康复训练，尽可能使康复对象获得日常生活自理能力，以达到康复对象提高生活质量的目的。

9. 提供必要的职业教育　协助建立特殊教育班，如完成弱智及聋哑儿童的九年义务制教育和特殊教育。为具有日常生活活动能力的残疾人提供就业咨询和辅导，给予必要的职业训练，帮助解决再就业问题。

10. 社会康复　组织社区残疾人进行文娱体育活动，特别是安排已经康复成功并且融入社会生活，甚至有一定成就的残疾人参加，这些人的经历更能激发正在康复中病人的潜力；为残疾人尽可能全面地参与社会活动创造条件；对社区的群众、残疾人、家属进行宣传教育，消除歧视残疾人的偏见，为残疾人融入社会创造条件。

11. 社区健康教育　社区康复护士要通过各种途径，让病人及其家属认识到康复是一个长期的过程，要进行维持性训练以防功能减退；教会家属相应的康复护理知识；对长期卧床的病人，要教会家属正确的护理方法，以预防压疮、感染、关节挛缩、肌肉萎缩等并发症的发生。

（四）社区康复护理的程序

社区康复护理程序同一般护理程序一样，从康复者的整体需要出发，按照“评估→诊断→计划→实施→评价”的护理基本程序，解决病人健康和康复问题，最大限度地实现康复目标。

1. 社区康复护理评估 了解病人的一般情况，其家庭的结构和功能、社区环境及卫生服务设施等内容，建立社区康复对象档案；对康复对象进行一般体格检查、各项功能检查以及必要的专项检查，确定康复对象的运动功能水平和生活自理、学习、劳动、社会生活等能力，了解病人的功能状况、障碍程度、康复潜能及影响因素。

2. 社区康复护理诊断 是康复人员根据评估收集的资料，对个人、家庭或社区现存的或潜在的康复问题的护理判断。为确立康复目标和制订康复护理计划提供依据。

3. 制订社区康复护理计划 对病人的身心障碍特点和日常生活活动能力进行综合分析，确立护理目标，选择适宜的康复训练项目，制订康复护理计划。

4. 实施社区康复护理计划 社区康复护理实施是将所制订的计划付诸实践，是针对目标而采取的行动；是社区护理人员落实护理措施，帮助病人进行康复治疗和训练并取得康复效果的关键阶段。训练项目应注意从易到难，从简到繁，从少到多，循序渐进，充分调动康复对象积极性。

5. 社区康复护理效果评价 康复护理计划实施之后，分阶段对康复效果进行评估；了解训练项目是否适合、有效，康复对象对训练的态度等；并根据评定的情况，不断调整康复内容，制订新的护理计划，实施再评定，如此循环，直到病人康复。

二、社区常用康复护理技术与方法

（一）体位摆放及体位转换技术

体位一般指人的身体姿势或位置，在临床上通常指的是根据治疗、护理的需要采取并能保持的身体姿势和位置。在康复中指防止或对抗痉挛姿势的体位，也叫良肢位。包括卧位（仰卧位、健侧卧位、患侧卧位、俯卧位）、坐位、站立和步行位以及使用轮椅时的体位。保持正确体位，有助于预防痉挛的出现或减轻痉挛，定时变换体位有助于并发症的预防，如肺炎、尿路感染、肌肉萎缩、关节僵硬等。

1. 体位变换的要求

（1）体位变换应当根据康复治疗的需要和病情允许的条件，选择需要的体位姿势和体位变换方式、范围及体位变换的间隔时间。

（2）体位变换前，应当向康复对象说明目的和要求，以取得理解和尽可能的配合。

（3）操作中，要做到动作轻、稳，尽可能发挥康复对象的残存能力进行体位变换，同时给予必要的协助和指导。

（4）操作后，应注意保持体位的稳定、舒适和安全。必要时使用软枕、海绵垫和其他支撑物。

2. 常用体位

（1）患侧卧位　患侧在下，健侧在上。患侧上肢伸展位，掌心向上，如肌张力过高，则掌心向下握毛巾卷，以保持腕背伸，肩关节拉出以防受压；健侧上肢放松，置于躯干上；患侧下肢稍屈曲放于健腿后，健侧下肢稍屈曲置于体前枕头上呈迈步位；后背可用枕头轻塞靠住。

（2）健侧卧位　健侧在下，患侧在上。患侧上肢放于胸前两个枕头上，前臂伸直，掌心向下，后期病人如肌张力较高，手指屈曲，掌心向下握毛巾卷，保持腕背伸；患侧下肢轻度屈曲体前长枕上；背部可用枕头轻塞靠住。

（3）仰卧位　患侧的肩胛和上肢下垫一长枕，手指伸展位，平放于枕头上；长枕或长浴巾卷起垫于患肢大腿外侧，防止下肢外展、外旋；膝下垫毛巾卷，保持伸展微屈；头稍偏向患侧。此位易发生压疮，不宜长期应用。

（4）俯卧位　如病人心、肺及骨骼情况允许，可采用俯卧位使髋关节充分伸展，并可缓解身体后部骨隆突处受压组织的压力。病人俯卧，使头偏向一侧，两臂屈曲置于头两侧；于胸部、髋部及踝部各垫一软枕。

（5）坐位　久卧病人取坐位前应先进行抬高床头训练，以预防直立性低血压等并发症。抬高床头30°，坐位至病人适应后，逐步抬高床头，每次增加10°～15°，逐步过渡到坐位与轮椅上；对脊椎损伤病人可采取腰围、腹带，下肢用弹力绷带或长筒袜，以预防直立性低血压。病人如出现不适，可迅速降低床头。如病人坐在轮椅上，要立即将轮椅向后倾斜，待病人呼吸症状缓解后，缓慢将轮椅恢复原位。

（6）床上体位转移　帮助不能自主活动的病人转变体位，鼓励有自主活动的病人移动和变换体位。如躯干向侧方移动时，协助者协助病人以桥式运动向侧方移动。即病人仰卧，双臂放在躯干两侧，手掌向下；双膝屈曲，足底抵床面，抬起臀部移向侧方。床上坐位前后移动时，下肢麻痹病人在床上的基本动作是撑起动作，即取屈膝坐位，身体前倾，两手掌平放在床上，肘伸直，用力撑起、尽量使臀部离床，并向后抬起，继而进行前后或左右移动。

（7）注意事项

1）在体位变换前，应向病人说明目的和要求，以取得配合，并对全身的皮肤进行检查。

2）在体位变换中，动作要轻柔，不可暴力拉、拽，并尽可能发挥病人的残存能力。

3）在体位变换后，一定要保持病人的体位舒适及正确的良肢位。

3. 立位移动训练　因各种残疾而不能站立和行走者，如截瘫病人、下肢功能损伤者以及肌力衰弱的老年人，如果长期卧床或依靠轮椅活动，可产生一系列并发症，包括心肺功能下降、肌肉萎缩、血液循环不良、压疮等，因此使他们能够重新站立和行走具有重要的临床意义。立位移动训练的目的是促进病人活动，预防并发症。

（1）训练方法

1）扶持行走训练　当病人能平稳站立时应立即进行，适用于平衡失调者。扶持者应在患侧进行扶持，为确保安全，可于病人腰间缠好带子或安全把手，便于扶持。

2）独立行走训练　先将两脚保持在立位平衡状态。行走时，一脚迈出，身体就要向前倾斜，重心转移到前方下肢，两脚交替迈出。

3）扶杖架拐行走训练　首先需卧位锻炼两上臂的肌力，肩带肌力。其次要增强腰背部和腹部的肌力。再练习起坐和坐位平衡。完成以上训练之后，方能练习架拐站立。

（2）注意事项

1）对偏瘫病人进行站立、步行训练时，护士一定要给予必要的协助，站在病人的侧面或对面。如病人身体不稳，不可牵拉患侧肢体，以免骨折和脱臼。

2）初期步行训练，最好嘱病人在平行杠内进行，不仅安全还可增强体力，训练前先进行下肢负重训练。

3）扶持病人行走，护士要站在偏瘫侧，一手握住病人的手，掌心向前下穿出，置于病人胸前，手背向前，与病人一起缓缓向前步行。

4. 轮椅训练　轮椅为残疾者使用最广泛的辅助性支具，应根据病人情况按处方要求配置和使用。

（1）训练方法

1）从床移到轮椅　轮椅置于病人健侧，面向床尾，与床呈 30°～45°，关好轮椅闸。病人按照床上体位训练方法坐起。坐稳后，用健手抓住床档并支撑身体，将身体大部分重量放在健腿上，健手扶住轮椅远侧扶手，以健腿为轴心旋转身体，缓慢而平稳地坐在轮椅上，系安全带。调整位置，用健足抬起患足，用健手将患腿放在脚踏板上，松开轮椅闸，轮椅后退离床。

2）从轮椅移到床上　移动轮椅到床边，轮椅朝向床头，健侧靠近床边，与床呈 30°～45°，关好轮椅闸。病人用健手提起患足，将脚踏板移向一边，身体向前倾斜并向下撑而移至轮椅前缘，双足下垂，使健足略后于患足。健手抓住床扶手，身体前移，用健侧上、下肢支撑身体站立，转向坐到床边，推开轮椅，将双足收回床上。

3）轮椅与厕所便器间的转移　坐便器一般高于地面 50cm。坐便器的两侧必须安装扶手。先将轮椅靠近坐便器，关好轮椅闸，脚离开脚踏板并将脚踏板旋开，解开裤子，用健手扶轮椅扶手站起，然后握住墙上的扶手，转身坐于坐便器上。

（2）注意事项　注意具体的方法应由病人自己选定，尽量发挥病人的功能；反复练习，多练习肢体的柔韧性和力量；注意安全保护，以防意外。

（二）日常生活活动训练

日常生活活动能力训练是以改善或恢复完成基本的活动能力，如衣、食、住、行、个人卫生等为目的而进行的一系列训练活动，是作业治疗的基本方式之一。在训练前，首先应进行日常生活活动能力的评定，并根据评定结果制订出可行的训练计划。提高病人的生活自理能力，树立其生活的勇气和对治疗的信心，为回归社会创造必要的条件。通过训练发现问题，并找出实用的解决方法。

1. 进食训练　取半坐位或半卧位，卧床病人健侧卧位，食物摆放在病人方便的视线范围内，协助病人用健手把食物放在患手中，再由患手将食物送于口中，以训练患手功能；有吞咽障碍者应先训练吞咽功能，再进行进食训练，进食时选适宜的餐桌、椅，需要时配合必要自助具或进行食具改良，如在餐具下安装吸盘，以防滑动，佩戴橡皮食具、持物器等协助进食。

2. 清洁能力训练　即移到洗漱处，开关水龙头、洗脸、洗手、刷牙等。洗漱用品应放在便于病人取用的位置；病人拧毛巾时可指导其将毛巾绕在水龙头上或患肢前臂，再用健手将其拧干；根据病人实际情况，可设计辅助器具，如加粗牙杯的手柄直径，以方便抓握。

3. 更衣训练　病人能够保持坐位平衡后，可指导其进行穿脱衣服、鞋袜等训练。对穿戴假肢的病人注意配合假肢穿戴。大部分病人可用单手完成穿脱衣服的动作，如偏瘫病人穿衣时先穿患肢，脱衣时先脱健肢；截瘫病人若可坐稳，可自行穿脱上衣；穿裤子时，可先取坐位将下肢穿进裤子，再转换成卧位抬高臀部，将裤子提上、穿好。如病人关节活动范围受限，穿脱普通衣服困难，应设计特制衣服，如宽大的前开襟衣服；如病人手指协调性差不能系、解衣带或纽扣，可使用摁扣、拉链、搭扣等，以方便使用。

4. 排泄功能训练

（1）排尿功能训练　早期进行排尿功能训练有助于恢复排尿反射，重建排尿规律，预防泌尿系统感染，保护肾脏与膀胱功能。常用的训练方法如下。

1）盆底肌训练　吸气时持续收缩耻、尾骨周围肌群（会阴及肛门括约肌）10 秒，呼气时放松，重复 10 次，每日训练 5 ~ 10 次。适用于压力性尿失禁病人。

2）排尿习惯训练　训练病人在特定的时间排尿。适用于急迫性尿失禁病人。

3）诱发排尿反射　对病人进行定时刺激，如轻叩耻骨上区、牵张肛门括约肌、温水冲洗会阴等，以诱导反射排尿。适用于反射性尿失禁及尿潴留病人。

4）屏气法　病人取坐位，身体前倾，腹部放松，快速呼吸 3 ~ 4 次以延长屏气增加腹压的时间。做 1 次深吸气，然后屏住呼吸，用力向膀胱及骨盆底部做排尿动作，促进尿液排出。适用于充盈性尿失禁病人。

5）手压法　双手拇指置于髂嵴处，其余手指按在下腹部膀胱区，用力向盆腔压迫，协助排尿。适用于尿潴留病人。

（2）排便功能训练　可帮助病人建立正常排便规律，消除或减少排便异常造成的身心不良影响。常用的训练方法如下。

1）调节饮食结构　指导病人多进食蔬菜、水果、粗粮等含纤维素多的食物，多饮水，每日饮水量在 2000ml 左右。

2）训练定时排便　每日或隔日训练病人在同一时间排便，以加强排便反射，并尽量取坐位进行。

3）按摩腹部　病人取仰卧位，屈膝，用手掌沿升结肠、横结肠、降结肠、乙状结肠方向做环状按摩，每日于清晨、睡前各按摩一次，每次10分钟左右。

4）排便费力时可配合使用缓泻剂、栓剂，必要时灌肠。

5）对于无力排便的瘫痪病人，可戴手套用食指蘸润滑剂，伸至肛门2～5cm做环形按摩。

5. 步行训练　步行时，通常涉及四个环节的运动，即髋、膝、踝关节的屈伸；重心运动；骨盆运动和多组肌肉的协调收缩运动。这四个环节的良好运动能力是实现良好步行能力和良好步态的基础，因此，在对偏瘫病人进行步态训练时，不应忽视对这四个环节的训练。

（1）具备的条件

1）开始步行训练前，病人必须具备Ⅰ级以上的站立平衡能力。

2）在帮助下能完成步行的分解动作。

3）能单脚（包括健脚和患脚）支撑站立3～4秒钟。

4）有一定的主动屈髋、屈膝能力。

5）能较好地进行身体重心的前、后、左、右转换。

（2）准备活动

1）躯干的前、后摆动。

2）坐位转换性活动。

3）负重状态下的屈、伸。

4）单脚支撑下的前、后、左、右侧方迈步等。

（3）注意事项

1）进行第一次步态训练前，先让病人连续起立、坐下3～5次，然后测量其脉搏，如脉搏增加数不超过安静状态下的30%，且无脉搏不齐，方可进行步态训练。如果病人的脉搏在安静状态下超过100次/分钟，或伴有严重心律不齐，不宜进行步行训练。

2）在安静状态下，如病人的收缩压>180mmHg（24kPa），不宜进行步行训练。

3）如预见病人日后能独立步行，则在早期步行训练中尽量不要使用拐杖，以免造成患侧下肢不能负重的习惯，影响最终的步态。

4）考虑病人的体能因素和情绪，不可勉强病人进行步行训练。

6. 日常训练注意事项

（1）对于无明显认知障碍的病人，给予示范，语言简单描述即可。

（2）对于有感觉损害或失用症的病人，除给予示范、语言提醒、暗示外，更多地注重教育过程，即重复教授，多次学习。

（3）对于有较严重的脑损伤、学习有难度的病人，除给予躯体示范、语言图片提示外，开始时可给予多一些帮助，然后逐渐减少，直至最后独立完成。

第三节　社区常见病人的康复护理

PPT

一、脑卒中病人的康复护理

（一）概述

随着疾病谱的转变，心脑血管疾病、糖尿病、脑动脉硬化等慢性非传染性疾病，已成为造成我国居民残疾和丧失劳动力的主要原因。在社区慢性病中，脑卒中是最常见的一类疾病，也是造成病人伤残的主要原因。因此，对这类病人的康复护理越发受到社会的重视。

脑卒中又称为中风（stroke）、脑血管意外（CVA），是一组突然起病、以局灶性神经功能缺失为共同特征的急性脑血管疾病。脑卒中具有高发病率、高死亡率和高致残率的特点，存活者中，50% ~70% 的人不同程度地丧失劳动能力，40% 重度伤残，给社会和家庭带来沉重负担。

脑卒中分为出血性脑卒中和缺血性脑卒中两大类。其中，出血性脑卒中包括脑出血和蛛网膜下腔出血；缺血性脑卒中包括脑梗死和短暂性脑缺血发作。

（二）常见功能障碍

脑卒中病人由于病变性质、部位、大小等不同，可能单独发生一种或同时发生多种障碍，偏瘫和失语是脑卒中病人最常见的功能障碍。

1. 运动功能障碍　是最常见功能障碍之一，常表现为偏瘫。偏瘫又叫半身不遂，是指同一侧上下肢、面肌和舌肌下部的运动障碍，是急性脑血管病的常见症状，是致残的重要原因。其功能恢复一般经过软瘫期、痉挛期、恢复期和后遗症期。

2. 感觉功能障碍　约 65% 的脑卒中病人有不同程度的感觉功能障碍，主要有痛觉、触觉、本体觉和图形觉的减退或消失。

3. 共济障碍　四肢协调动作和行走时的身体平衡发生障碍，又称共济失调。

4. 认知功能障碍　认知功能属于大脑皮质的高级活动范围，包括感觉、知觉、记忆、注意、理解和智能等，约 30% 的脑卒中病人会发生。

5. 言语功能障碍　40% ~50% 的脑卒中病人会发生言语功能障碍，包括失语症、构音障碍和言语失用症。

6. 摄食和吞咽能力障碍　脑卒中病人由于运动功能障碍，口腔周围肌群协调能力、摄食和吞咽运动控制失调，表现为流口水、喝水呛咳、食物在口腔中难以下咽。

7. 日常生活活动能力障碍　脑卒中病人由于运动功能、感觉功能、认知功能等多种功能障碍并存，导致日常活动能力下降或丧失。

8. 心理障碍　脑卒中病人由于脑组织受损，常导致情绪障碍、行为障碍、躯体化不适主诉增多、社会适应不良和日常生活无规律等心理问题。

9. 其他 可因面神经功能障碍而出现额纹消失、口角歪斜及鼻唇沟变浅等表情肌运动障碍，可影响发音和饮食；还可能出现大小便功能障碍和自主神经功能障碍。

（三）康复护理

目前认为，脑卒中病人发病1个月内为恢复早期，发病后2~3个月为恢复中期，4~6个月为恢复后期，超过6个月为后遗症期。当脑卒中病人生命体征稳定，神经系统症状不再进展，48小时后可进行康复护理。

1. 创造良好的康复护理环境 包括良好的心理环境和康复训练环境。帮助病人调整心态，树立良好的心态，使其积极乐观地面对现实。为康复者提供安全、方便的生活、训练环境。

2. 运动功能障碍的康复护理

（1）关节被动活动 为了预防关节活动受限，在脑卒中发病数日后即可开始关节被动活动，可预防关节粘连和挛缩的发生，促进肢体血液循环。一般先从健侧开始，患侧依关节活动范围做关节被动活动，每日2~3次，每次每个关节活动3~5遍，直至主动运动恢复。但要注意关节活动训练以不引起关节疼痛为原则。

（2）体位变换 脑卒中病人由于长期卧床易引起压疮和肺部感染，应定时变换体位，一般每2小时翻身一次。病人双手交叉在一起，上肢伸展，先练习前方上举，后练习伸向侧方。在翻身时，交叉的双手伸向翻身侧，头和躯干翻转，至侧卧位，然后返回仰卧位，再向另一侧翻身。每日进行多次，必要时训练者给予帮助，注意及时将被动体位变换转为主动体位，翻身时头部应先转向同侧。

（3）上肢训练

1）自主被动运动 病人取仰卧位，双手手指交叉在一起，用健侧上肢带动患侧上肢在胸前伸肘上举，然后屈肘，双手返回置于胸前。

2）分离运动及控制能力训练 病人取仰卧位，支持患侧肢体于前屈90°，让病人上抬肩部，使手伸向天花板或患侧上肢随康复护理人员的手在一定范围内活动，让病人用患手触摸自己的前额、嘴等部位。

（4）下肢训练 髋和膝的屈曲或伸髋时屈膝，对行走时避免偏瘫步态的产生是十分必要的。

1）桥式运动 在床上进行翻身训练时，必须加强患侧伸髋屈膝肌的练习，可有效避免病人以后行走时出现偏瘫步态。方法：①双桥式运动：病人呈仰卧位上肢放于体侧；双下肢屈髋屈膝；足平踏于床面，伸髋使臀部抬离床面，维持该姿势并酌情持续5~10秒。②单桥式运动：在病人较容易完成双桥式运动后，让病人悬空健腿，仅患侧下肢支撑将臀部抬离床面。

2）下肢控制能力训练 病人仰卧，患腿屈曲，康复护理人员给予帮助使其髋关节外展。康复护理人员再用手握住患足于背屈外翻从小到大，待对此动作的阻力消失后，再缓缓地使病人下肢伸展，并告知病人不能向下蹬或抵抗，这种方法使病人练习逆转动作，用屈肌抵抗伸肌，主动抑制伸肌痉挛，主要学会控制整个伸展过程。

（5）坐位训练　是预防体位性低血压，站立、行走和一些日常生活活动所必需的。由于偏瘫病人长期卧床易出现体位性低血压，故首次坐位时不宜马上直立，应逐步达到直立坐位。坐位训练包括平衡训练和耐力训练，平衡训练一定时间后，当病人在受到一定的突然推拉外力仍能保持平衡时，即可认定已完成坐位平衡训练，此后可进行坐位耐力训练和站位训练。

（6）站位训练　一般在坐位平衡训练的同时开始站位训练，下肢功能较差者可使用辅助工具。

1）坐位到站立的训练　在良好坐姿下，康复护理人员指导病人做骨盆前倾运动、躯干的伸展运动，训练健侧与患侧下肢间重心转移。

2）立位平衡训练　病人站起，松开双手，双上肢垂于身体两侧，康复护理人员逐渐去除支撑，让病人保持站位。站稳后，重心逐渐转向患侧，让病人交叉上肢伸向各个方向，保持身体平衡。

3）患侧下肢支撑训练　病人站位，身体重心移向患侧，健手抓握固定扶手，健足可放于康复护理人员腿上。

4）患侧下肢迈步训练　偏瘫病人迈步时，因屈膝不够致使摆动患足拖地，因此，屈膝是站立训练的重点。

（7）步行训练　病人能在扶持站立下患腿做前后摆动、踏步、屈膝、患腿负重等动作后可以开始步行训练。康复护理人员站在病人患侧，一手握住患手，掌心向前；一手从患侧腋下穿出置于胸前，与病人缓慢平行。可先在平行杠内步行，然后扶杖步行，直至徒手步行。训练的早期常有膝过伸和膝突然屈曲现象，应进行针对性的膝控制训练，在能够独立行走后，可进一步训练上下楼梯，应注意健腿先上，患腿先下。还可以进行走直线、绕圈、跨越障碍物等实用性较强的步行训练。

（8）日常活动活动能力训练　包括进食、穿衣、洗澡、上厕所、床椅转移、个人卫生等，尤其是手的基本动作。

3. 言语障碍的康复护理　对言语障碍的病人应加强日常语言训练，主要由专业的语言治疗师来完成。康复护理人员应采取鼓励病人自己开口说话、同护理人员对话及与亲友对话等多种形式，将语言训练贯穿日常生活中。与病人对话时，速度要慢，力求简洁、通俗、易懂；病人听不懂要耐心指导，当病人有进步时要及时给予表扬，以增强其信心。失语严重的病人并伴有认知障碍者，要配合手势、实物或图片以帮助其理解。

4. 中医康复疗法　临床根据病人的病情，合理选用针灸、推拿、中药等中医治疗方法，以促进运动功能的恢复。

（1）针灸疗法

1）头针　对治疗脑血管意外、颅脑损伤、小儿脑瘫均具有较好的疗效。头针的取穴方法较多，常用的有国际通用的头皮针标准线取穴法，头穴分区取穴法、头穴丛刺取穴法、头穴透刺取穴法，可根据临床症状选择相应的治疗区进行治疗。

2）体针　脑血管意外软瘫期，治疗应尽快提高肌张力，促进肌力恢复。临床根据“治痿独取阳明”的原则，多以手足阳明经穴为主。上肢取肩髃、曲池、手三里、外关、合谷；下肢取环跳、风市、阳陵泉、足三里、悬钟、三阴交、解溪、昆仑。痉挛期以张力增高为特征，属中医“痉证”范畴，应治以补益肝肾、养血柔筋，另据偏瘫“上肢屈曲、下肢伸展优势”“避免刺激优势肌”的原则，上肢取伸肌群的患侧阳经腧穴（肩髃、曲池、手三里、外关、合谷）；下肢取屈肌群的患侧阴经腧穴（三阴交、阴陵泉）；电针不宜强刺激。后遗症期以传统针刺阳明经为主，还可通过“补健侧、泻患侧”原则针刺健侧穴位，促进肢体功能的恢复。脊髓损伤病人常采用夹脊电针治疗，主穴取损伤平面上下各1~2个棘突旁的夹脊穴2~4对，将导线上下连接，正极在上，负极在下。痉挛性瘫用密波，弛缓性瘫用疏波，电流量以病人能耐受为度。

3）灸法　具有温通经络、祛寒逐湿、行气活血等作用，对脊髓损伤阳虚寒凝所致的痉挛、尿失禁或尿潴留有一定疗效。

（2）推拿按摩疗法　可疏通经脉，缓解肢体痉挛，防止肌萎缩，改善局部血液循环，预防压疮，促进患肢功能恢复。多采用柔和的手法，如揉、摩、擦等，治疗时间宜长，以松弛痉挛肌群。手法要平稳，由轻而重，以不引起肌肉痉挛为宜。随着病情的逐渐恢复，可让病人自我按摩。根据病人瘫痪的情况，推拿时可选择不同的体位，如卧位、坐位等。推拿可结合运动疗法同时进行。

（3）中药疗法　临床需辨证施治。如气虚血瘀者，宜益气活血，方用补阳还五汤加减；肝肾阴亏者，宜滋补肝肾，方用杞菊地黄丸加减；痰湿阻滞者，宜化痰祛湿，方用半夏白术天麻汤加减等。若瘫痪日久、恢复较慢，也可用中药熏洗法，方用透骨草、荆芥、防风、桂枝、当归等，水煎后熏洗患肢。每个肢体熏蒸烫洗30分钟左右。康复护理人员需正确指导药物的使用方法，并观察治疗后的反应。

5. 并发症的护理

（1）肩关节半脱位　病人取端坐位，患侧上肢伸直，五指伸展分开。放于硬板椅上，或坐于床上，患手放于床边，床垫宜硬，靠身体的重量移动患侧上肢，纠正脱位。

（2）肩－手综合征　表现为患侧上肢突然出现肿胀、疼痛、皮肤温度升高及患侧肩部疼痛的继发性并发症。病人应保持正确的腕部位置，避免腕关节掌屈；尽量避免在患手输液；避免病人上肢，尤其是手的外伤、疼痛、过度牵拉或长时间悬垂；加强主动和被动活动，如病人主诉不适或疼痛，应立即改变手的位置或停止训练，帮助和指导病人维持关节的正常活动；抬高患肢，使患肢处于功能位，防止关节挛缩。

（3）肩痛　为常见的并发症，可发生在早期和晚期，发生率为72%。注意不要牵拉病人，也可采用被动活动肩关节肌肉或超声波等物理治疗。

（4）吞咽障碍　当病人神志清楚、认知正常、病情稳定后，即可开始吞咽功能训练，包括直接吞咽训练（进食训练）和间接吞咽训练（针对吞咽活动有关器官的训练）。

（四）健康教育

通过健康教育，康复护理人员要让病人及其家属了解疾病的过程，理解康复治疗及护理的重要性，明确康复的意义和目标，掌握各个阶段训练的操作要点及注意事项，树立起生活的信心，建立良好的生活习惯，预防并发症和脑卒中的复发。

二、椎间盘突出症病人的康复护理

（一）概述

腰椎间盘突出症是因椎间盘劳损变性、纤维环破裂或髓核脱出等刺激，或压迫脊神经、脊髓所出现的综合征。多发生于青壮年，发病人群广泛存在于社会生活中的各行各业，尤其以劳动强度较大的行业较多见，另外长期久坐的人群，如经常在电脑前工作者患病也比较多。腰椎间盘突出的主要表现是腰腿痛和活动受限，通过社区康复护理减轻或消除腰椎间盘突出症状，减轻或消除病人痛苦，并让病人及其家属了解疾病发生的原因和防治知识，掌握有关康复训练的方法，促进其康复，早日回归工作岗位，回归社会。

（二）康复护理

1. 卧床休息　是治疗腰椎间盘突出症简单而有效的方法。要求病人卧硬板床或较硬的棕床。在急性期病人应绝对卧硬板床休息 2～3 周，减轻腰椎负担，避免久坐。症状缓解后下床要佩戴腰围，不能做任何弯腰动作。

2. 腰背肌功能锻炼　病人疼痛缓解后，即开始腰背肌功能锻炼，加强腰背肌保护功能。功能锻炼包括五点式和三点式。五点式的方法：把头部、双肘及双足跟作为支撑点，使劲向上挺腰抬臀，腰背肌功能加强后可改用头部及足跟三点作为支撑的三点式锻炼方法。锻炼应循序渐进，逐渐增加，避免疲劳。

3. 正确睡姿　在生活中如睡眠姿势不当可诱发腰椎间盘突出，因此，仰卧时床垫要平，并在腰部另加一薄垫，使膝、髋保持一定屈曲，肌肉充分放松，使腰椎间隙压力减轻，避免腰椎间盘突出。侧卧时最好采用右侧位，并在双上肢及双下肢之间及后背各放一枕头，保持病人舒适；仰卧时，枕头高度应是压缩后与病人拳头等高；侧卧时等于一侧肩宽。

4. 正确佩戴腰围　腰围除了对腰椎间盘有制动和保护功能外，还能辅助治疗，因此，病人经治疗病情缓解后应佩戴腰围下地，以巩固疗效，当病情消失后应及时取下腰围，并加强腰背肌锻炼，以增强自身肌力，避免腰背肌废用性萎缩及关节强直。

5. 家庭腰牵　腰椎间盛突出症应在康复医生指导下进行家庭牵引，牵引的姿势、重量、时间都应严格遵守医嘱，具体牵引时需卧硬板床，牵引重量一般控制在病人体重的 1/10～1/8，牵引 2 周左右，如病人症状无明显改善应适当增加重量，每天牵引 1～2 次，每次牵引时间为 30 分钟，牵引时护理人员应注意观察病人反应，若出现疼痛加剧，甚至出现胸闷、呼吸困难等症状时，应立即停止，检查原因。

（三）健康教育

腰椎间盘突出症发病率高，因此做好社区预防尤为重要。社区护士要向社区居民做好宣传教育，使病人做好自我管理，有助于疾病的康复，防止复发。

1. 避免日常生活中的不良姿势 注意平时站姿、坐姿、睡姿及各种行为姿势要尽量保持正确；日常生活所需物品放置要合理，过高或过低都会导致人体脊柱过度弯曲而引起腰痛；避免长期久坐不动，平时应多调整自己的姿势，久坐时应注意适当起立活动腰部。

2. 放松腰部肌 减轻腰部负荷，避免过度劳累，尽量不要弯腰提重物，如捡拾地上的物品宜双腿下蹲腰部挺直，动作要缓。加强腰背肌功能锻炼，要注意持之以恒。

3. 注意腰部保暖 穿衣服要避免腰背部单薄或暴露引起受凉，避免室内温度太低，尤其夏天尽量少用空调，以免导致腰背部肌肉及椎间周围组织血液循环障碍。

4. 保持适当运动 平时应注意腰背部运动，以增强肌力和腰椎间盘活动耐力，但要保持适当的运动强度，运动量要由小到大，循序渐进，腰部保持自然状态，运动员要有专门腰部保护措施，如举重运动员应佩戴宽腰带或弹性腰带，以确保运动安全性。

5. 注意饮食 禁烟酒，忌食肥甘厚味、苦寒生冷食品，多食滋补肝肾的食物，如动物肝、肾，羊肉、大枣等，建立良好的生活方式，生活要有规律，多卧床休息，注意保暖，保持心情愉快。

6. 保持积极乐观的心态 病人应树立战胜疾病的决心。腰椎间盘突出症病程长，恢复慢，病人应保持愉快的心情，用积极乐观的人生态度对待疾病。

三、骨折病人的康复护理

（一）概述

骨折是指骨的完整性被破坏或骨的连续性部分或完全中断。是骨科的常见病和多发病。骨折常伴有骨膜、韧带、肌腱、肌肉、血管、神经及关节等软组织损伤。骨折的愈合一般需要较长的时间，在此期间运动受限，肌肉可发生萎缩，肌张力降低；长期制动还可导致骨质脱钙、关节僵硬、挛缩；严重时遗留残疾。久病可导致抑郁、悲观等心理问题。

骨折的愈合过程一般分为纤维骨痂期、原始骨痂形成期、成熟骨板期和塑性期。骨折后通过复位、固定等处理后早期进行康复护理，对减少并发症、促进肢体功能早日恢复十分重要。

（二）康复护理

1. 早期 一般是指骨折后1～2周内。此期功能锻炼的主要目的是促进患肢的血液循环，有利于固定和消除肿胀。

（1）等长收缩练习。

（2）支具保护下的功能练习。

（3）加强健肢活动训练。

（4）理疗。

2. 中期 一般是在骨折后 2 周至骨折的临床愈合期内。此期康复的目的是预防并发症，逐步恢复患肢的功能。

（1）改善关节活动度。

（2）进行肌力练习。

（3）理疗。

3. 后期 是指已达临床愈合或已除去外固定的时期。此期康复护理的目的是恢复关节的活动度，增强肌张力，恢复肢体的正常功能。

（1）加强患肢关节的主要活动和负重训练。

（2）加强日常生活活动能力和工作能力的训练。

（三）健康教育

（1）社区护士应教会病人骨折的康复保健知识和正确的功能恢复方法。

（2）宣传骨折后残疾的三级预防措施，减少并发症的发生。

（3）早期应注意固定的稳定性，在肿胀和疼痛减轻后再开始运动。

四、脊髓损伤病人的康复护理

（一）概述

脊髓损伤（spinal cord injury，SCI）是由于各种致病因素引起的脊髓结构和（或）功能的损害，造成损伤水平以下运动、感觉、自主神经功能改变的一种临床综合征。脊髓损伤以青壮年为主，常见的原因有交通事故、暴力、高空坠落、运动损伤或自然灾害、战争创伤以及某些脊髓病。脊髓损伤不仅可造成损伤水平以下的感觉、运动、反射、大小便功能及性功能障碍等，还可引起许多并发症，如压疮、痉挛、骨质疏松、疼痛、深静脉血栓等，给病人造成较大的痛苦，给家庭和社会带来沉重的负担。

根据致病因素，脊髓损伤可分为外伤性和非外伤性。脊髓损伤的类型分为完全性脊髓损伤、不完全性脊髓损伤和马尾损伤。颈脊髓损伤表现为四肢瘫，胸腰脊髓损伤表现为截瘫。

（二）康复护理

1. 做好心理护理 要深入了解病人个人、家庭、事业、社会、经济等各方面情况，在心理医生的配合指导下，适时、适度地做好心理护理工作。要体贴、关怀、爱护、理解、正确引导病人。及时向心理医生反映病人的心理变化。有严重心理障碍的病人无法很好地配合治疗，有些病人还会有自杀等危险行为，病情严重者需服用药物治疗。

2. 配合 PT 训练 脊髓损伤病人应尽早用起立床进行站立训练，倾斜的角度每天逐渐增加，在卧床时开始摇起上半身（约为 30°），逐渐抬高至 80°左右，逐步解决直立性低血压的问题；转入站立训练时注意给病人双下肢用弹力绷带、腹部用腹带，以增加回心血量。从平卧位到直立需要1周时间的适应，损伤平面越高，适应时间越长，反之则短。后期在PT师指导下进行肌力训练、手功能训练、平衡训练、轮椅上坐位平衡训练、行走训练和日常生活活动训练。

3. 呼吸系统的康复护理 鼓励病人多做深呼吸运动，帮助病人排出呼吸道分泌物，可采用叩背、定时翻身、体位引流等。痰液不易咳出时，可给予超声波雾化吸入或使用祛痰剂。高位脊髓损伤者应停止吸烟，防止呼吸道感染。

4. 循环系统的康复护理

（1）心动过缓 心率低于50次/分钟，或出现头晕眼花等症状时对症处理。

（2）体位性低血压 改变体位时，动作不要过快；可穿戴弹力袜；发生体位性低血压时，可躺下或抬高患肢，若在轮椅上应先锁住轮椅再倾斜轮椅。

知识链接

早期功能干预

脊髓损伤是一种严重的致残性损伤，伤后早期（伤后6～12小时）的改变仅限于中央灰质的出血，而白质中的神经轴突尚无明显改变。伤后6小时是脊髓恢复的最佳时期。若在6小时内不能治疗，也应力争在24小时内给予治疗。病人应及早介入康复治疗和康复护理，让病人进行一些主动活动，既可以防止功能萎缩，又可以使病人感觉参与了治疗，而不是被动接受。同时，早期康复护理有利于减轻残疾及提高生活的质量，使病人能够早日重返家庭和社会。

（3）水肿 穿戴弹力袜有助于血液回流，每天进行关节活动度训练；已发生水肿者，多做关节活动度练习，并抬高下肢10～15分钟，每天做4～5次，起床后穿弹力袜。

（4）深静脉血栓形成或栓塞 肺栓塞是一种严重的并发症，可危及生命，因此预防很重要。防止静脉血栓的形成是预防肺栓塞的关键。若病人发生以下情况，需摄片排除肺栓塞：①突然发生气促或伴有胸部压迫感；②胸背部疼痛，呼吸时加重；③突发咳嗽，常伴有红色或粉红色痰。确诊有静脉血栓形成后，需防止栓子脱落和使用抗凝药物。

（5）排泄功能的康复护理 留置导尿病人在早期输液结束后，留置导尿管应夹闭，每隔4～6小时定时开放一次，鼓励病人多饮水，白天定时饮水约120ml/h，夜间少饮水，以训练膀胱括约肌的功能。便秘者可遵医嘱服用缓泻剂，多吃富含纤维素的食物，养成定时排便的习惯。

5. 并发症的康复护理

（1）压疮的护理 重在预防。长期卧床者应经常变换体位，一般每2小时翻身一次，必要时每小时翻身一次；保证足够的营养和水分的摄入，改善全身营养状况，给予高蛋白、高热量、富含纤维素的饮食；促进局部皮肤血液循环，对压疮的好发部位，经常给予按摩以促进血液循环。对已发生压疮者，可根据不同情况对症处理。

（2）疼痛的护理　脊髓损伤病人的疼痛大多由于中枢性疼痛引起，同时也应注意局部原因。观察病人疼痛发作的特点、发作时间、部位、性质、有效的止痛方法，及时将病人的情况进行处理，观察处理后的效果。

（3）骨质疏松的护理　适当进行体育锻炼和补充钙质，此外，应经常晒太阳，适当补充富含维生素 D 的食物。

（三）健康教育

1. 指导康复训练的技能　引导家属掌握基本康复知识和训练的技能，教会病人及其家属正确使用康复器具，如拐杖、助行器、轮椅等，防止二次残疾的发生。

2. 心理护理　培养病人良好的心理素质，正确对待目前的残疾状态，树立战胜疾病的信心，最大限度地发挥病人的潜能。

3. 注意饮食　指导病人合理摄入维生素、蛋白质、钙等营养素，是增强体能、抗病能力和身体免疫能力的重要环节。充足的营养有利于身体的早日康复。

4. 学会大小便的护理　让病人学会自己处理大小便，高位颈髓损伤病人的家属要学会协助病人处理大小便问题。同时还应教会家属导尿术、局部消毒和无菌操作。

目标检测

一、选择题

1. 社区康复护理概念不包括（　　）

A. 寻求先进的康复仪器和设备　　B. 依靠残疾者家属

C. 主要在家庭进行　　D. 紧密配合康复医师和康复技师

2. 康复护理的主要目标是（　　）

A. 对病人进行心理辅导和支持

B. 维持病人肢体功能

C. 协助病人对功能障碍肢体的训练

D. 以上都是

3. （　　）是社区康复护理重点训练的内容

A. 自我护理　　B. 心理护理

C. 专业水平护理　　D. 协同护理

4. 在建立社区康复环境中重点要求的保障是（　　）

A. 提供快速通道　　B. 光线照明应充足

C. 地面应平整　　D. 无障碍设施建立

5. （　　）是为残疾者进行社区环境和家庭改造的

A. 创造舒适、美观的居住环境　　B. 改变对残疾者活动造成障碍的设施

C. 营造融洽、温暖的家庭环境　　D. 创造残疾者利于社会交往的环境

6.（　　）是偏瘫病人功能训练的重点内容

A. 健侧功能的代偿　　B. 辅助性支具使用

C. 患侧肌肉锻炼　　D. 患侧功能的恢复

7. 以下不属于社区康复护理对象的是（　　）

A. 恢复期伤残者　　B. 长期慢性病病人

C. 高龄孤寡老弱者　　D. 怀疑有急性病者

8. 腰椎间盘突出症治疗的首选方法是（　　）

A. 休息　　B. 牵引

C. 药物治疗　　D. 理疗

9. 脊髓损伤病人间歇导尿法导尿间隔的时间是（　　）

A. 2～4 小时　　B. 4～6 小时

C. 6～8 小时　　D. 8～10 小时

10. 病人，男，38 岁，无明显诱因出现右下肢放射性疼痛半年。体检：右足底针刺痛觉消失，跟腱反射未引出，小腿二头肌肌力减退，该病人最可能的诊断是（　　）

A. 末梢神经炎　　B. 腰椎滑脱

C. 腰椎间盘突出　　D. 椎管肿瘤

二、名词解释题

1. 康复　　2. 社区康复　　3. 社区康复护理

（巩周荣　刘　琳）

书网融合……

微课　　本章小结　　自测题

第十一章 突发公共卫生事件与社区紧急救护

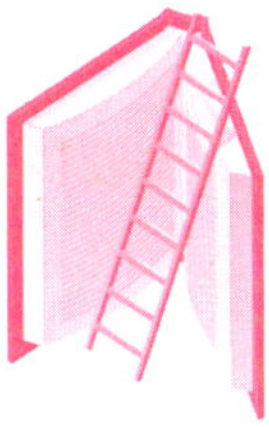

【学习目标】

知识目标

1. **掌握** 突发公共卫生事件的概念、特点、分级；社区紧急救护的原则、工作流程；心肺复苏操作方法。

2. **熟悉** 社区突发公共卫生事件的报告方式、时限，应急管理工作原则、现场医疗救援；社区常见急症、意外伤害的急救护理措施。

3. **了解** 社区突发公共卫生事件的报告范围、内容及预警。

能力目标

1. 能够应用常用急救护理技术，开展社区紧急事件的救护服务。

2. 为培养良好的职业素养、人际沟通及团结协作能力打下坚实的理论基础。

3. 具有常见传染病的防控意识和基本能力。

第一节 突发公共卫生事件

PPT

突发公共卫生事件（emergency public health events）是重大的社会问题，直接影响着公众的健康、经济的发展和社会的安定。2003 年传染性非典型肺炎、2020 年新型冠状病毒肺炎流行，使全社会愈发重视突发公共卫生事件的预防和应急处置。国家已经先后发布了突发公共卫生事件及其应急处理的相关条例和法律，包括《突发公共卫生事件应急条例》《国家突发公共卫生事件应急预案》《中华人民共和国传染病防治法》《中华人民共和国食品安全法》《中华人民共和国职业病防治法》《中华人民共和国国境卫生检疫法》《国内交通卫生检疫条例》《群体性不明原因疾病应急处置方案（试行）》等，为及时有效地应对突发公共卫生事件提供了指导原则。

一、突发公共卫生事件概述

（一）概念

国务院 2003 年 5 月 7 日颁布施行了《突发公共卫生事件应急条例》，根据 2011 年 1 月 8 日《国务院关于废止和修改部分行政法规的决定》进行了修订。该条例中明确指出，突发公共卫生事件是指突然发生，造成或者可能造成社会公众健康严重损害的重大传染病疫情、群体性不明原因疾病、重大食物和职业中毒以及其他严重影响公众健康的事件。

突发公共卫生事件一旦发生，涉及范围广、社会危害性大，需要政府及时指挥、社会动员、快速有序地开展各项救援、防控工作。

（二）特点

1. 突发性 是指发生突然，不易预测。它一般不具备事物发生前的征兆，留给人们的思考余地较小，要求人们必须在极短的时间内做出分析、判断。

2. 普遍性 是指突发公共卫生事件影响的区域比较广，涉及的人员比较多，往往同时累及多人甚至整个工作或生活的群体，大量病例出现，打乱一定区域内人群正常生产、生活秩序。

3. 非常规性 是指突发公共卫生事件超出了一般社会卫生事件的发展规律，并呈现出易变特性，有的甚至呈“跳跃式”快速发展。

4. 危害的严重性 对公众健康生命安全、社会经济发展、生态环境等造成不同程度的危害，产生严重的社会影响。

二、突发公共卫生事件的分级分类管理

（一）分类

依据《突发公共卫生事件应急条例》和定义，将突发公共卫生事件分为四类。

1. 重大传染病疫情 是指传染病的暴发和流行，包括鼠疫、肺炭疽和霍乱的暴发、动物间鼠疫、布鲁杆菌病和炭疽等流行，乙类或丙类传染病暴发或多例死亡、罕见或已消灭的传染病、新传染病的疑似病例等。

2. 群体性不明原因疾病 是指一定时间内（通常是指 2 周内），在某个相对集中的区域（如同一个医疗机构、自然村、社区、建筑工地、学校等集体单位）内同时或者相继出现 3 例及以上相同临床表现，经县级及以上医院组织专家会诊，不能诊断或解释病因，有重症病例或死亡病例发生的疾病。

3. 重大急性中毒事件 重大食物和职业中毒包括中毒人数超过 30 人或出现死亡 1 例以上的饮用水和食物中毒；短期内发生 3 人以上或出现死亡 1 例以上的职业中毒；有毒化学品、生物毒素等引起的集体急性中毒事件。

4. 其他严重影响公众健康的事件 包括医源性感染暴发，药品或免疫接种引起的

群体性反应或死亡事件，严重威胁或危害公众健康的水、环境、食品污染和放射性、有毒有害化学性物质丢失、泄漏等事件，生物、化学、核辐射等恐怖袭击事件，有潜在威胁的传染病动物宿主，媒介生物发生异常，学生因意外事故自杀或他杀出现 1 例以上的死亡，以及上级卫生行政部门临时规定的其他重大公共卫生事件。

（二）分级

根据突发公共卫生事件性质、危害程度、涉及范围，突发公共卫生事件划分为特别重大（Ⅰ级）、重大（Ⅱ级）、较大（Ⅲ级）和一般（Ⅳ级）四级。具体分级标准见《国家突发公共卫生事件应急预案》及中国疾病预防控制中心技术文件《突发公共卫生事件分级标准》。

三、社区突发公共卫生事件报告

根据卫生部《国家突发公共卫生事件相关信息报告管理工作规范（试行）》要求，突发公共卫生事件相关信息报告管理要遵循依法报告、统一规范、属地管理、准确及时、分级分类的原则。

（一）组织机构及其职责

（1）各级卫生行政部门负责对突发公共卫生事件相关信息报告工作进行监督和管理，根据《国家突发公共卫生事件应急预案》要求，组织人员对本规范规定报告的突发公共卫生事件进行核实、确认和分级。

（2）各级卫生行政部门应指定专门机构负责突发公共卫生事件相关信息报告系统的技术管理，网络系统维护，网络人员的指导、培训。

（3）各级疾病预防控制机构、职业病预防控制机构、卫生监督机构或其他专业防治机构负责职责范围内的各类突发公共卫生事件相关信息的业务管理工作、网络直报和审核工作，定期汇总、分析辖区内相关领域内的突发公共卫生事件相关信息。

（4）各级各类医疗卫生机构负责报告发现的突发公共卫生事件相关信息。

（5）各级卫生行政部门、职业病预防控制机构、疾病预防控制机构、卫生监督机构或其他专业防治机构接受公众对突发公共卫生事件的举报、咨询和监督，负责收集、核实、分析辖区内来源于其他渠道的突发公共卫生事件相关信息。

（二）报告范围与标准

突发公共卫生事件相关信息报告范围，包括可能构成或已发生的突发公共卫生事件相关信息，其报告标准不完全等同于《国家突发公共卫生事件应急预案》的判定标准。突发公共卫生事件的确认、分级由卫生行政部门组织实施。具体报告范围及标准见《国家突发公共卫生事件相关信息报告管理工作规范（试行）》。

（三）报告内容

1. 事件信息　信息报告主要内容包括事件名称、事件类别、发生时间、地点、涉及的地域范围、人数、主要症状与体征、可能的原因、已经采取的措施、事件的发展趋势、下一步工作计划等。具体内容见《突发公共卫生事件相关信息报告卡》及传染病、食物中毒等相关信息表。

2. 事件发生、发展、控制过程信息 分为初次报告、进程报告、结案报告。

（1）初次报告 报告内容包括事件名称、初步判定的事件类别和性质、发生地点、时间、发病人数、死亡人数、主要的临床症状、可能原因、已采取的措施、报告单位、报告人员及通讯方式等。

（2）进程报告 报告事件的发展与变化、处置进程、事件的诊断和原因或可能因素，势态评估、控制措施等内容。同时，对初次报告的《突发公共卫生事件相关信息报告卡》进行补充和修正。重大及特别重大突发公共卫生事件至少按日进行进程报告。

（3）结案报告 事件结束后，应进行结案信息报告。达到《国家突发公共卫生事件应急预案》分级标准的突发公共卫生事件结束后，由相应级别卫生行政部门组织评估，在确认事件终止后2周内，对事件的发生和处理情况进行总结，分析其原因和影响因素，并提出今后对类似事件的防范和处置建议。

（四）报告方式、时限和程序

获得突发公共卫生事件相关信息的责任报告单位和责任报告人，应当在2小时内以电话或传真等方式向属地卫生行政部门指定的专业机构报告，具备网络直报条件的同时进行网络直报，直报的信息由指定的专业机构审核后进入国家数据库。不具备网络直报条件的责任报告单位和责任报告人，应采用最快的通讯方式将《突发公共卫生事件相关信息报告卡》报送属地卫生行政部门指定的专业机构，接到《突发公共卫生事件相关信息报告卡》的专业机构，应对信息进行审核，确定真实性，2小时内进行网络直报，同时以电话或传真等方式报告同级卫生行政部门。接到突发公共卫生事件相关信息报告的卫生行政部门应当尽快组织有关专家进行现场调查，如确认为实际发生突发公共卫生事件，应根据不同的级别，及时组织采取相应的措施，并在2小时内向本级人民政府报告，同时向上一级人民政府卫生行政部门报告。如尚未达到突发公共卫生事件标准的，由专业防治机构密切跟踪事态发展，随时报告事态变化情况。

四、社区突发公共卫生事件的应急处置

根据我国《突发公共卫生事件应急条例》的规定，突发事件应急工作，应当遵循预防为主、常备不懈的方针，贯彻统一领导、分级负责、反应及时、措施果断、依靠科学、加强合作的原则。应急工作要着眼于有效预防、及时控制和消除突发公共卫生事件及其危害，指导和规范各类突发公共卫生事件的应急预案，最大限度地减少突发公共卫生事件对公众健康造成的危害。

（一）社区突发公共卫生事件预警

突发公共卫生事件的预警是指运用各种医药卫生知识和其他科学技术手段，通过分析突发公共卫生事件的国内外历史资料及监测结果等数据，预测突发公共卫生事件

的发生、发展与变化的和可能的危程度。早期预警是为了及时果断地采取相应的防范措施，将危害降至最小，需要在平时就制订好应急预案，一旦启动，迅速响应、快速执行。

1. 预警基本方式　常见的方式有四种。

（1）直接预警　发生快速广泛传播的传染病、原因不明疾病、重大食物中毒等事件应直接向相应部门预警报告。

（2）定性预警　采用综合预测法、控制图法、Bayes 概率法等统计分析方法，对疾病的发展趋势和强度进行定性估计，明确变化的方向。

（3）定量预警　采用直线预测模型和指数曲线预测模型，建立预报方程、简易时间序列、季节周期回归模型，确定变化的数量级。

（4）长期预警　采用专家咨询法对疾病的长期流行趋势进行预警。

2. 预警响应机制　突发公共卫生事件发生后，依据《突发公共卫生事件应急条例》及时组织开展连续不间断、系统、完整、规范的资料收集，通过对事件的现状评估、发展趋势预测、疫情传播速度及波及范围等分析，及时准确地发布预警信息。

（1）预警分级　分为四级，即Ⅰ级（特别重大事件）、Ⅱ级（重大事件）、Ⅲ级（较大事件）、Ⅳ级（一般事件）。依次使用红色、橙色、黄色和蓝色来代表，启动不同的管理措施。

（2）预警响应

1）Ⅰ级预警　由省级及以上人民政府对事件进行全面的指挥协调，处理事件。

2）Ⅱ级预警　由市级人民政府成立事件处理小组，全面指挥事件的处理，政府指挥各部门联合行动，处理突发公共卫生事件。

3）Ⅲ级预警　由县级卫生行政部门成立事件处理小组，参与突发公共卫生事件的调查、采样、病例诊断等处理。

4）Ⅳ级预警　由县级卫生行政部门成立事件处理小组，指导下一级医疗卫生机构对突发公共卫生事件进行调查、采样、病例诊断等处理。

3. 预警信息发布　启动各类突发公共卫生事件的应急预案，根据事件的发生、发展趋势和危害程度，发布预警信息。预警信息的主要内容包括突发公共卫生事件的名称、类别、预警级别、起始时间、可能影响范围、警示事项、应对措施和发布机关等。在第一时间发表最新信息，准确、及时地公开相关事实，保证信息的可信度和权威性，能够将损失降低到最小，并减少民众的恐慌。目前我国已经建立“国家突发事件预警信息发布网”，将全国每天发生的突发公共事件进行信息发布。

（二）社区突发公共卫生事件应急管理

1. 应急管理工作原则

（1）预防为主、常备不懈　提高全社会对突发公共卫生事件的防范意识，落实各项防范措施，做好人员、技术、物资和设备的应急储备工作。对可能引起突发公共卫生事件的情况要及时进行分析、预警，做到早发现、早报告、早处理。

（2）统一领导、分级负责　根据突发公共卫生事件的范围、性质和危害程度，对突发公共卫生事件实行分级管理。各级人民政府负责突发公共卫生事件应急处理的统一领导和指挥，各有关部门在各自的职责范围内做好应急处理工作。

（3）依法规范、措施果断　各级人民政府和卫生行政部门要按照相关法律法规，完善突发公共卫生事件应急体系，建立健全应急处理工作制度，对突发公共卫生事件做出快速反应，及时、有效地开展监测、报告和处理工作。

（4）依靠科学、加强合作　要充分尊重和依靠科学，重视科研和培训工作，为突发公共卫生事件应急处理提供科技保障。各有关部门和单位要通力合作资源共享，广泛组织、动员公众参与，才能有效应对突发公共卫生事件。

2. 现场医疗卫生救援　医疗卫生救援应急队伍在接到救援指令后要及时赶赴现场，并根据现场情况全力开展医疗卫生救援工作。在实施医疗卫生救援的过程中，既要积极开展救治，又要注重自我防护，确保安全。为了及时准确地掌握现场情况，做好现场医疗卫生救援指挥工作，使医疗卫生救援工作紧张有序地进行，有关卫生行政部门应在事发现场设置现场医疗卫生救援指挥部，主要或分管领导要亲临现场，靠前指挥，减少中间环节，提高决策效率，加快抢救进程。

（1）检伤分类　到达现场的医疗卫生救援应急队伍，要迅速将伤员转送出危险区，本着“先救命后治伤、先救重后救轻”的原则开展工作，按照国际统一的标准简单分类法（START）对伤病员进行检伤分类，分别用蓝、黄、红、黑四种颜色，对轻、重、危重伤病员和死亡人员做出标志（分类标记用塑料材料制成腕带），扣系在伤病员或死亡人员的手腕或脚踝部位，以便后续救治辨认或采取相应的措施。

1）红色　非常紧急，第一优先处置。表示病人伤情严重，威胁生命，必须初步抢救后1小时内立即送往综合性医院治疗，属重度损伤，如意识丧失、呼吸心跳停止、大出血等。

2）黄色　紧急，第二优先处置。表示病人没有致命的损伤但需要治疗，可能有潜在的生命危险，需要在4～6小时内初步救护后优先送往附近医院，属中度损伤，如严重烫伤、骨折等。

3）蓝（绿）色　不紧急，第三优先处置，表示病人伤情较轻，意识清醒、生命体征正常、能配合，不需转诊医院治疗，属轻度损伤，如单纯伤口破裂、扭伤等。

4）黑色　标志已死亡者或损伤非常严重，没有存活希望的伤员，如躯干分离、高空坠落致严重创伤及内脏脱出者。

（2）现场救护　与医院内的抢救不同，需要根据现场的情况，快速应对、科学施救，最大限度地减少伤亡率。

1）救护原则　①立即脱离危险区：救护前评估环境，帮助病人脱离危险后再施救。②先救命再治伤：首先评估循环、呼吸等危及生命的体征，在基础生命体征平稳的情况下再进行包扎、固定等治疗。③急救与呼救并重：事件发生后现场目击者立即呼救，同时开展力所能及的救助。④加强转运途中的监护：伤员在转运过程中可能出现意外情况，护理人员需要及时观察，时刻做好抢救准备。

2）救护技术　包括八项基本技术。①现场评估，判断病情：快速准确地进行全身评估，测量病人生命体征、评估意识状态及一般情况。②维持通气：及时清理呼吸道，保持呼吸道通畅，持续观察病人呼吸情况。③心肺复苏：若病人无大动脉搏动及自主呼吸，立即实施胸外按压及人工通气。④止血：对活动性出血给予止血措施。⑤维持有效循环：输液、输血扩容，防止休克和病情恶化。⑥休息：维持安静的环境和舒适体位，保证病人休息。⑦配合医生治疗：配合包扎、固定、术前准备及病情监护等；⑧转运监护：及早转送医院治疗，途中持续病情监测，保证伤者安全。

3）其他处理措施　突发公共卫生事件的现场管理除医疗救护外，还包括以下内容。①公共卫生管理：根据突发公共卫生事件的规模和危害，及时有效地协调相关部门进行疫情控制、现场处置等，例如出现重大传染病疫情，可通过隔离传染源及环境消毒等措施切断传播途径。②稳定群众情绪：突发公共卫生事件发生后，尤其是病死率较高疾病的暴发会造成群众心理恐慌，应及时发布相关信息，稳定群众情绪。③开展流行病学调查：事件发生后，应组织专业人员尽快进入现场开展流行病学调查，了解疾病的特点，为开展有效的预防控制提供依据。④提出控制措施：可实施疫区封闭，疏散周边人员，消毒灭菌、隔离观察、预防接种等。⑤结果上报：对事件的发生和处理情况进行总结，分析原因及影响因素，向相关部门汇报总结。

第二节　社区紧急救护

PPT

社区紧急救护是以社区卫生服务机构为主体，全科医师为骨干，社区为范围，对社区内发生的各种急症、创伤、中毒、灾难事故等进行正确诊断、紧急救治和及时转运，最大限度地挽救病人生命、稳定病情、减少并发症或后遗症。社区急救是院前急救的重要组成部分和必要延伸，直接影响伤病病人的安危和抢救的成败，是社区卫生服务的重要内容。近年来，随着心脑血管疾病等慢性病发病率的增加，社区中各种慢性疾病的急性发作日益增多，并以危重急症形式表现而危及生命。同时，日常生活中经常会遇到创伤、溺水等各种意外伤害及突发事件。作为社区护士，应掌握急危重症的紧急救护与处理的必要知识和技能，以便能在现场及时、有效地开展救护，从而达到挽救生命、减轻伤残的目的，为医院救治提供必要的保障。

一、社区紧急救护的基本原则

社区急救的总体原则是先抢救生命、后治疗疾病。首先应迅速而果断地处理直接威胁病人生命的伤情或症状，同时迅速对病人进行生命救治性的体格检查，这对因创伤所致的昏迷病人从外观上不能确定损伤部位和伤情程度尤为重要。除了上述总体原则外，社区急救还必须遵守下列原则。

1. 先复苏后固定　遇到心搏呼吸骤停伴有骨折者，应首先实施心肺复苏，直到心跳、呼吸恢复后再进行骨折固定。

2. 先重症后轻伤 遇到病情危重和较轻的伤病员时，优先抢救危重者，后抢救较轻的伤病员，但必须注意有效地区分重症病人和轻症病人。

3. 先止血后包扎 遇到大出血又有创口者，首先立即用指压、止血带或药物等方法止血，接着再消毒创口进行包扎。

4. 先救治后转运 现代社区急救颠覆了传统先送后救的做法，实施先救后送，同时在运送途中要求连续救治、注意观察病情变化，做到搬运与救护在思想和行动上达到一致。

5. 急救与呼救并重 社区急救往往受人员、设施等方面条件所限，特别是面对复杂或成批伤病员时，在紧急救治的同时要立即向上级医疗机构呼救，必要时需向疾控中心、政府有关部门报告。

6. 团结协作、顾全大局 社区急救一切行动必须服从上级领导部门的命令和统一指挥，要有全局观念，树立大局意识。

二、社区院前急救工作流程

社区急救不同于医院内的急救，它强调现场急救和途中救护。其抢救措施应以生命器官功能的维持与对症治疗为主。院前急救对于急重症病人来说，必须争分夺秒，挽救病人生命，减轻伤残和痛苦，为进一步救治打好基础。

（一）现场评估及检查

（1）尽快评估造成事故、伤害及发病的原因，是否存在对救护者造成继续伤害的危险环境，以便快速正确地脱离危险，确保安全。

（2）对救护者的伤情评估，包括意识、瞳孔、呼吸、循环、损伤等方面。

（3）根据实际情况，对病人的头部、颈部、脊柱、胸部、腹部、骨盆及四肢进行全身系统或有针对性的重点伤情检查。

（二）现场急救

1. 选择合适体位 无意识、无呼吸、无心搏者取仰卧位，并置于硬板床或坚硬的板上，实施心肺复苏；意识、呼吸、心搏存在者，根据受伤、病变部位不同应摆好正确体位，如咯血者，向患侧卧位，以防血液流入支气管和肺内。

2. 建立有效静脉通道 包括建立两条有效静脉通道等。

3. 维持呼吸系统功能 包括吸氧、吸痰、人工呼吸等。

4. 维持循环系统功能 包括胸外心脏按压、除颤、抗心律失常药物使用等。

5. 维持中枢神经系统功能 如急性脑血管病的处理，治疗脑水肿、降低颅内压和控制癫痫等。

6. 急性中毒、意外事故处理 包括脱离危险环境、现场处理、使用特效药等。

7. 其他对症处理 有创伤出血者，应迅速就地取材，止血包扎。

（三）转运与途中急救

（1）转运前再次测量生命体征。

（2）救护人员应根据伤者病情、环境条件，采用恰当的方式或手段进行搬运，避免因搬运给病人造成创伤痛苦，避免并发症。

（3）运送安全与转运途中监护。

（4）做好伤病员的心理护理。

三、社区急救护理评估

社区急救护理评估的目的是掌握现场威胁生命的各种情况，确保自身与伤病者的安全。可通过看、听、闻及现场感受等对事件发生现场进行评估。

1. 引起各种疾病和损伤的可能原因　救护人员、伤员或旁观者受到伤害的可能性，以及其进入现场的安全性。在进行现场救护时，造成意外的原因可能会导致参与救护人员产生危险，如对触电者现场救护，必须切断电源，然后才能采取救护等措施以保障安全。

2. 救护人员是否需要采用防护用品　如在现场戴医用手套、眼罩、口罩等个人防护用品，阻止病原体进入身体。

3. 受伤者人数及其病情　根据伤员的受伤部位、程度、生命体征及出血量的多少等来判断伤情的轻重，一般可分为以下几类。

（1）危重伤　立即急救，迅速送往医院救治。包括窒息、昏迷、出血休克，头、颈、胸、腹的严重损伤，脏器伤及大面积烧伤，溺水、触电、中毒等。

（2）重伤　指伤情暂不危及生命，可在现场处理后专人观察下送往医院救治者。

（3）轻伤　指伤情较轻，能行走，或仅有一处骨折或软组织挫伤的伤员。

（4）死亡　指呼吸、心跳停止，各种反射均消失，瞳孔固定、散大者。

4. 现场可以应用的资源及需要何种支援、可能采取的救护行动　充分利用可支配的人力、物力协助救护，应用无线通信设备或电话呼救。大中城市急救电话是“120”，打电话时要注意正确、简明扼要地报告病人姓名、性别、年龄、发病的时间、地点、主要症状及目前对病人的处理措施，报告人姓名及联系电话。

案例分析

病人，男，35岁，河边游玩时不慎落入水中，经路人抢救上岸脱离险境后2分钟，呼之不应。查体：面色苍白，胸廓无明显起伏，触摸无颈动脉波动，瞳孔散大。

问题

作为社区护士，应如何对病人进行现场急救？

四、社区常见急性病症的处理

（一）心搏骤停病人的急救

心搏骤停是指由于各种原因引起心脏有效收缩和泵血功能突然停止而导致循环中断，引起全身严重缺血、缺氧。在社区引起心搏骤停的常见原因是突然发生意外事故，如溺水、触电、雷击、各种严重创伤；心脑血管疾病，如冠心病、急性心肌梗死、急性心肌炎以及风湿性心脏病、肺源性心脏病、先天性心脏病、脑血管栓塞、脑出血等；药物过敏或中毒，如食物中毒、化学物中毒、煤气中毒、药物中毒、农药中毒；其他原因，如严重外伤大出血、休克。

1. 社区护理评估 根据典型的临床表现，诊断心搏骤停并不困难，关键在于快速果断，心搏骤停病情危急，所以在诊断和处理的过程中一定要争分夺秒，越快越好。

（1）判断周围环境是否安全，如果环境不安全，立即将病人转移至安全处，使病人仰卧于硬的地面或床面上。

（2）检查病人有无反应。立于病人右侧，轻拍病人双肩，大声呼喊病人，判断病人是否意识丧失。

（3）呼之不应，快速判断病人颈动脉搏动及呼吸情况，时间不超过 10 秒。判断病人有无颈动脉搏动的方法为一手置于病人前额，使头部保持后仰，另一手在靠近抢救者侧触摸颈动脉，可用右手示指及中指指尖先触及气管正中部位。对于男性，可先触及喉结，然后向旁滑移 2～3cm，在气管旁软组织深处轻触颈动脉搏动的位置（胸锁乳突肌内侧与甲状软骨外缘）。

（4）如发现病人意识丧失、呼吸停止、颈动脉消失、瞳孔散大、面色苍白或发绀等，立即呼救 120 救援，同时开始心肺复苏。

2. 急救措施 快速进行心肺脑复苏术，使心跳呼吸骤停的病人迅速恢复循环、呼吸和脑功能所采取的抢救措施为心肺脑复苏。复苏过程分为三个阶段。①初期复苏：主要是就地进行胸外心脏按压和人工呼吸，为基础生命支持。②二期复苏：在初期复苏的基础上，使用药物及器械进行的进一步生命支持。③后期复苏：脑复苏及复苏后处理，主要是保护脑细胞和治疗因缺氧引起的大脑细胞损害，以及其他方面的处理。心搏骤停的社区现场急救属于初期复苏的范畴，包括胸外心脏按压、开放气道和人工呼吸。

（1）体位　将病人体位摆放为复苏体位，去枕仰卧位，松解衣领、领带、裤带等，颈部躯干平直无弯曲，双臂置于躯干两侧。

（2）人工胸外心脏按压　是建立人工循环的主要方法。通过胸外按压可以使胸腔内压力升高、维持血液流动，配合人工呼吸为心脏和脑等重要器官提供一定含氧的血流。

1）按压部位　胸骨中下段，双乳头连线水平中点。

2）按压方法　用一只手掌根部放在胸部双乳头之间的胸骨上，另一手平行重叠压在手背上，十指交叉向上翘起，保证手掌根部横轴与胸骨长轴方向一致，保证手掌用力在胸骨上。

肘关节伸直，依靠肩部和背部的力量垂直向下按压，使胸廓下陷，然后放松，放松时双手不要倚靠在胸壁上，按压和放松时间大致相等，反复进行。如图 11－1 所示。

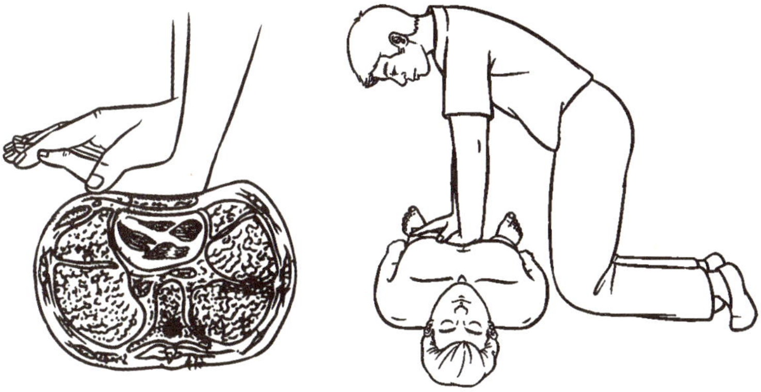

图 11－1　胸外心脏按压

3）按压的幅度和速度　高质量的胸外按压要求以足够的幅度和速度进行，按压深度为 5～6cm，频率为 100～120 次/分钟。保证按压后胸廓回弹至原来位置，尽可能减少胸外按压的中断，若中断也应将中断控制在 10 秒以内。按压一个周期为 30 次。

（3）开放气道

1）观察口腔有无异物　侧头取异物或假牙。

2）采用仰头抬颏法开放气道　抢救者一手置于病人前额用力下压，使其头部后仰，另一手的示指和中指置于病人下巴的凹陷，将下颏向前、上抬起。此时可有效消除由于舌根后坠引起的呼吸道阻塞，是通气的最佳位置。如图 11－2 所示。

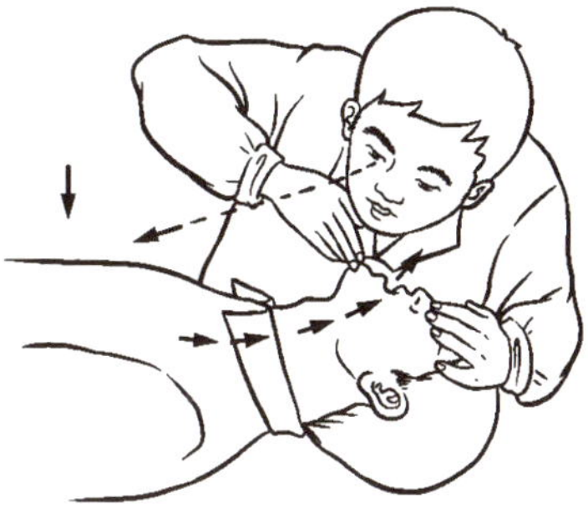

图 11－2　仰头抬颏法

（4）人工呼吸

1）人工呼吸方法　口对口人工呼吸是为病人供应氧气的快速而有效的方法。在保持病人气道通畅的同时，抢救者用压前额的那只手将病人鼻孔捏住，另一手托下颌并将病人口唇张开，正常吸气后将自己的口唇紧密覆盖病人口唇，然后缓慢吹气，每次吹气时间持续 1～2 秒以上，使病人胸廓扩张向上抬起。每吹气一次后，松开鼻孔，让病人肺内气体自然流出。如图 11－3 所示。

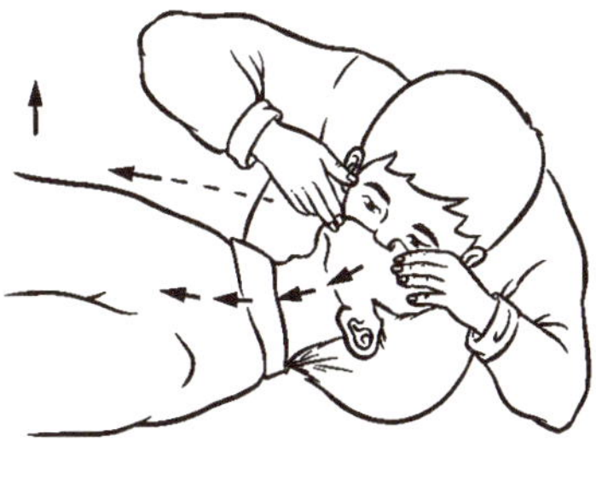

图 11－3　口对口人工呼吸

2）病人气道通畅后，首先进行两次人工呼吸，保证足够的潮气量使胸廓起伏。

3）按压和人工呼吸按30∶2比例交替进行5个周期。然后，重新检查病人意识、呼吸、颈动脉搏动等情况，包括病人自主呼吸是否恢复及呼吸的频率、节律。自主心跳是否恢复（大动脉搏动及心音）、瞳孔变化（大小、对光反射）、脑功能是否有开始好转的迹象（意识、肌张力等）。如病人呼吸心跳未恢复，则继续实施基本生命支持，直至“120”人员到达现场，或病人心跳、呼吸恢复，转送医院进一步救治；在院内若有条件可实施高级生命支持及复苏后治疗。

心肺复苏成功的标志：①大动脉出现搏动；②口唇、甲床由发绀变红润；③自主呼吸恢复；④瞳孔缩小，神志恢复等。

（二）昏迷病人的急救

由于各种原因引起脑功能的高度抑制状态，病人出现意识持续中断或完全丧失，病人失去对自身和环境的感知力，是最严重的意识障碍。

1. 病因、分级、鉴别诊断

（1）常见的病因

1）全身性疾病　如肝性脑病、尿毒症、糖尿病高渗性昏迷、糖尿病酮症酸中毒、一氧化碳中毒、安眠药中毒、有机磷中毒。

2）颅内疾病　脑卒中、脑脓肿、脑血肿、脑肿瘤、脑炎、脑膜炎、脑缺血、脑水肿等。

（2）分级　昏迷按其程度可分为轻度昏迷、中度昏迷和深度昏迷。

1）轻度昏迷　其表现为意识及随意运动丧失，对外界刺激无任何主动反应，但对强烈的疼痛刺激可出现痛苦表情、呻吟和肢体防御性躲避动作，一切深浅反射均存在，生命体征无明显变化，但大小便可有潴留或失禁。

2）中度昏迷　介于轻度和重度昏迷之间，对强烈刺激稍有反应，各种反射均减弱，生命体征有不同程度改变。

3）深度昏迷　病人意识完全丧失，对任何强烈刺激均无反应，腱反射、吞咽、咳嗽、瞳孔等反射均丧失。呼吸不规则，血压可下降，大小便多失禁，机体仅能维持最基本的生命活动。

（3）鉴别诊断　确定病人是否昏迷，要与癔症性昏睡鉴别，后者多见于女性，由精神因素诱发，由于病人处于深睡状态，卧床不动或偶尔翻身，呼之不应，常双眼紧闭，翻眼睑时有抵抗，可见眼球斜视一侧或运动，瞳孔等大，对光反射存在，病理反射阴性，对疼痛反应迟钝或消失；而昏迷病人往往眼睑闭合松弛，甚至闭合不全，眼球固定不动，对光反应消失，全身肌肉松弛等。

2. 急救措施

（1）合理安全的体位　一般采取仰卧位，头部抬高15°～30°，并偏向一侧。抬高头部有利于脑水肿的消除，头偏向一侧可防止舌后坠和误吸。

（2）保持呼吸道通畅　解开病人的领口、衣服，取出义齿，清除口腔、咽喉部、口鼻部分泌物或呕吐物。有舌后坠者可用舌钳将舌拉出，有条件时立即给予吸氧。对呼吸道阻塞严重者可实施气管插管，必要时行气管切开。

（3）建立静脉通道，维护循环功能　在清理呼吸道的同时应尽快开放静脉通道，保持病人的血容量、血压和心输出量在正常水平，以保证脑部的血液供应和各项抢救治疗药物的给予。对呼吸心搏骤停者要立即心肺复苏，对昏迷伴有血压高的病人（如高血压脑病、脑出血等）使用降压药物时要注意不可把血压降得过低，维持在正常稍高的水平即可，以免造成脑灌注不足。

（4）调节体温　高热病人可适当采取降温措施，如温水擦浴、酒精擦浴等；低温病人可适当增加衣被。

（5）转运　如病人生命体征稳定，病情允许搬动者，注意防止意外损伤，立即送往医院。

案例分析

病人，男，18 岁，被汽车撞伤腹部，出现剧烈腹痛伴有腹胀。40 分钟后出现神志恍惚、表情淡漠，面色苍白，肢端发冷。测心率 120 次/分钟，血压 70/50mmHg，并进行性下降。

问题

1. 该病人出现了何种情况？
2. 作为社区护士，应如何急救？

（三）休克病人的急救

休克（shock）是指机体受到强烈致病因素侵袭，造成有效循环血量锐减，导致全身器官组织的微循环灌流不足，机体发生缺血缺氧、细胞代谢紊乱及器官功能障碍的危急临床综合征。

1. 社区护理评估　休克本身不是一种独立的疾病，而是在各种致病因素作用下引起有效循环血量减少，导致全身器官组织的微循环灌流障碍的一种病理生理过程。所以尽管造成休克的原因不同、休克的类型不一样，但都存在相似的临床过程和诊断依据。如病人有明确的外伤大出血、上消化道大出血，应考虑失血性休克；有严重呕吐或腹泻史、大面积烧伤、早期创面大量渗液，应考虑失液性休克；有颈静脉怒张、心音低、肝大者，应考虑心源性休克；如有喉头水肿、哮鸣音以及用药或虫咬史，则应高度怀疑过敏性休克。休克病程一般分为三期：休克早期、休克期、休克晚期。

（1）休克早期　在临床上主要表现为神志清楚、精神兴奋、烦躁不安，面色苍白、皮肤湿冷，血压正常但脉压差减少，脉搏细速、呼吸急促，尿量减少。

（2）休克期　主要表现为神志恍惚、表情淡漠、反应迟钝，皮肤发绀、发花，四肢厥冷，血压下降且脉压差更小，脉搏细弱、呼吸急促，尿量更少甚至无尿。

（3）休克晚期　病人面色灰青，明显发绀，神志不清（昏迷），呼吸急促，血压进一步下降或测不出、脉搏细弱或摸不清，全身广泛出血现象，如皮下瘀点、瘀斑、咯血、便血、血尿等。

2. 急救措施

（1）采取正确体位　病人取仰卧中凹卧位，上身及下肢均抬高20°左右。抬高头胸部有利于膈肌活动，增加肺活量，抬高下肢有利于增加静脉回心血量，从而相应增加血容量。

（2）保持呼吸道通畅　松解病人衣服，清除口鼻腔异物，抬起下颏保持呼吸道通畅。有条件给予吸氧，氧流量每分钟4～6L。

（3）建立静脉通道　补充有效循环血容量是纠正休克的根本措施，通过开放两条静脉通道，一条用于快速补充血容量，另一条保证各种药物按时按量输入。

（4）尽快止血、适当止痛　有活动性出血的病人，应尽快止血。现场多采用加压止血或止血带止血，待休克初步纠正后，再进行根本的止血措施。对剧痛引起的休克，可静脉或肌内注射止痛剂进行止痛。

（5）保持正常体温　休克病人通过加盖棉被保温，由于体表加温可增加局部组织的耗氧量，以及使皮肤血管扩张而进一步减少有效循环血量，对纠正休克不利，因此禁用热水袋和电热毯等。

（6）观察病情变化　严密观察生命体征、意识、皮肤的色泽及温度、尿量等，如有异常及时对症处理。

（7）拨打急救电话，迅速送医院抢救治疗。

案例分析

病人，男，12岁，左鼻腔出血1小时。病人1小时前无明显诱因下左鼻腔出血，用手指捏紧两侧鼻翼后血止，求助于社区卫生服务中心。鼻腔检查见左侧鼻腔的鼻中隔前下部（易出血区）有出血点，且黏膜糜烂，余无殊。

问题

1. 初步诊断及诊断依据是什么？
2. 治疗原则是什么？

（四）鼻出血病人的急救

1. 概述　鼻出血是一种社区常见急症，由鼻本身疾病或全身疾病引起，可出现在任何年龄、时间和季节，儿童和青少年出血部位多在鼻中隔前下方的易出血区（利特尔动脉丛）；中、老年者的出血部位多发生在鼻腔后段鼻－鼻咽静脉丛。出血量多少不一，轻者仅涕中带血，重者可致失血性休克，反复多次出血可导致贫血。

2. 急救措施　处理原则是先止血，再找病因，根据病因再进一步拟定治疗方案。

（1）一般处理　安慰病人，消除紧张情绪及恐惧心理，病人一般取坐位或半坐位，用冷水袋或湿毛巾敷前额和后颈，促进血管收缩减少出血。有休克症状的病人，按休克急救处理。

（2）局部止血法

1）指压法　清除鼻腔内血块后，用手指紧捏两侧鼻翼 10 ~ 15 分钟，此法用于鼻腔前段少量出血。如出血剧烈，可用浸有 1% 麻黄素或 0.1% 肾上腺素（高血压病人忌用）的棉片塞入鼻中隔前下方再行指压效果更好。

2）填塞法　适用于出血较剧烈或出血部位不明者。可用鼻腔可吸收性材料填塞、鼻腔纱条填塞、后鼻孔填塞和鼻腔或鼻咽部气囊或水囊压迫。

3）烧灼法　适用于反复少量出血者，且出血部位明确。利用化学药物、电灼、YAG 激光、微波等破坏出血点组织，使血管闭塞、组织坏死凝固而止血。

（3）全身处理　鼻出血的治疗及处理不仅仅是只针对鼻腔出血，对于鼻腔、鼻窦有复杂病变，或因全身疾病引起的鼻出血以及出血量较大者，应视病情采取必要的全身治疗。

案例分析

病人，男，46 岁，因车祸受伤。神志清楚，头面部有擦伤；左侧胸部有开放性伤口，且气体出入；左小腿中下 1/3 伤口出血，外观畸形，活动反常。

问题

作为社区护士，应对病人采取哪些急救措施？

五、社区常见意外伤害的处理

（一）损伤病人的急救

损伤是外界致伤因子作用于机体引起的机体病理生理变化，造成组织器官结构破坏和功能障碍。损伤发生时，如果现场处理不当或延误时机，将会使病人的预后受到很大影响，甚至危及病人的生命。损伤发生时急救的原则是保存生命第一，恢复功能第二，顾全解剖完整性第三，要求快抢救、快运送。

知识拓展

损伤的分类

按致伤因素分类：烧伤、冻伤、挤压伤、刃器伤等。按受伤部位分类：颅脑伤、颌面部伤、颈部伤等。按伤后皮肤完整性分类：闭合伤、开放性。按伤情轻重和需要紧急救治先后分类：①轻伤：主要是局部软组织伤，暂时失去作业能力，无生命危险，或只需小手术者，一般为轻微的撕裂伤和扭伤；②中等伤：主要是广泛软组织伤、四肢长骨骨折及一般的腹腔脏器伤，一般无生命危险；③重伤：危及生命或治愈后有严重残疾者，如严重休克、内脏伤而有生命危险者。

1. 急救与预防措施

（1）急救措施　处理损伤病人时始终要把救命放在首位，优先解除危及伤者生命的情况。

1）脱离危险环境　迅速排除可能继续造成伤害的因素，使病人迅速安全地脱离危险环境，避免致伤因素的进一步损伤。

2）判断伤情　在最短的时间内初步检查，或边抢救边检查呼吸、循环、神志等生命体征，以及头、颈、胸、腹、脊柱、骨盆和四肢伤情，迅速对病人的受伤情况进行大致判断，以便对病人进行有针对性的抢救。心脏、呼吸骤停者，应立即进行心肺复苏。现场有多个病人时，应组织人员协作，首先抢救危重者。

3）保持呼吸道通畅　对呼吸道阻塞的病人，应迅速清除呼吸道内的异物或分泌物。开放性气胸应立即封闭伤口。

4）及时、有效止血　根据现场条件选择可行的止血措施，还要避免或尽量减少止血措施给伤者带来不必要损伤。常用压迫止血，然后加压包扎并抬高患肢。

5）包扎、固定　急救时的包扎、固定是暂时性的，力求简单有效，不要求骨折复位。快速、准确包扎伤口以防进一步污染和出血，有条件时可用无菌敷料覆盖创面，若条件有限，可用清洁布单、毛巾等覆盖创面并包扎。

6）抗休克　主要措施为止血、输液扩容和应用抗休克裤。因此，在急救现场，若条件许可，应尽早建立静脉通道。首选液体为乳酸林格液，也可用生理盐水，在补充晶体液的同时应适当补充胶体液，休克病人常伴有代谢性酸中毒，可酌情应用5%碳酸氢钠液。

7）稳定情绪、尽快转送　护士抢救时，动作要敏捷而不慌乱，工作有条不紊，注意用简短的语言安慰伤员，消除其紧张情绪。经过现场处理后，伤情严重者应迅速转移到医院急救中心。途中密切观察病人的生命体征，以免出现意外。

（2）预防措施　社区日常生活中时时都可能潜伏着导致损伤的危机，因此让人们增强对损伤的预防观念是十分必要的，社区护士可以通过各种方式强化人们在生活、生产、交通安全等方面的教育。同时，做好组织和宣传工作，普及损伤的防护知识，一旦有损伤发生能进行有效自救、互救。

2. 常见损伤的救护措施

（1）颅脑损伤　任何原因致使颅脑受到外伤都称作颅脑损伤。可以造成头部软组织损伤、颅骨变形、颅骨骨折，进而造成脑膜、脑血管、脑组织以及颅神经等损伤，有时合并颈椎、颈髓、耳等有关器官。

当头皮出现外伤时，由于血管丰富而容易出血，有条件者可消毒后用干净的纱布直接压迫止血，无条件者可先使用干净的毛巾等压迫止血，到医院再做进一步处理；如发现颅骨骨折，止血时先轻触颅骨有无凹陷，不可在骨折处压迫止血，以免加重损伤；如耳鼻流出水样或粉红色液体，提示有颅底骨折，应将头偏向患侧，不要堵塞耳鼻，更不可冲洗或滴入药液，以免引起感染；如发现有脑组织膨出，要就地取材，尽量使用干净器具保护已膨出的脑组织；如受伤后出现恶心、呕吐、进行性加重的头痛、痉挛、麻痹，或语言障碍、意识逐渐丧失等，提示有颅内出血的可能，应让病人取侧卧位，头向后仰，保证呼吸道畅通。任何头部损伤，即使未出现特别症状，都要特别重视，应及时去医院做进一步检查或治疗。

（2）胸部损伤　胸腔内含有与生命攸关的主要脏器——心与肺，一旦损伤常引起严重的呼吸、循环障碍或衰竭。主要症状为疼痛、呼吸困难、咯血、皮下气肿、休克。主要分为闭合伤和开放伤两类。

胸部受伤，如果只是胸壁受挫或被擦伤，做简单处理即可，如热敷、服用止痛药物等。保持呼吸道通畅，如病人有窒息，应立即清除呼吸道分泌或异物，甚至口对口吸痰，氧气吸入，改善通气功能。如病人心跳停止，应即刻进行心肺复苏术。发现有张力性气胸时，立即用粗针头在伤侧第 2 肋间锁骨中线处插粗针排气，针尾安一橡皮指套，在其顶部剪一小口，使之成为活瓣排气针；处理开放式气胸时，用 5 ~6 层大块凡士林油纱布封闭，使其变为闭合性，如一时找不到消毒敷料，应随手用衣物或毛巾，甚至用手掌堵住伤口，以待进一步处理。如发现病人有浮动胸壁，要用大棉垫胸外固定该部胸壁，减轻反常呼吸运动。通过输血输液，纠正病人因出血而导致的休克，密切观察病人病情变化，并准确记录出入量。协助医生尽快明确有无复合损伤，在胸部创伤未确诊前，应绝对禁食，尽快转送医院救治。

（3）腹部损伤　指腹壁和腹腔内脏的损伤。按损伤是否穿透腹壁，使腹腔与外界相通，分为闭合性损伤和开放性损伤两大类。腹腔内有实质性脏器和空腔脏器，如肝、脾、胰脏、胃肠，损伤后会引起腹腔内出血和急性腹膜炎等，稍微拖延病情就会恶化或有生命危险。

腹部如有开放性伤口应立即包扎，脱出的内脏千万不要用手触摸，严禁还纳腹腔，可用温开水浸泡的干净纱布把脱出来的脏器覆盖，再用大小适当的容器将其扣住，或用病人的腰带做成略大于脱出内脏的环，围住脱出的内脏，外用绷带布条等固定；不随便搬动病人；不可用止痛剂，以免掩盖病情；放松腹部肌肉以减轻疼痛，可采取屈膝仰卧，头偏向一侧；注意观察病人生命体征，并建立静脉通道，以防止休克；病人禁食，尽快转送医院救治。

（4）骨与关节损伤　创伤造成的骨与关节损伤包括骨折和关节损伤，是由于遭受各种暴力所致，多有严重的骨折、脱位和软组织损伤。骨折表现为骨折处有明显的疼痛和压痛、肿胀及瘀斑、功能障碍。关节损伤表现为局部疼痛、红肿、皮肤青紫、畸形、活动障碍。

骨与关节损伤本身一般不危及生命，但所造成的休克、出血、气血胸等严重创伤却危及病人的生命，应首先救治，比如输液、止血等紧急处理，待生命体征接近正常再处理骨与关节损伤。骨折要妥善包扎固定，但不要求现场复位；如骨折端外露，应在其原位用无菌敷料包扎，不应立即将其复位，以免被污染的骨端再污染深部组织，待清创后再将骨折端还纳；固定的材料可用夹板，紧急时可就地取材，如木棍、手杖、雨伞等，选择长短适合者。简单方法有效固定后迅速将病人转运至医院。

（5）手部损伤　由于手的重要生理功能和组织解剖结构复杂的特点，发生损伤后应尽快采取有效的救治措施。

手部损伤后，用清洁的布类保护创面，加压止血，并抬高伤手，保持功能位，伴有骨折时给手包扎和固定。手指有断离时，用清洁布类包好断手指，外套塑料袋，周围置冰块低温保存，尽快将病人与断手（指）转送医院救治。注意不将断手（指）浸于液体中或直接置于冰块中。如出现休克，应先处理休克。

案例分析

某学校学生在锅炉房打水时，不小心打破暖瓶被开水烫伤脚背部，局部皮肤红肿、灼痛，无水疱及渗出。

问题

这种情况该如何处理？

（二）烧（烫）伤病人的急救

烧伤是由热力（火焰，灼热气体、液体或固体）、电流、放射线以及某些化学物质等引起皮肤甚至深部组织的损伤。临床上所指烫伤只是指热液或蒸汽等所致烧伤，因而不能将烧伤统称为烫伤。社区烧伤事件以热力烧伤最多见。严重烧伤可引起全身各系统复杂的病理生理变化而危及生命。

1. 社区护理评估　社区护士对烧伤病人的评估及伤情判断主要包括烧伤的面积和深度，此外烧伤的原因、部位、有无合并伤及中毒、病人的年龄和健康情况也影响烧伤的预后。烧伤深度按热力损伤组织的深度采用三度四分法，即将烧伤分为Ⅰ度、浅Ⅱ度、深Ⅱ度和Ⅲ度烧伤。根据病人烧伤的面积和深度，临床上可将烧伤分为轻度、中度、重度和特重度烧伤（表11－1）。

表11－1　烧伤严重程度分类

烧伤	轻度	中度	重度	特重度
Ⅱ度和Ⅲ度总面积	<9%	10%～29%	30%～50%	>50%
Ⅲ度面积	0	0～10%	10%～20%	>20%

2. 急救措施　及时有效的现场急救，能为病人后续治疗奠定良好的基础，不合理的处理将可能贻误病情。

（1）迅速消除致伤原因　被火焰烧伤者，应立即脱离火源，就地卧倒翻滚灭火，或者赶快脱去燃烧的衣裤，也可用衣物、水等扑灭火焰，切忌惊慌、乱跑乱喊，以免火借风势引起呼吸道烧伤。电烧伤应立即切断电源。高温液体烫伤，应立即脱去被热液浸湿的衣服，将肢体浸泡于冷水中，或用自来水冲洗，可减轻疼痛，迅速降低局部温度，减轻损伤程度。被化学物质烧伤时，应立即把被酸碱或其他药物浸湿的衣服除去，并立即用清水长时间彻底冲洗；特别是眼部烧伤时，大量清水冲洗越早越好，严禁揉搓，冲洗后涂抗生素眼膏保护眼睛。

（2）保持呼吸道通畅　对头颈部烧伤或疑有呼吸道烧伤者，应保持口、鼻腔通畅，尽快做气管切开，给予氧气吸入，以确保呼吸道通畅；对于危及烧伤病人生命的窒息、心搏骤停等危急情况，要给予相应的急救措施。

（3）保护创面和保暖　为了避免烧伤创面再污染和损伤，创面不涂任何药物，可用消毒敷料或干净被单、衣服覆盖或简单包扎。寒冷环境，要增加被盖，防止病人体温散失。

（4）补充液体　口服烧伤饮料（每 100ml 含氯化钠 0.3g、碳酸氢钠 0.15g、苯巴比妥 0.03g）或含盐饮料。切忌喝白开水，以免水中毒，应尽早静脉输液。

（5）对症治疗　对剧烈疼痛病人给予镇静剂，必要时用吗啡止痛。但有呼吸功能障碍合并颅脑损伤者及婴儿，禁用吗啡类止痛剂。注射抗生素药物和破伤风抗毒素，防止感染。

病人经过社区现场急救以后，迅速转送至上级医院或烧伤专科医院治疗（轻度烧伤可送社区医疗服务中心或服务站），应掌握好转送时机及途中注意事项。

（三）溺水病人的急救

溺水（淹溺）是人体淹溺于水中后，由于水或水中的污泥等堵塞呼吸道或反射性引起喉痉挛发生窒息和缺氧，并处于临床死亡状态。抢救出水后，病人暂时性窒息，但有大动脉搏动者称为近乎淹溺。溺水后，水大量进入血液可引起血浆渗透压改变、电解质紊乱等，若急救不及时，可造成呼吸、心跳停止，最终死亡。溺水可发生于江、河、湖、海、水库、游泳场所等处，一般夏季多见。溺水是导致青少年和儿童意外死亡的主要原因。

1. 临床表现

（1）昏迷、发绀、双眼充血、口鼻充满泡沫，或有污泥、藻类，肢体厥冷。

（2）呼吸困难、快而不规则、微弱或呼吸停止。

（3）心音不规则、减弱或心搏停止。

（4）胃内充满积水者，上腹部膨胀。

（5）可出现脑水肿、急性呼吸窘迫综合征、急性肾功能衰竭及肺部感染等。

2. 现场急救措施

（1）保持呼吸道通畅　病人救出水面后，迅速清除口、鼻腔内污泥异物，倒出呼吸道和胃内积水，保持呼吸道通畅。令溺水者头低位，拍打其背部，使进入呼吸道和肺中的水流出（注意时间不要长）；或抱住病人的两腿，腹部放在救护者肩部跑，使其积水倒出。注意倒水动作要快，时间不宜过长，切不可因倒水影响其他抢救措施而延误抢救时机。

（2）心肺复苏　如呼吸、心跳停止，立即进行心肺复苏。

（3）建立输液通路　补充血容量、纠正酸中毒，维持水、电解质平衡。

（4）进一步处理　经现场抢救的病人应及时转送到医院，进一步评估监护，进一步生命支持。对意识不清、呼吸急促、皮肤发绀、咳粉红色泡沫样痰、血氧饱和度低、酸碱失衡、电解质紊乱的病人应进行气管插管、机械通气等处理，根据需要补充血容量，维持水、电解质和酸碱平衡，防治急性肺水肿。

3. 预防措施　平时应加强对水上作业或活动者进行预防溺水的安全宣传教育，重点做好儿童、青少年预防溺水教育工作，并有针对性地进行自救、互救的知识和技能训练。

目标检测

一、选择题

1. 根据突发公共卫生事件的性质、危害程度、涉及范围，将突发公共卫生事件分为四个等级，其中不包括（　　）
   A. 一般　B. 较大　C. 重大
   D. 比较重大　E. 特别重大
2. 下列不属于突发公共卫生事件特征的是（　　）
   A. 突发性　B. 危害的严重性　C. 可预测性
   D. 普遍性　E. 非常规性
3. 一般性突发公共卫生事件应急处理工作，由（　　）政府部门和有关部门组织实施
   A. 乡镇级　B. 县级　C. 市（地）级
   D. 省级　E. 国家级
4. 以下不属于突发公共事件的是（　　）
   A. 生物灾害　B. 地震灾害　C. 毒气泄漏
   D. 瓦斯爆炸　E. 季节性流感
5. 重大突发公共卫生事件的最初、最紧迫的任务是（　　）
   A. 搞好紧急情况下的公共卫生管理
   B. 对伤病员进行及时的诊断和救治
   C. 寻求合作和援助
   D. 稳定群众情绪
   E. 突发公共卫生事件平息后的工作
6. 根据《国家突发公共卫生事件相关信息报告管理工作规范（试行）》要求，突发公共卫生事件相关信息报告管理要遵循一定原则，但不包括（　　）
   A. 依法报告　B. 自定规范　C. 属地管理
   D. 准确及时　E. 分级分类

7. 获得突发公共卫生事件相关信息的责任报告单位和责任报告人，应当在（　）小时内以电话或传真等方式向属地卫生行政部门指定的专业机构报告
   A. 1　　B. 6　　C. 2
   D. 12　　E. 24
8. 2020 年在世界范围流行的新型冠状病毒感染的肺炎疫情属于突发公共卫生事件中的（　　）
   A. 重大食物中毒　　B. 重大职业中毒　　C. 重大环境污染
   D. 生物恐怖事件　　E. 重大传染病疫情
9. 某县医院，2 周内接诊治疗了某村 3 名出现恶心、呕吐、腹泻、发热等相同症状的村民，经组织专家会诊，不能解释病因，医院应按（　）报告
   A. 传染病　　B. 感染性腹泻　　C. 中毒
   D. 群体性不明原因疾病　　E. 新发传染病
10. 李某，不慎触电后倒地，脱离电源后，呼之不应。判断该病人心搏骤停的快捷方法是（　　）
   A. 听心音　　B. 摸颈动脉　　C. 看瞳孔
   D. 看胸廓起伏　　E. 测量血压
11. 各种休克的共同点是（　　）
   A. 烦躁不安　　B. 皮肤苍白　　C. 有效循环血量急剧下降
   D. 四肢湿冷　　E. 血压下降
12. 儿童和青少年鼻出血最常见的部位是（　　）
   A. 下鼻道后端　　B. 鼻中隔后下方　　C. 嗅裂
   D. 鼻中隔前下方　　E. 中鼻道
13. 如果被火焰烧伤，不合理的处理方法是（　　）
   A. 立即脱去燃烧的衣裤　　B. 用身边的水扑灭火焰
   C. 快速奔跑，用手扑打灭火　　D. 就地卧倒翻滚灭火
   E. 用厚被子或毯子扑盖灭火
14. 病人，男，40 岁，楼房建筑工人，从三楼摔下造成股骨开放性骨折、动脉破裂出血合并休克，应首先采取的急救措施是（　　）
   A. 固定　　B. 输液　　C. 输血
   D. 止血　　E. 止痛

二、名词解释题

1. 突发公共卫生事件　2. 社区紧急救护　3. 心搏骤停　4. 溺水

三、简答题

1. 简述突发公共卫生事件的特点。
2. 简述社区突发公共卫生事件应急管理工作原则。

3. 简述社区紧急救护的基本原则。

4. 简述休克病人的社区急救措施。

（桑丽军）

书网融合……

微课　　本章小结　　自测题

实训指导

实训一　护理程序在社区护理中的应用

【实训目的】

（1）了解护理程序在社区护理工作中运用的重要性。

（2）掌握社区护理程序的步骤，能够进行社区护理评估，做出社区护理诊断，制订社区护理计划，实施社区护理计划，对社区常见病进行健康教育并评价。

【实训内容】

（1）从社区人群、社区地理环境、社区社会系统三方面入手收集资料，了解社区的人口特征、社区人群的健康水平、社区人群的保健知识、对健康问题的态度、社区卫生资源的便利性及利用情况；收集有关地理环境的资料，寻找并发现其与社区健康的关系；了解社会各子系统对社区健康的影响等。

（2）整理、复核、分析所收集的社区资料。

（3）以社区健康评估和社区健康需求分析为基础，找出社区存在的或潜在的健康问题，以及造成这些问题的原因和危险因素，以确定该社区目前存在和潜在的健康需求，根据 OMAHA 系统的护理诊断（问题）分类，做出社区护理诊断。

（4）根据社区护理诊断，拟定社区护理计划。

（5）实施计划，在实施阶段，必须确定每项具体的护理活动如何进行，针对护理诊断对社区人群的常见病进行中西医结合的健康教育。

（6）书写见习报告。

【实训方法】

运用社区护理程序的工作方法，进行社区健康评估和社区健康需求分析，发现社区的健康问题，提出社区护理诊断，制订社区护理计划，进行中西医结合的护理干预，并评价护理效果。

（1）进入社区，选择社区护理服务的对象，如某重工业集中的社区。

（2）评估者可通过社区实地调查、重要人物访谈、观察法、问卷调查、查阅文献等方法获得社区的主、客观资料。

（刘　蔚）

实训二　制订社区健康教育计划

【实训目的】

通过制订社区健康教育计划，熟悉社区健康教育计划设计和实施的程序。

【实训内容】

（1）收集社区居民的相关资料，评价教育对象对健康教育的需求，为社区健康教育计划的制订提供基础和依据。

（2）找出社区健康教育对象潜在的健康问题及已经出现的健康问题，确定健康教育的优先次序。

（3）制订相应的社区健康教育计划。

【实训方法】

（1）教师组织学生分组，每组 8～10 人，深入学校所在的社区，收集居民相关的资料。

（2）根据收集的资料进行社区居民的健康状况的评估，从社区居民群体健康状况和社区环境等方面入手，整理和分析此社区居民的一般状况、身体状况、心理状况、日常生活行为方式、学习能力及社区医疗卫生资源等情况。

（3）提出社区居民可能存在的健康问题，整理资料，依据居民的健康问题严重程度确立健康教育需求的优先次序。

（4）每组学生针对其中某一个突出的健康问题，制订相应社区健康教育计划，确定总体护理目标和具体适合居民的健康教育方法。

（5）各小组根据居民情况制订相应健康教育计划，并叙述实施的内容及过程。对老师和同学们提出的问题给予解答。

（6）完成实践报告。

（糟吟梅　巩周荣）

实训三　社区家庭护理——问题家庭的访视

【实训目的】

（1）了解问题家庭的健康状况。

（2）熟悉与访视对象和其家庭成员的交流，掌握如何与被访视者建立良好信赖关系和访视的技巧，从而获得真实的资料。

（3）掌握家庭健康护理的评估方法，发现健康问题，利用家庭资源适时地开展各项护理指导和其他各项健康活动。

【实训内容】

（1）根据案例进行家庭健康评估，确定家庭健康问题。

（2）制订本次访视目的和进行访视的具体方法以及评价标准。

（3）模拟家庭访视，包括提前联系；收集资料并分析；确定目标；访视物品的准备；安排访视路线；到被访视者家中，向被访视者进行自我介绍，传达本次访视的目的；收集资料，当场进行评估，修正计划；进行相应的护理和指导；依据访视对象具体健康问题，在需要和愿意的前提下预约下次访视时间，留下访视者的有关信息，如联系电话、工作单位地址等，结束访视。

（4）应用交流技巧与被访视者和其家属进行交流。

【实训方法】

（1）学生分组，6 ~ 8 人为一组，老师分发案例，学生进行小组配对，每两组配为一对，其中一组扮演病人及其家属，另一组扮演家庭访视的社区护士。

（2）全体学生以小组为单位讨论和分析案例，确定家庭主要健康问题，制订出家庭护理计划和本次访视的目的，并做好本次访视的准备。

（3）两组相互模拟进行家庭访视。

（4）以小组为单位进行总结。

（5）教师评讲总结。

（王临萍）

实训四　新生儿与产妇的家庭访视

【实训目的】

（1）定期对新生儿进行健康检查，早期发现问题、及时处理，降低新生儿发病率、死亡率，同时进行科学的育儿保健指导。

（2）学会观察、指导产妇产后康复，指导正确的母乳喂养，做好产褥期保健。

【实训内容】

1. 新生儿访视时间和次数　新生儿共访视 3 次，分别如下。

第一次：出生后的 3 天内（新生儿出院回家后 24 小时内，一般不超过 72 小时）。

第二次：出生后第 14 ~ 16 天。

第三次：出生后第 26 ~ 28 天。

2. 产妇家庭访视时间和次数　产妇家庭访视共 3 次，分别如下。

第一次：产妇出院后的 3 ~ 7 天。

第二次：产妇分娩后的第 14 天。

第三次：产妇分娩后的第28天。

【实训方法】

1. 访视前准备 学生分组，4人为一组，每组中2人扮演产妇及家属，另2人扮演家庭访视的社区护士。

2. 访视时用物 新生儿模具、听诊器、体温计、75%乙醇、消毒棉签、婴儿秤、手电筒等，其他育儿宣传资料。

3. 访视时准备 着装整齐，穿护士服，戴护士帽。按门铃或敲门、自我介绍、说明来访目的，与产妇及家属沟通，取得信任。进入产妇家，在接触母婴之前先清洁双手。按照以下保健指导流程，模拟进行家庭访视。

4. 小组讨论 学生以小组为单位，讨论分析家庭访视过程中的体验和不足。

5. 各小组代表 发表实践体会，老师总结。

【新生儿访视内容及保健指导】

1. 观察 居室环境、卫生；新生儿的衣被、面色及精神状况等。

2. 询问并填写新生儿家庭访视登记表

（1）孕期健康状况、孕周、分娩情况、新生儿出生体重、有无窒息或产伤等。

（2）新生儿喂养情况、睡眠、大小便等。

（3）询问预防接种情况，是否接种了卡介苗和乙肝疫苗。

3. 体格检查及处理

（1）观察新生儿整体情况　测身长、体重，量体温等。

1）测量体重　需要脱掉衣物并去掉大、小便，否则容易产生误差；为避免宝宝受凉，测试时连同衣物和尿布等一起称重，再除掉衣服和尿布等的重量。家庭访视常用婴儿布兜加钩秤法测量：这种方法所用的秤一般为最大称重不超过10kg的钩秤；婴儿布兜可由一块较结实的边长50～60cm的布制成，在其四角缝上较牢固的带子。测量时将婴儿放在布兜中央，拎起带子将布兜挂在秤钩上即可测量婴儿的毛体重。测量时要注意布兜不宜提得太高，注意秤砣有滑脱的可能，因此最好在床上给婴儿称体重，这样比较安全，避免造成婴儿受伤。

2）测量身长　找两本厚重的书和一把卷尺。测量新生儿身高，最好由两个人进行。方法：在新生儿熟睡时，把一本书轻轻抵住新生儿的头；然后将其身体放平直，将另一本书抵在新生儿的脚掌后；最后将新生儿轻轻移开，测量两本书的距离即新生儿的身长。

（2）皮肤观察　有无黄疸、发绀、苍白、皮疹、包块、硬肿、红肿、色素沉着等；皮肤皱褶处（如腋下、颈部、腹股沟臀部等）有无潮红或糜烂。

（3）四肢检查　四肢有无畸形、骨折，四肢是否对称，活动情况如何。

（4）头部检查　囟门、颅缝情况，检查有无血肿。

（5）眼睛观察　眼分泌物是否过多。

（6）耳部和听力检查　外耳道有无畸形、有无异常分泌物。

（7）口腔观察　有无唇裂、腭裂、疱疹。

（8）颈部观察　有无异常包块。

（9）胸部观察　有无胸廓畸形、心音异常及心脏杂音。

（10）腹部脐带脱落情况　脐部有无感染、异常分泌物渗出，脐窝结痂情况，有无脐疝或肉芽。

（11）外生殖器及肛门检查　有无畸形、肛门是否完整、外阴颜色是否正常。

（12）脊柱是否正常。

4. 保健指导

（1）喂养指导　指导产妇母乳喂养；预防儿童佝偻病：新生儿出生2周开始每日补充维生素D，每日400IU至2岁，并观察大小便无异常；对早产儿、双胎儿、低出生体重儿应在医师指导下用药。

（2）环境指导　保持室内卫生干净，温湿度适宜，注意每日应开窗通风20～30分钟，冬季预防煤气中毒，夏季预防中暑。

（3）新生儿日常护理　保持新生儿皮肤清洁，每天洗澡并指导家长在洗后进行婴儿抚触。脐带未脱落时，洗澡可护脐贴，以免弄湿脐带，洗后用75%乙醇擦拭其根部，预防脐部感染。尿布、衣服最好选用纯棉制品，及时更换。新生儿的衣物清洗时要尽量少用洗涤剂，并要漂洗干净；如发现红臀或皱折处皮肤湿疹，指导家长用鞣酸软膏或消毒的植物油等涂抹。新生儿的一切用具都要及时煮沸消毒。洗脸与洗臀部的毛巾要分开，以防感染。尽量减少亲友探望，避免交叉感染。母亲或家人患感冒时，接触婴儿时要戴口罩和洗手。

【产妇访视内容】

（1）了解全身一般情况，如生命体征（体温、脉搏、呼吸、血压）、精神、睡眠、饮食、大小便情况及心理状况。

（2）检查乳头有无皲裂，泌乳是否通畅，乳房有无红肿硬结，乳汁分泌量；宫底高度，子宫硬度、大小及有无压痛，观察恶露及其性状，会阴切口及剖宫产腹部切口愈合情况。

（3）观察乳汁分泌和母乳喂养情况，宣传教育母乳喂养的优点，指导产后计划生育和复查指导。

（4）指导产妇做产后保健操。

新生儿家庭访视记录表

姓名：　　　　　　　　　　　编号：

<table>
<tr><td>性别</td><td colspan="3">1 男　　2 女</td><td>出生日期</td><td colspan="3"></td></tr>
<tr><td>身份证号</td><td colspan="3"></td><td>家庭住址</td><td colspan="3"></td></tr>
<tr><td>父亲姓名</td><td></td><td>职业</td><td></td><td>联系电话</td><td></td><td>出生日期</td><td></td></tr>
<tr><td>母亲姓名</td><td></td><td>职业</td><td></td><td>联系电话</td><td></td><td>出生日期</td><td></td></tr>
<tr><td colspan="2">出生孕周</td><td colspan="6">母亲妊娠期患病情况　1 糖尿病　2 妊娠期高血　3 其他______</td></tr>
<tr><td colspan="2">助产机构名称______</td><td colspan="6">出生情况 1 顺产　2 抬头吸引　3 产钳　4 剖宫　5 双多胎　6 臀位　7 其他______</td></tr>
<tr><td colspan="4">新生儿窒息　1 无　2 有
（Apgar 评分：1 分钟　5 分钟　不详）</td><td colspan="4">是否有畸形　1 无　2 有</td></tr>
<tr><td colspan="8">新生儿听力筛查　1 通过　2 未通过　3 为筛查　4 不详</td></tr>
<tr><td colspan="8">新生儿疾病筛查　1 甲低　2 苯丙酮尿症　3 其他遗传代谢病______</td></tr>
<tr><td colspan="3">新生儿出生体重________ kg</td><td colspan="2">目前体重________ kg</td><td colspan="3">出生身长________ cm</td></tr>
<tr><td colspan="3">喂养方式　1 纯母乳　2 混合　3 人工</td><td colspan="2">吃奶量______毫升/次</td><td colspan="3">吃奶次数______日/次</td></tr>
<tr><td colspan="3">呕吐　1 无　　2 有</td><td colspan="2">大便　1 糊状　2 稀</td><td colspan="3">大便次数______次/日</td></tr>
<tr><td colspan="3">体温______℃</td><td colspan="2">脉率______次/分钟</td><td colspan="3">呼吸频率______次/分钟</td></tr>
<tr><td colspan="4">面色　1 红润　2 黄染　3 其他______</td><td colspan="4">黄疸部位　1 面部 2 躯干　3 四肢　4 手足</td></tr>
<tr><td colspan="8">前囟____ cm × ____ cm　1 正常　2 膨隆　3 凹陷　4 其他____</td></tr>
<tr><td colspan="4">眼外观　1 未见异常　2 异常______</td><td colspan="4">四肢活动度 1 未见异常　2 异常______</td></tr>
<tr><td colspan="4">耳外观　1 未见异常　2 异常______</td><td colspan="4">颈部包块　1 无______　2 有______</td></tr>
<tr><td colspan="4">鼻　1 未见异常　2 异常______</td><td colspan="4">皮肤　1 未见异常______　2 湿疹　3 糜烂　4 其他____</td></tr>
<tr><td colspan="4">口腔　1 未见异常　2 异常______</td><td colspan="4">肛门　1 未见异常______　2 异常______</td></tr>
<tr><td colspan="4">心肺听诊　1 未见异常　2 异常______</td><td colspan="4">外生殖器　1 未见异常______　2 异常______</td></tr>
<tr><td colspan="4">腹部触诊　1 未见异常　2 异常______</td><td colspan="4">脊柱　1 未见异常______　2 异常______</td></tr>
<tr><td colspan="8">脐带　1 未脱落　2 脱落　3 脐部有渗出　4 其他________</td></tr>
<tr><td colspan="8">转诊建议　1 无　2 有
原因：______________机构及科室：______________</td></tr>
<tr><td colspan="8">指导　1 喂养指导　2 发育指导　3 防病指导　4 预防伤害指导　5 口腔保健指导</td></tr>
<tr><td colspan="4">本次访视日期　　年　月　日</td><td colspan="4">下次随访地点</td></tr>
</table>

（巩周荣　康锦雯）

实训五　社区慢性病病人的管理与护理

【实训目的】

（1）正确识别社区常见慢性病的分类及其危险因素。

（2）了解社区护士在社区慢性病病人的管理与护理中充当的角色和能力要求。

（3）学会收集社区慢性病病人健康资料的方法。

（4）学会制订社区常见慢性病病人的护理计划，使病人得到可行、规范的护理。

（5）通过走进病人家庭，开展健康教育宣教，帮助和指导慢性病病人，减少慢性病对病人及家属的不良影响，从而使社区护士树立正确的人生观、价值观和良好的职业道德。

【实训内容】

（1）走进社区慢性病病人家庭，与病人进行面对面沟通，并掌握沟通技巧。

（2）收集社区慢性病病人健康资料。

（3）针对不同类型的慢性病及病人的个体差异，制订切实可行的护理计划。

（4）将制订好的护理计划规范、准确地实施。同时，开展健康教育宣教工作，提高慢性病病人的生活质量。

【实训方法】

（1）组织学生到社区慢性病者家中，与病人进行有效的沟通，了解病人的卫生服务需求。

（2）现场示范收集慢性病病人的健康资料。

（3）老师指出病人现存的或潜在的健康问题，与学生一起制订出该慢性病病人的护理计划，通过健康教育和现场示范护理措施及保健方法，使病人学会自我管理和自我保健的方法，教会家属如何正确、规范地护理慢性病病人。

（4）学生分组讨论（10～15 人一组，最后由组长发言）：①讨论制订不同类型社区常见慢性病病人的管理方法；②讨论制订不同类型社区常见慢性病病人的护理方法；③讨论不同类型慢性病病人的健康教育内容。

（5）老师给出指导性建议，做实训小结。

（巩周荣）

实训六　社区偏瘫病人的康复护理

【实训目的】

（1）熟悉理解偏瘫的概念及康复护理的意义。

（2）掌握偏瘫病人常用的康复训练方法，培养学生较强的实践工作能力。

【实训内容】

（1）良姿位摆放及转移训练，预防压疮。

（2）肢体被动运动，预防关节挛缩和肌肉萎缩。

（3）主动运动训练，促进偏瘫肢体功能恢复。

（4）日常生活动作训练，提高病人自理能力。

【实训方法】

学生分组，6～8 人为一组，老师分发案例，学生进行小组配对，每两组配为一对，其中一组扮演偏瘫病人，另一组扮演社区护士，然后对偏瘫病人进行良姿位摆放及转移、肢体被动运动、主动运动、日常生活动作训练等康复护理，教师巡回观察，最后进行点评总结。

（巩周荣　刘　琳）

目标检测参考答案

第一章

1. A　2. B　3. D　4. A　5. E　6. B　7. C　8. B　9. E　10. C　11. C　12. D　13. E
14. B　15. E　16. ABCDE　17. ABCDE　18. ABCDE　19. ABD　20. ABCD

第二章

1. B　2. C　3. D　4. D　5. E　6. B　7. B　8. B　9. C　10. D　11. A　12. B　13. D
14. D　15. B　16. D　17. E　18. D　19. C　20. C

第三章

1. B　2. A　3. C　4. E　5. B　6. B　7. A　8. D　9. B　10. B　11. D　12. D　13. B
14. A　15. D　16. D　17. B　18. C　19. D　20. B

第四章

1. B　2. C　3. A　4. C　5. B　6. B　7. D　8. B　9. C　10. D　11. A　12. C　13. A
14. C　15. B　16. A　17. B

第五章

1. A　2. C　3. B　4. A　5. C　6. D　7. A　8. B　9. A　10. C　11. A　12. B　13. D
14. ABCD　15. ACD　16. ABCD　17. ABC　18. ABCD　19. ABD　20. ABCD

第六章

1. A　2. D　3. C　4. B　5. B　6. C　7. D　8. C　9. D　10. C　11. C　12. D　13. B
14. D　15. D　16. A

第七章

1. B　2. D　3. B　4. C　5. B　6. C　7. E　8. E　9. B　10. B　11. D　12. C

第八章

1. C　2. A　3. A　4. E　5. B　6. D

第九章

1. B　2. C　3. C　4. D　5. B　6. A　7. E　8. C　9. B　10. B　11. C　12. C　13. B
14. B　15. D　16. B　17. D　18. B　19. B　20. B　21. B　22. A　23. C　24. A　25. C
26. D　27. B　28. C　29. C　30. C

第十章

1. A　2. D　3. A　4. D　5. B　6. D　7. D　8. A　9. B　10. C

第十一章

1. D　2. C　3. B　4. E　5. B　6. B　7. C　8. E　9. D　10. B　11. C　12. D　13. C
14. D

参考文献

[1] 赵红，社区护理［M］. 北京：人民卫生出版社，2017.
[2] 李春玉，姜丽萍. 社区护理学［M］.4 版. 北京：人民卫生出版社，2017.
[3] 姜瑞涛，杨健斌. 社区护理［M］. 北京：中国医药科技出版社，2013.
[4] 王永军，刘蔚. 社区护理［M］.4 版. 北京：科学出版社，2017.
[5] 姜瑞涛，徐国辉. 社区护理［M］.3 版. 北京：人民卫生出版社，2015.
[6] 陈锦治. 社区护理［M］.2 版. 北京：人民卫生出版社，2008.
[7] 傅华. 预防医学［M］.7 版. 北京：人民卫生出版社，2018.
[8] 李兰娟，任红. 传染病学［M］.9 版. 北京：人民卫生出版社，2018.
[9] 沈洪兵，齐秀英. 流行病学［M］.9 版. 北京：人民卫生出版社，2018.
[10] 陈香娟. 社区护理［M］.2 版. 北京：中国医药科技出版社，2018.
[11] 刘晓英，齐玉梅. 社区护理［M］. 武汉：华中科技大学出版社，2016.
[12] 陆春桃. 社区护理学［M］. 北京：中国中医药出版社，2013.
[13] 朱宁，费敏. 社区急救［M］. 杭州：浙江大学出版社，2018.
[14] 涂英，沈翠珍. 社区护理学［M］.6 版. 北京：人民卫生出版社，2018.
[15] 刘明清. 社区护理［M］.3 版. 北京：高等教育出版社，2014.
[16] 盛幼珍. 康复护理学基础［M］. 北京：人民卫生出版社，2015.
[17] 张金华. 护理学导论［M］.3 版. 北京：人民卫生出版社，2015.
[18] 李玉红. 社区护理［M］. 北京：中国医药科技出版社，2016.
[19] 陈静怡. 社区护理［M］.2 版. 北京：人民卫生出版社，2011.
[20] 吴淑娥，朱秀敏，邢颖娜. 社区护理医［M］. 北京：中国科学技术出版社，2016.
[21] 崔焱，仰曙芬. 儿科护理学［M］.6 版. 北京：人民卫生出版社，2017.
[22] 曾慧，张静. 老年护理学［M］. 武汉：华中科技大学出版社，2017.
[23] 朱启星. 卫生学［M］.9 版. 北京：人民卫生出版社，2018.
[24] 熊庆，王临虹. 妇女保健学［M］.2 版. 北京：人民卫生出版社，2014.
[25] 安力彬，陆虹. 妇产科护理学［M］.6 版. 北京：人民卫生出版社，2017.
[26] 刘哲宁，杨芳宇. 精神科护理学［M］.4 版. 北京：人民卫生出版社，2017.
[27] 雷良蓉. 社区护理学［M］. 西安：第四军医大学出版社，2012.